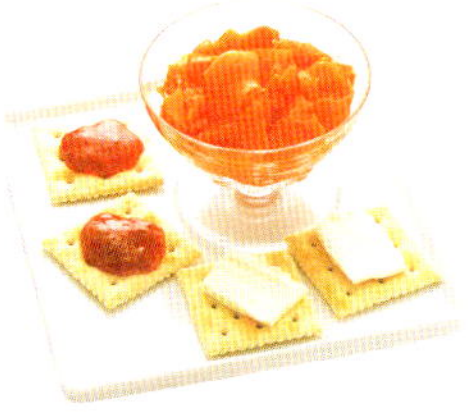

胃・腸を切った人のためのおいしい特効メニュー

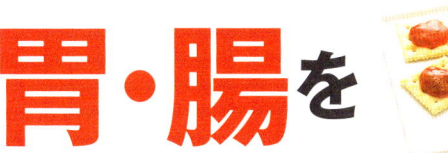

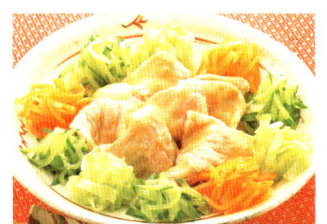
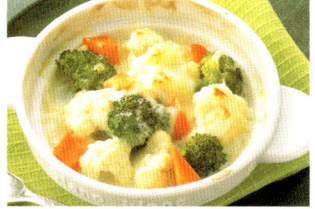

吉田美香
管理栄養士・糖尿病療養指導士

胃・腸を切った人のための おいしい特効メニュー 目次

胃・腸を切除した人の毎日の食事について

- 胃や腸の切除手術を受けるとこのような症状が出やすくなります……5
- 手術後は、食事の回数をふやします……6
- 手術後の、胃や腸の負担を軽くする食べ方のポイント……8
- 手術後におすすめの食品、気をつけたい食品……10
- 手術後にあらわれやすい症状とその症状を軽くする対処法……14
- 手術後は3つの段階を踏みながら普通食に戻していきます……16
- 主食のとり方……20

主菜

栄養価が高く、消化吸収のよい

初期（手術後1〜2カ月）

■ 卵を使った料理
- トマト入りオムレツ……27
- だし巻き卵……26
- 巣ごもり卵……25
- スクランブルエッグ……24

■ 豆腐を使った料理
- 湯豆腐……28
- 豆腐の西京みそ煮……29
- 豆腐とえびのうま煮……30

■ 魚を使った料理
- かれいのおろし煮……31
- きんめの煮こごり……32
- 鮭のムース……33
- たらのトマト煮……34
- はんぺんのチーズはさみ焼き……35
- 木の葉焼き……36

■ 主食と主菜がいっしょになったメニュー
- 鶏だんごの中華スープ煮……37
- 煮込みうどん……38
- すいとん……39
- 卵がゆ……40
- フレンチトースト……41

中期（手術後2〜3カ月）

■ 卵を使った料理
- スパニッシュオムレツ……42
- 高野豆腐の卵とじ……43
- 落とし卵の野菜あん……44
- 和風いり卵……45

■ 豆腐・大豆製品を使った料理
- いり豆腐……46
- おでん……47
- 高野豆腐のはさみ煮……48
- 中華風冷ややっこ……49

■ 魚介を使った料理
- あじの酢じょうゆ蒸し……50
- あじのたたき……51
- カキのみそ煮……52
- カキと青梗菜の豆乳煮……53
- かつおのたたき……54
- さんが焼き……55
- さわらのみそ幽庵焼き……56
- 鮭のワイン蒸しヨーグルトソースがけ……57
- 鮭と野菜の蒸し焼き……58
- たらのホイル焼き……59
- ツナとキャベツのトマト煮……60
- まぐろのピカタ……61
- まぐろの山かけ……62

■ 肉を使った料理
〈ひき肉〉
- ロールキャベツ……63
- 花シューマイ……64
- 豆腐入り照り焼きハンバーグ……65
〈鶏肉〉
- クリームシチュー……66
- グラタン……67
- 鶏肉の治部煮……68
〈豚肉〉
- 冷やししゃぶしゃぶサラダ……69
〈牛肉〉
- 牛肉のハヤシ風煮込み……70

後期（手術後3カ月〜）

■ 卵を使った料理
- 親子煮……71
- 中華茶わん蒸し……72

■ 豆腐を使った料理
- 豆腐とかぼちゃのチーズ焼き……73

- 豆腐のえびだんご蒸し……74
- 豆腐の野菜あんかけ……75
- もやしチャンプルー……76

■ 魚介を使った料理
- あじのオーブン焼き……77
- いわしのつみれ鍋……78
- 銀だらの洋風野菜蒸し……79
- さばのおろし煮……80
- さばの塩焼き……81
- ぶり大根……82
- ほたてのクリーム煮……83
- ほたてのプロバンス風……84

■ 肉を使った料理
〈鶏肉〉
- ささ身の梅しそ巻き……85
- 鶏の水炊き……86
- 鶏肉の照り焼き……87
〈豚肉〉
- とんカツ風……88
- 豚肉のしょうが焼き……89
- ゆで豚のごまだれかけ……90
〈牛肉〉
- 牛肉と青梗菜のオイスター炒め……91
- 牛肉と野菜のスープ煮……92
- 肉豆腐風……93
〈レバー〉
- レバーと野菜の炒め物……94

副菜
ビタミンやミネラルが豊富な野菜が中心 ……95

■ 初期（手術後1〜2カ月）
■ あえ物
- 春菊のごまあえ……96
- 長いもの梅肉あえ／かぶの煮びたし……96
- ほうれんそうとにんじんの白あえ……97
- モロヘイヤと長いものあえ物／かぶのみそ汁……97
■ 汁物
- コーンスープ……98
- そら豆のすり流し……98
- とろろ汁……99
- ほうとう風汁……99
- 野菜スープ／しらすのおろしあえ……100
■ 煮物
- えびしんじょう／モロヘイヤのおひたし……100
- さつまいものオレンジ煮……101
- 里いもの煮ころがし……101
- 煮やっこ／さやいんげんの当座煮……102
- にんじんのグラッセ……103
- 麩の煮物……103
- ふろふき大根……104
■ 蒸し物
- 茶わん蒸し／キャベツのゆかりあえ……104
- 卵豆腐／小松菜とはんぺんのすまし汁……105
■ 焼き物
- かぼちゃのチーズ焼き／ブロッコリーのコンソメ煮……105

■ 中期（手術後2〜3カ月）
■ あえ物
- じゃがいものマッシュ……106
- 月見豆腐／小松菜のおひたし……106
- さやいんげんのピーナッツあえ／春菊としらすのあえ物……107
- ささ身のお吸い物……107
- 菜の花のからしマヨネーズあえ／青梗菜と鶏のごまあえ……108
- ずんだ里いも……108
- にんじんのくるみあえ……109
- ブロッコリーとツナのからしじょうゆあえ／ブロッコリーのコンソメスープ……109
■ サラダ
- トマトとモッツァレラチーズのサラダ／アスパラと玉ねぎのコンソメスープ……110
- トマトのコンソメスープ……110
■ 酢の物
- かにときゅうりの酢の物……111
- かぼちゃのみそ汁……111
■ 汁物
- ミネストローネ……112
- 三平汁……112
- かき玉汁／たたききゅうりの梅あえ……113
■ 煮物
- カキと白菜の煮物……113
- かぶのクリーム煮……114
- カリフラワーの甘酢煮／でんぶ……114
- キャベツのコンソメ煮／のりのつくだ煮……114

高野豆腐と野菜の煮物 …… 115
青梗菜と豆腐の中華煮 …… 115
えびとうがんのくず煮 …… 116
豆腐と青菜のツナの煮びたし …… 116
ほうれんそうとツナの煮びたし …… 117

■焼き物
焼きなすのごまだれかけ／
青梗菜とハムの中華スープ …… 117

■その他
温泉卵／
ホワイトアスパラのかにあんかけ …… 118
ほうれんそうともやしのナムル …… 118

後期（手術後3カ月〜）

■炒め物
にんじんのたらこ炒め …… 119
野菜とひき肉の炒め物 …… 119

■サラダ
そら豆のサラダ …… 120
大根サラダ …… 120
ミモザサラダ …… 121

■汁物
具だくさんのみそ汁びたし／
とん汁 …… 121
のっぺい汁 …… 122

■煮物
油揚げと白菜の煮びたし／なます …… 122
かぶと厚揚げの煮物 …… 123
かぼちゃの含め煮 …… 123
キャベツのいり煮 …… 124
大根とあさりの含め煮 …… 124
鶏レバーのしょうが煮 …… 124

キャベツとにんじんの甘酢漬け …… 125
なまりとわかめのやわらか煮 …… 125

■蒸し物
しめじのゆず蒸し／豆腐のみそ汁 …… 126

間食
食事の回数をふやして、無理なく栄養を補給する …… 127

200kcal前後の間食
プリン …… 128
カロリーメイトと紅茶 …… 128
コーンフレークがゆ …… 128
にんじんジュースのゼリーとクラッカー …… 129
ミニサンドとコンソメスープ …… 129
ウエハースとココア …… 130
カステラとミルクティー …… 130
スイートポテトと紅茶 …… 131
せん切りポテトのバター焼きと
ホットミルク …… 131

300kcal前後の間食
ミニおにぎり …… 131
あんぱんとバナナヨーグルト …… 132
白玉だんごと抹茶ミルク …… 132
ツナサンドと紅茶 …… 133
ホットケーキと紅茶 …… 133
レバーペーストのせクラッカー／
かぼちゃスープと
エッグマフィンとレモンティー …… 134
クロワッサンサンドと乳酸菌飲料 …… 134
卵サンドと紅茶 …… 135

果物
果物を使ったアレンジメニュー …… 136
グレープフルーツのはちみつがけ …… 138
みかんゼリー …… 138
桃のコンポート …… 139
りんごのコンポート …… 139

牛乳・乳製品
牛乳・乳製品を使ったアレンジメニュー …… 140
バナナシェーク …… 141
フルーツヨーグルト …… 141
杏仁豆腐 …… 141

料理索引 …… 143

この本の約束ごと

■材料の計量には、一般的な計量スプーンや計量カップを使っています。すりきりで小さじ1＝5mℓ、大さじ1＝15mℓ、1カップ＝200mℓです。

■小さじ$\frac{1}{5}$未満の分量と、目分量で少量のものは「少々」で表示してあります。

■作り方に明記した電子レンジの加熱時間は、500Wの場合の目安です。600Wなら時間を2割減にしてください。

胃・腸を切除した人の毎日の食事について

胃や腸の切除手術を受けるとこのような症状が出やすくなります……6

手術後は、食事の回数をふやします……8

手術後の、胃や腸の負担を軽くする食べ方のポイント……10

手術後におすすめの食品、気をつけたい食品……14

手術後にあらわれやすい症状とその症状を軽くする対処法……16

手術後は3つの段階を踏みながら普通食に戻していきます……20

主食のとり方……22

胃や腸の切除手術を受けるとこのような症状が出やすくなります

食べた食物を消化し、それに含まれる栄養素を吸収する体の働きは、生命を維持するうえで非常に重要です。この役割を引き受けているのが胃や腸に代表される消化器管です。

私たちが口からとった食べ物は、まず食道を通って胃に送り込まれます。すると、胃は入り口（噴門部）と出口（幽門部）を閉めて、この中にたまった食べ物を蠕動運動によってかきまぜ砕き、胃液（消化液）とまぜ合わせてかゆ状にし、少しずつ小腸（十二指腸）へ送り出します。さらに、小腸から大腸へと送り出されていきます。

食物の栄養成分は、主に小腸で吸収されますが、胃や大腸でも多少吸収されます。小腸で吸収されたあとの食物の消化物は大腸に送り出され、水分を吸

切除部分によって、このような症状があらわれることがあります

胃を切除した場合

- ●やせて体重が減ってきます（19ページ参照）。
- ●鉄分やビタミンB₁₂が不足し、貧血を起こしやすくなります（18ページ参照）。

噴門（入り口）側切除
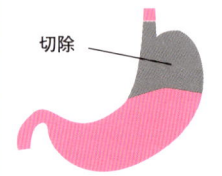
- ●胃の入り口を閉じる働きがなくなるので、食べたものが逆流（17ページ参照）しやすくなります。

幽門（出口）側切除
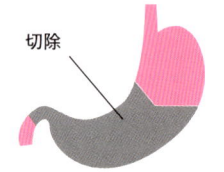
- ●胃の出口を閉じる働きがなくなります。そのため、食べたものが胃にとどまれず、いきなり小腸に送られて、ダンピング症状（16ページ参照）を起こしたり、未消化のまま小腸に送られて下痢を起こしやすくなります（17ページ参照）。
- ●胃の出口を閉じる働きがなくなるので、食べたものが小腸から胃に逆流（17ページ参照）しやすくなります。

全摘出
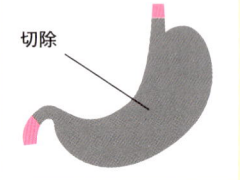
- ●噴門側手術と幽門側手術の場合の両方の症状が出やすくなります（ただし、長い年月の間には、小腸が少しずつ食べ物をためる働きをするようになります）。
- ●十二指腸、膵臓、胆のうなどの臓器も含めて切除した場合は、消化液やホルモンの分泌も悪くなります。

腸を切除した場合

右側結腸切除
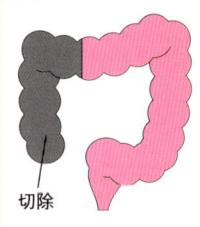

左側結腸切除
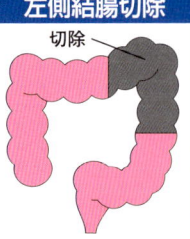

S状結腸切除
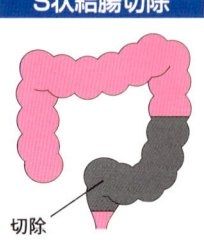

直腸切除
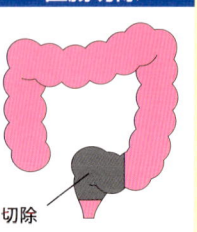

- ●水分の吸収が不足したり、腸内の細菌叢に変化が生じたりして下痢をしやすくなります（17ページ参照）。
- ●下痢が長引くと栄養素の吸収が悪くなります（18ページ参照）。
- ●やせて体重が減ってきます（19ページ参照）。

消化器の働き

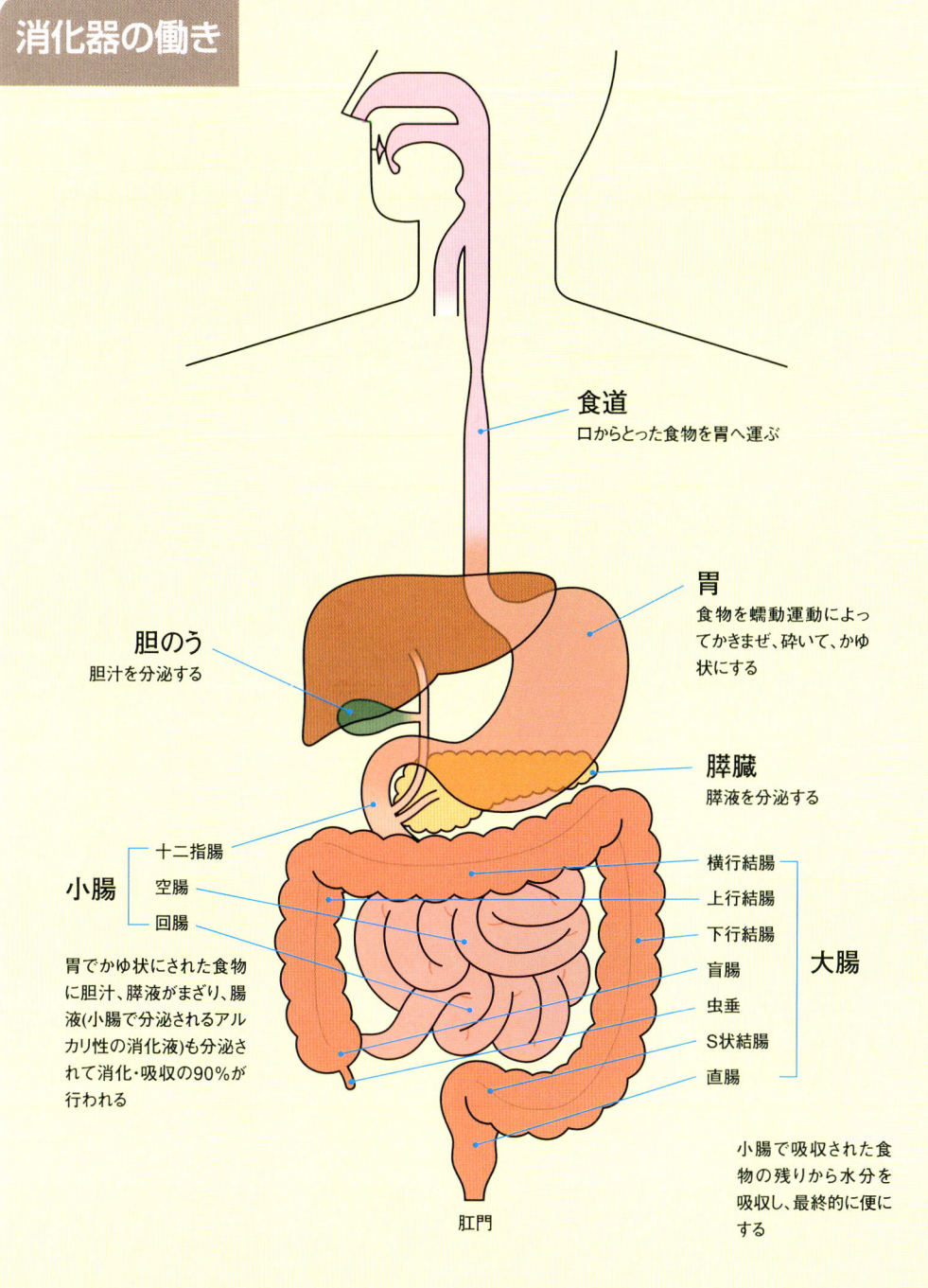

食道
口からとった食物を胃へ運ぶ

胃
食物を蠕動運動によってかきまぜ、砕いて、かゆ状にする

胆のう
胆汁を分泌する

膵臓
膵液を分泌する

小腸
　十二指腸
　空腸
　回腸

胃でかゆ状にされた食物に胆汁、膵液がまざり、腸液(小腸で分泌されるアルカリ性の消化液)も分泌されて消化・吸収の90％が行われる

大腸
　横行結腸
　上行結腸
　下行結腸
　盲腸
　虫垂
　S状結腸
　直腸

小腸で吸収された食物の残りから水分を吸収し、最終的に便にする

肛門

食事については、ほかの臓器の手術後よりもむずかしい面があり、いくつか注意が必要です。それらの注意については次のページから具体的に紹介していきますが、回復の状況に合わせて無理なく食事をとっていくためにも、まずは消化器の手術後にあらわれやすい症状について知っておきましょう。

消化器ですから、これを手術したあとの消化・吸収の働きを担うこうした一連の消化・吸収の働きを担う消化器ですから、これを手術したあとの収されたあと、最終的に便となって肛門から排出されます。

手術後は、食事の回数をふやします

切除手術を受けたあとの胃や腸は、小さくなったり短くなったりしています。そのために起こる最も大きな変化は、手術前と同じように食事の量をとれなくなることです。特に胃を切除した場合は、切除の程度によって差はありますが、食べた物をいったんためておく場がなくなるため、少し食べてもすぐ満腹になったり、膨満感を覚えたりして、1回に食べられる食事の量が減ってしまいます。結果として、栄養不足をまねきます。

加えて消化・吸収機能も低下するため、ますます栄養分を十分にとれなくなります。エネルギーやタンパク質の不足は、体力の回復や傷口の治りを遅らせます。そこで、食事のとり方がたいへん重要になってきます。

食事は1日5〜4回程度に分けてとります

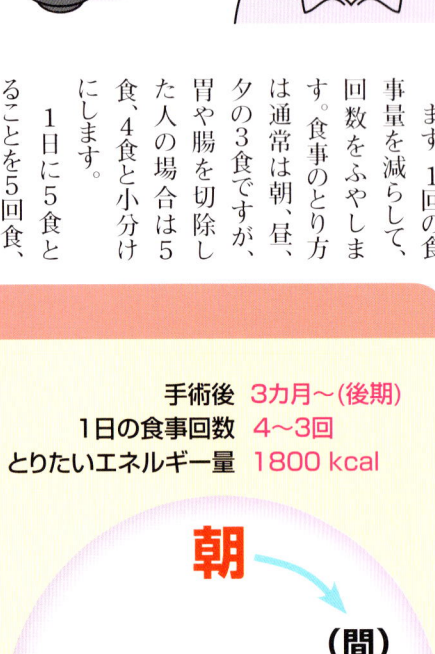

4食とることを4回食といいます。1日3食に間食を2食加えた食事法が5回食で、間食を1食加えたものが4回食です。ここでいう「間食」とは、必ずしもおやつのように甘いお菓子などを食べることではなく、3食ではとりきれない栄養分を補給するための食事のことです。

本書では、利用度の高い5回食と4回食のとり方を中心に紹介してあります が、場合によっては6〜7回に分けて食べてもよいでしょう。体と相談しながら、無理をせずに進めていくことがなにより大事です。

まず、1回の食事量を減らして、回数をふやします。食事のとり方は通常は朝、昼、夕の3食ですが、胃や腸を切除した人の場合は5食、4食と小分けにします。1日に5食とることを5回食、

手術後　3カ月〜（後期）
1日の食事回数　4〜3回
とりたいエネルギー量　1800 kcal

自分に合った食事回数をつづけていきます

手術直後は7～5回食あたりからスタートし、その後、時間の経過とともに、自分の体調や症状、食欲などと相談しながら5回食へ、さらには4回食へとしだいに回数を減らしていきます。その切りかえのタイミングについての決まりはありません。あくまで、「体と相談しながら」ということにつきます。

というのも、胃や腸の切除部位や程度によって、回復の度合いには個人差があるからです。部分切除の人にくらべて、全摘手術を受けた人のほうが3食に戻るのも一般的に遅いようです。

ただ、注意したいのは、最終的に3食に戻すことが必ずしも理想ではないということです。手術後何年たっても、回数の多い食事法をつづけている人もいます。もちろん、それでかまわないのです。要は、自分の体に合ったペースで、無理なく食事をつづけていくことが肝心です。

なお、3食に戻したとしても、体調が悪いときや不快症状が強い場合には、4回食や5回食に戻して様子を見ることをおすすめします。

間食のとり方例

ここでは、利用度の高い5回食と4回食の場合の間食のとり方を紹介しましょう。

5回食の場合の間食のとり方

5回食では、間食を午前10時と午後3時にとるようにします（時刻は、ご自身の生活リズムに合わせて変更してかまいません）。午前10時の間食では、主に乳製品と果物（136～141ページ参照）、午後3時の間食では軽食（128～135ページ参照）をとるようにします。

4回食の場合の間食のとり方

4回食では、午後3時に1回だけ間食をとります（時刻は、ご自身の生活リズムに合わせて変更してかまいません）。この間食では、軽食（128～135ページ参照）をと

るようにします。

なお、5回食で午前10時にとっていた果物と乳製品は4回食にしたからといってとる必要がないのではなく、朝、昼、夕の3食の食事に組み込んでとるようにします。

食事回数の目安

手術後	1～2カ月(初期)
1日の食事回数	7～5回
とりたいエネルギー量	1400 kcal

朝 → 間 → 昼 → 間 →（間）→ 夕 → 間 → 朝

手術後	2～3カ月(中期)
1日の食事回数	6～5回
とりたいエネルギー量	1600 kcal

朝 → 間 → 昼 → 間 → 夕 →（間）→ 朝

手術後の、胃や腸の負担を軽くする食べ方のポイント

入院中は、医師や管理栄養士の指導のもとに食事療法が行われますが、退院したあとは、患者さん本人と家族が、体調や回復に合わせて食事を管理していかなければなりません。

胃や腸の切除手術を受けたあとの食生活で重要なのは、体力を回復させ、手術によるさまざまな後遺症を克服するために、十分なエネルギーと必要な栄養素をしっかりととることです。

というのも、胃や腸を手術して、胃や腸の一部、あるいは全部を失うと、体が必要とするだけの栄養分、特にエネルギーを三度の食事からとることが容易ではなくなり、さまざまな症状(障害)があらわれやすくなるからです。そのため1回の食事の量を減らして回数をふやし、食事のとり方にも工夫をこらすなどして、回復の状況や体調に合わせて、じょうずに食事をとっていくことがたいせつになってきます。

消化のよい食べ物から口にして慣れていく

退院直後の食事では、消化がよくて栄養価の高い食品、脂肪の少ない食品がおすすめです(14ページ参照)。ただし、生クリームやマヨネーズ、バターなど乳化された脂肪は消化・吸収がよいので、料理にじょうずに利用しましょう。食材に消化しにくい部分やかたい部分がある場合はとり除いて使います。

最初のうちは、「皮をむく」「こまかく刻む」「裏ごしする」「つぶす」「すりおろす」「ミキサーやチョッパー、ブレンダーにかける」といった調理法で、食べ物をこまかくして消化を助けるようにします。味つけも薄味にし、強い香辛料なども避けて、胃壁や腸壁が刺激されないように心がけてください。

体力の回復とともに、様子を見ながら少しずつ食べられる食品をふやしていくとよいでしょう。

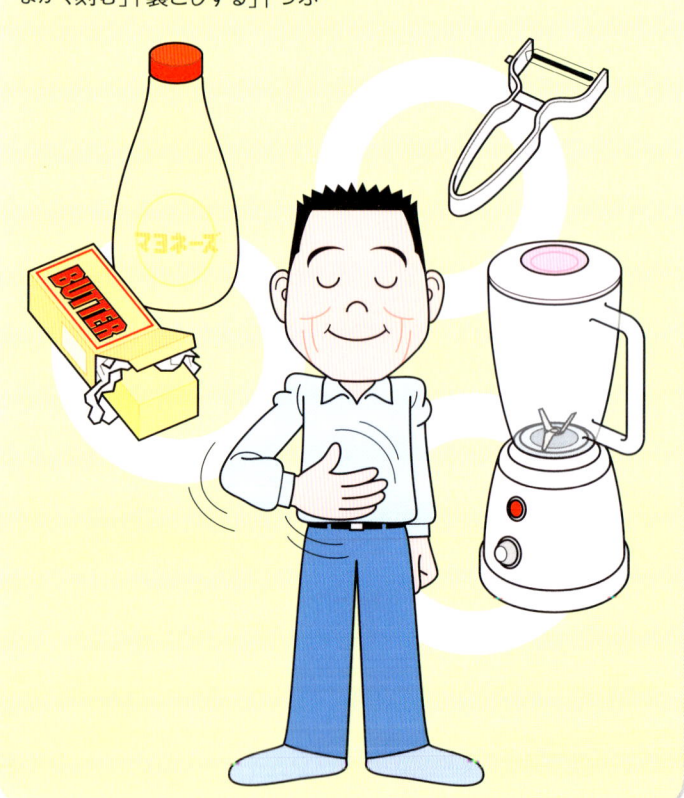

「ゆでる」「煮る」「蒸す」料理からスタート

手術後初期（1～2カ月）は、胃や腸に負担をかけない「ゆでる」「煮る」「蒸す」などの料理がおすすめです。「焼く」料理は手術後中期（2～3カ月）、「炒める」料理は手術後後期（3カ月～）を目安に、様子を見ながら徐々に献立に加えていきましょう。油脂類は胃腸への負担が大きいので、無理は禁物です。揚げ物などは少しずつ食べてみて、様子を見てみましょう。

熱すぎるもの、冷たすぎるものは注意

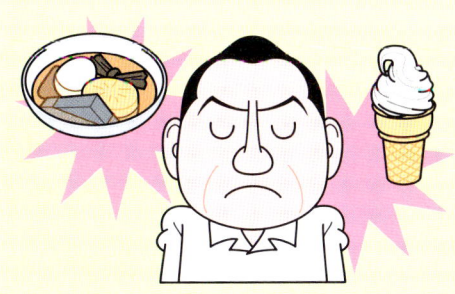

「熱い料理は熱いうちに、冷たい料理は冷たいうちに」食べるのが、料理をおいしく食べるための基本です。とかく食欲が落ちがちな手術後は、食事にこのようなめりはりをつけることは大事なポイントです。

とはいえ、家族が食べてみても熱すぎる食物は、食道などの粘膜がやけどするおそれがあるので当然ながら禁物です。熱々の料理は、少しあら熱をとってから口にするようにします。

反対に氷やアイスクリームなどの冷たいものは、下痢の原因にもなるのでとりすぎないように注意します。冷たい飲み物などは冷蔵庫から出してすぐのものは避け、室温と同じ程度にしてから飲むようにしましょう。

熱いものも冷たいものも、一度にたくさんとらず、少しずつゆっくりとることが無用のトラブルを防ぐコツです。

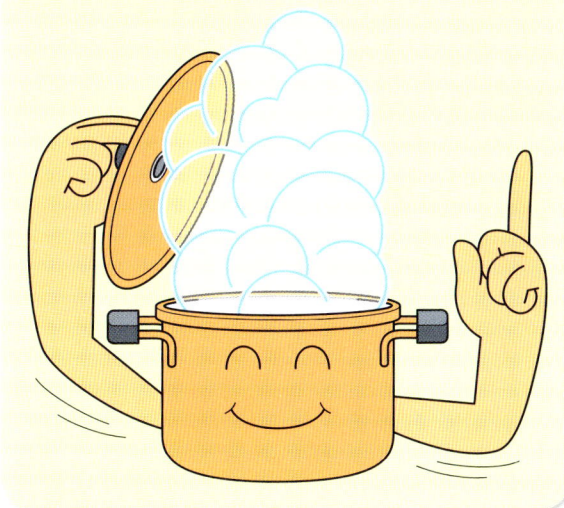

湯や汁物でのどを湿らせてから食べ始める

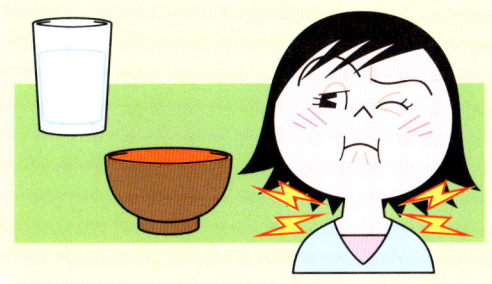

消化器の手術をしたあとは、どうしてものどごしが悪くなり、食べ物がつかえたり戻るような感じがすることが少なくありません。こうした不快症状は、ご飯や料理を口にする前に、湯や汁物を少し飲んで口の中を湿らせておくと、ある程度防ぐことができます。

ただし、だからといって食事中に水分をとりすぎるのは禁物です。それだけでおなかがいっぱいになって、必要な栄養素がとれなくなるからです。

よくかんでゆっくり食べる

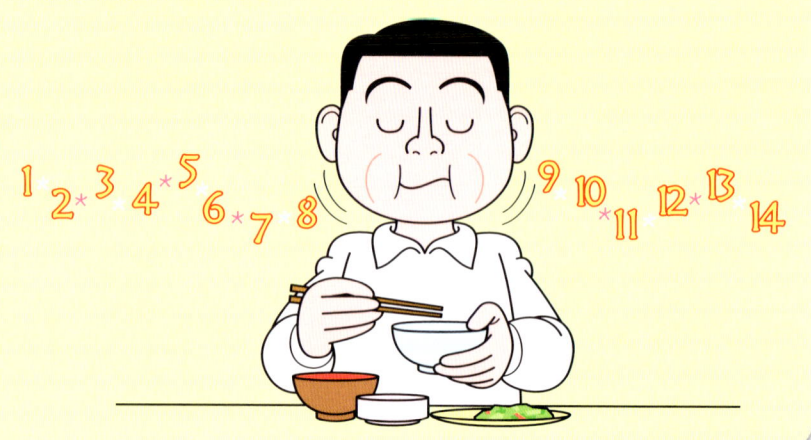

　よくかんで、ゆっくり食べることは、胃や腸を手術した人の食べ方の基本です。よくかむと、食べ物はこまかく砕かれ、唾液ともよくまざり合って、胃腸での消化・吸収の負担を軽くします。

　同様に、飲み物にもこの心がけがたいせつです。特に牛乳は、ゆっくりよくかむようにして飲みましょう。冷たい牛乳を一気に飲んだりすると、下痢を起こしやすくなります。

栄養が不足しないようにする

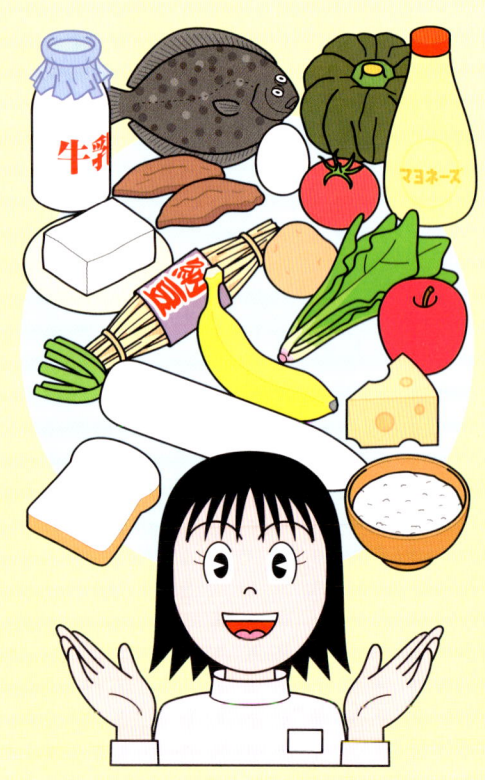

　胃や腸の手術をしたあとは、一度に食べられる食事の量が少なくなるので、栄養が偏ったり必要な栄養が不足しないように注意しなければなりません。炭水化物、脂質、タンパク質の三大栄養素を中心にビタミン、ミネラルも不足しないようにバランスよくとることがたいせつです。

　手術後に特に気をつけたいのはタンパク質を不足させないことです。手術でできた傷を治したり、低下した体力を回復させたり、減少した体重をとり戻すには、肉や魚、卵などから質のよいタンパク質を効率よくとる必要があります。肉や魚を口にするのが気がすすまないときは、豆腐や卵、乳製品など、口にしやすいものからとるようにしていきましょう。

　また、消化器の手術後は、鉄分やカルシウムの吸収が悪くなり、貧血や骨粗鬆症を起こしやすくなります。ビタミンB_{12}も貧血予防には必要なので、これらを含む食品を努めてとるようにしてください。レバーや乳製品などがおすすめです。

　本書では、20〜21ページのしくみに従って主食とおかず、間食などを選んでいけば、頭を悩ますことなく自動的に栄養バランスのよい食事が実行できるように設計されています。

食事時間は規則正しく

　胃または腸を全部失った人でも、規則的に一定時間をおいて食事をとっていると、残った消化器が食物を受け入れる態勢をとるようになります。この受け入れ態勢をつくるためにも、食べたり食べなかったりということのないよう、また食事時間が不規則になったりしないように気を配りましょう。

　また、食事時間を規則正しくすると消化酵素の活性化が高まり、栄養素の吸収率も高まって、体力の回復も早くなります。

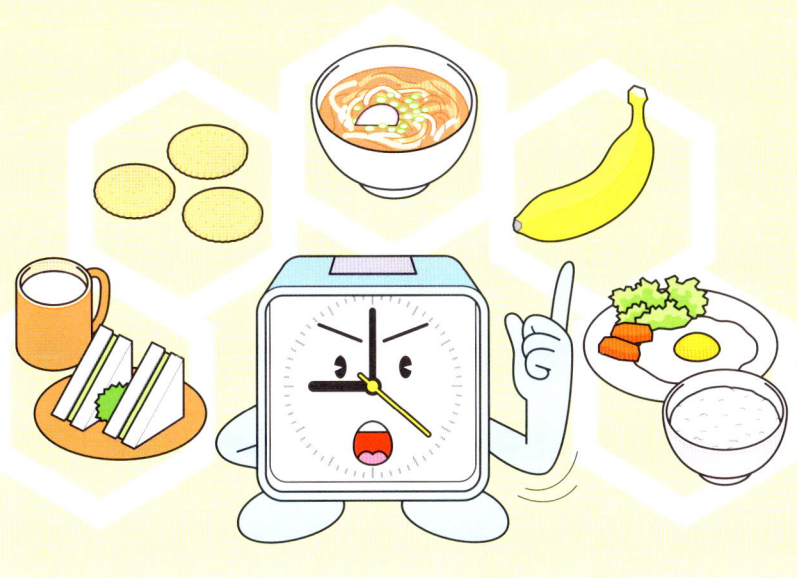

食後は安静にする

　食事がすんだら、薄めのお茶をゆっくり飲んで、30分から1時間は休むようにします。薄めのお茶には胸やけをしずめ、緊張をほぐす作用もあります。

　食べてすぐ横になる場合は、食べ物の逆流を防ぐため、布団やクッションを重ねたりして、上半身を30～40度ぐらい起こして休みましょう。

手術後におすすめの食品、気をつけたい食品

手術後すぐは消化能力が低下しています。最初は消化のよいもの、消化しやすいもの、刺激の少ないものから食べ始めるようにします。

手術後の体には、卵や生クリームなどは消化がよくて栄養分の豊富なおすすめ食品です。一方、食物繊維が多い野菜などは消化が悪いので量を控えたり、こまかく刻んで少量ずつとるようにしなければなりません。特に繊維質の多い食品や、刺激の強い食品などは、手術後しばらくの間は避けたほうが無難です。

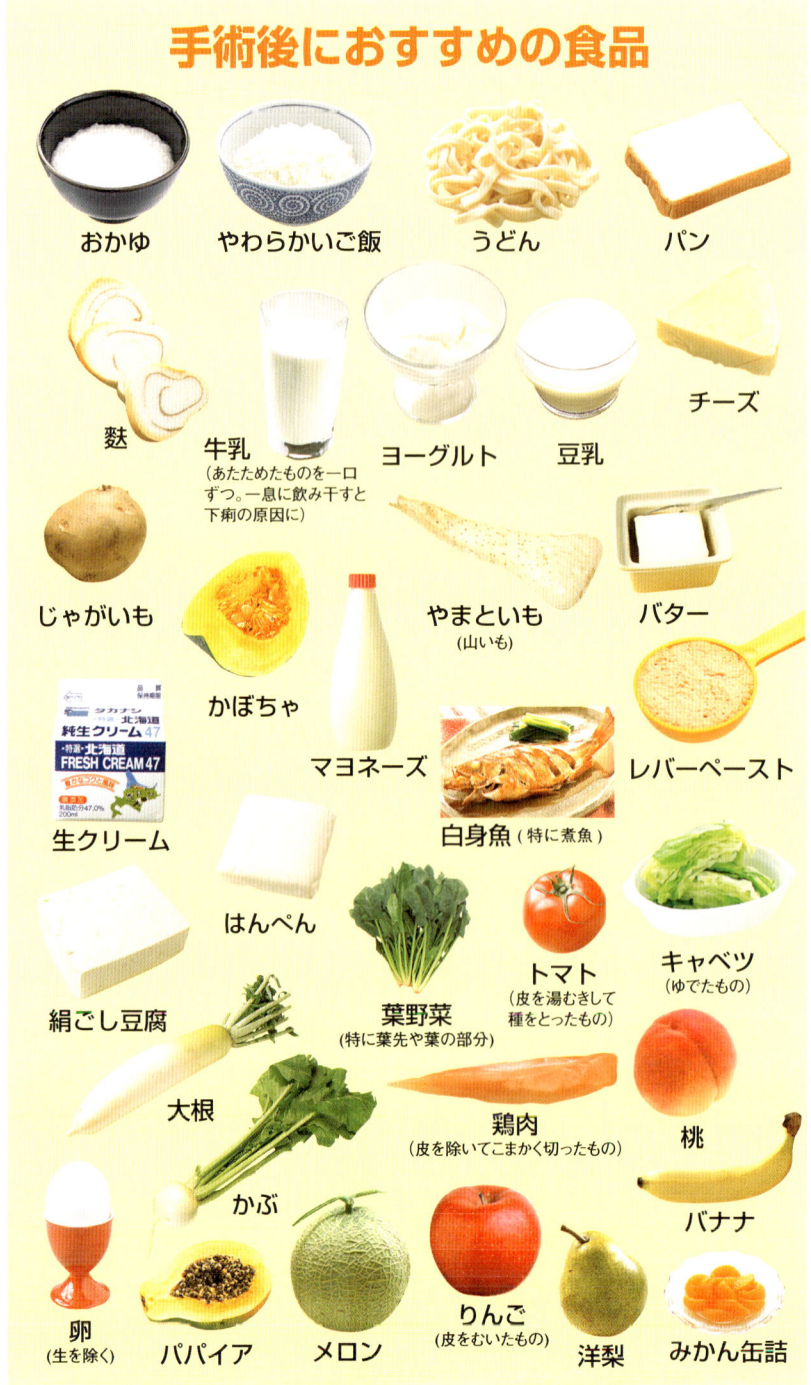

手術後におすすめの食品

- おかゆ
- やわらかいご飯
- うどん
- パン
- 麩
- 牛乳（あたためたものを一口ずつ。一息に飲み干すと下痢の原因に）
- ヨーグルト
- 豆乳
- チーズ
- じゃがいも
- かぼちゃ
- マヨネーズ
- やまといも（山いも）
- バター
- レバーペースト
- 生クリーム
- はんぺん
- 白身魚（特に煮魚）
- 絹ごし豆腐
- 大根
- 葉野菜（特に葉先や葉の部分）
- トマト（皮を湯むきして種をとったもの）
- キャベツ（ゆでたもの）
- かぶ
- 鶏肉（皮を除いてこまかく切ったもの）
- 桃
- バナナ
- 卵（生を除く）
- パパイア
- メロン
- りんご（皮をむいたもの）
- 洋梨
- みかん缶詰

14

少量から食べ始めたい食品
(右記の食品を食べて問題がなければ次はこれらの食品をとってみます)

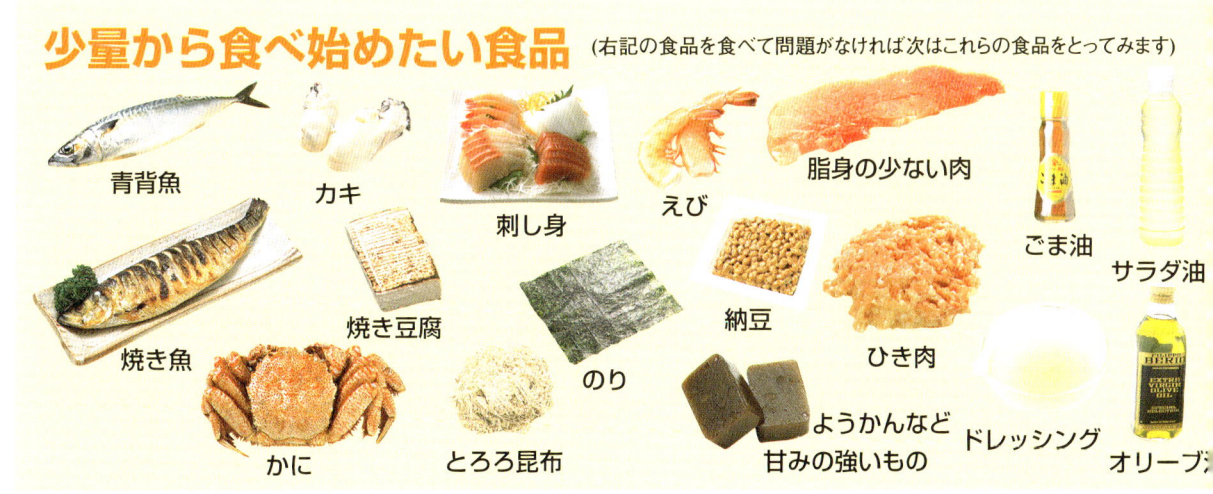

青背魚 / カキ / 刺し身 / えび / 脂身の少ない肉 / ごま油 / サラダ油 / 焼き魚 / 焼き豆腐 / のり / 納豆 / ひき肉 / かに / とろろ昆布 / ようかんなど甘みの強いもの / ドレッシング / オリーブ油

特に気をつけてとってほしい食品
(手術後、半年から1年ほど過ぎてからごく少量ずつとってみます)

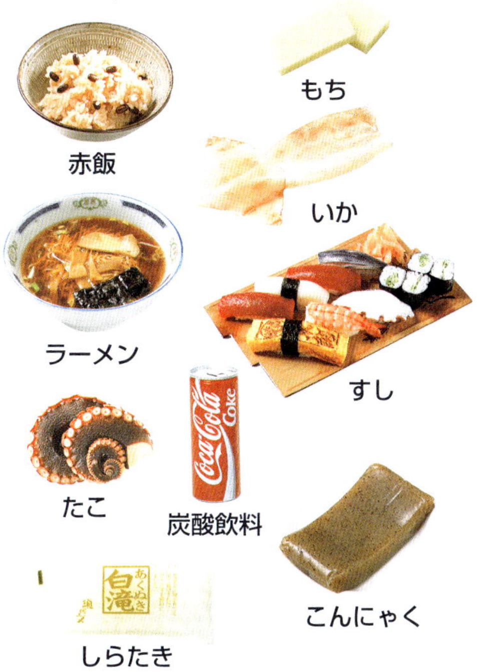

赤飯 / もち / いか / ラーメン / すし / たこ / 炭酸飲料 / こんにゃく / しらたき

気をつけてとってほしい食品
(手術後、半年から1年ほど過ぎてから少しずつとってみます)

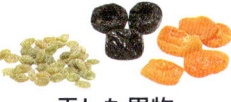
干した果物

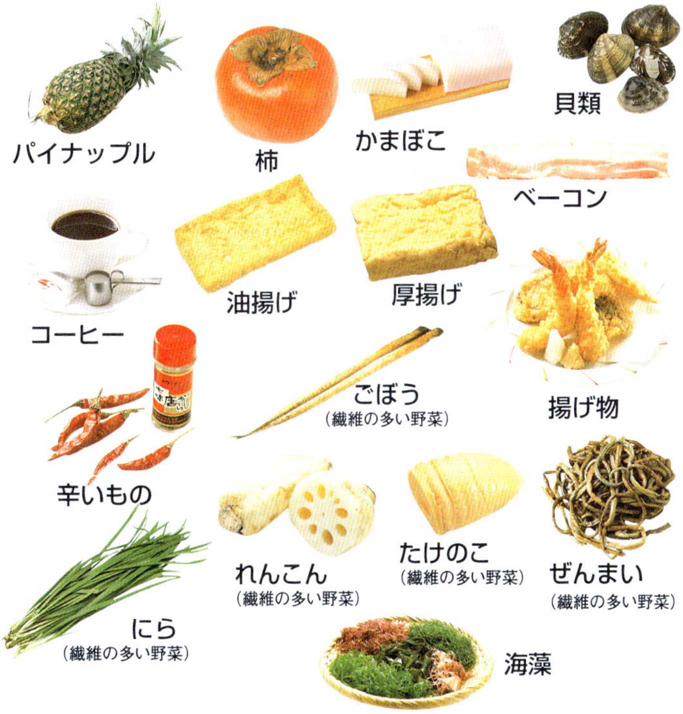

パイナップル / 柿 / かまぼこ / 貝類 / ベーコン / コーヒー / 油揚げ / 厚揚げ / 揚げ物 / 辛いもの / ごぼう(繊維の多い野菜) / れんこん(繊維の多い野菜) / たけのこ(繊維の多い野菜) / ぜんまい(繊維の多い野菜) / にら(繊維の多い野菜) / 海藻

手術後にあらわれやすい症状とその症状を軽くする対処法

ダンピング症状

胃を切除した場合、食事後、脈が急に速くなったり、冷や汗が出たりすることがあります。これをダンピング症状といいます。少し横になって休むと症状はおさまります。

これは、本来なら胃にとどまるべき食べ物が、いきなり腸に落下(ダンピング)するように送られるせいで起きます。食事中や食後すぐにあらわれる早期ダンピング症状と、食事のあと2～3時間してからあらわれる後期ダンピング症状があります。

早期ダンピング症状では冷や汗が出る、心臓がドキドキする、めまいがする、顔がほてる、おなかがごろごろする、下痢をする、膨満感(おなかがふくれあがる感じ)を覚えるなどが主な症状です。

後期ダンピング症状では全身がだるくて力が入らない、冷や汗が出る、疲労感を感じるなどが主な症状です。これらの症状は、食事によって血液中にふえるブドウ糖(私たちの活動のエネルギー源)を代謝するためのホルモンであるインスリンが分泌されすぎて、低血糖(血液中のブドウ糖の濃度が、人間が普通に生活するうえで必要とされるレベル以下に下がること)が起こるために生じるものです。

症状を軽くするための対処法

いずれの場合も炭水化物(ご飯やパン、めん類、いも類など)を多くとると症状が出やすくなります。そこで、食事は炭水化物に偏らないようにタンパク質(豆腐や卵、魚、肉など)をふやし、脂質も多少は口にするように心がけることです。ゆっくりとよくかんで食べることや、1回の食事で多量に食べないで、食事回数を分けて食べることも大事です。そして食後30分は横になって安静にするようにすると、症状が出るのを抑えることができます。

特に、後期ダンピング症状では、食事と食事の間(午前10時、午後3時)に、ジュースや果物、クッキーなどの間食を少量とって糖分を補給すると、症状が軽減します。外出時に症状が出た場合を考え、しばらくはあめなどを持ち歩くとよいでしょう。

多くの場合、このようなダンピング症状は手術後1年半ぐらいでおさまってくるようです。

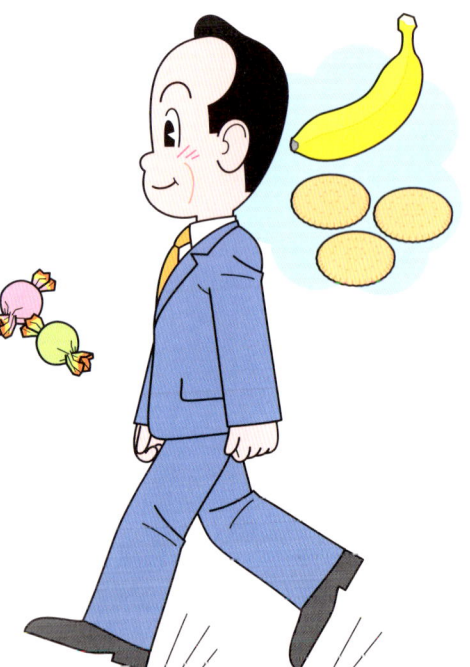

逆流、胸やけ、つかえなど

私たちが口からとった食べ物は胃の中で胃液とまざってどろどろの状態になるまで消化されます。そして少量ずつ小腸に送られます。まぜ合わせるときには、胃の入り口と出口は弁で閉められ、小腸に送られるときに出口の弁が開いて少しずつ出ていきます。ところが、胃の上部を手術した人は〝入り口を閉める弁〟が失われてしまうため、食べたものが食道に逆流しやすく、下部を手術した人は〝出口を閉める弁〟が失われて小腸から胃に逆流しやすくなります。

胃液とまざった食べ物の消化物は強い酸性になり、小腸で胆汁や膵液などの消化液とまざった消化物は強いアルカリ性になるため、これらの逆流が繰り返し起こると逆流した部分に炎症（化学的なやけど）を起こします。胸やけや食道のやけるような痛み、胸部痛などがこれです。非常に苦しく、食べ物のつかえの原因にもなります。

胃を切除した人の30％に起こるといわれている「逆流性食道炎」はよく知られており、これはアルカリ性の十二指腸液が直接食道へ逆流するために起こります。

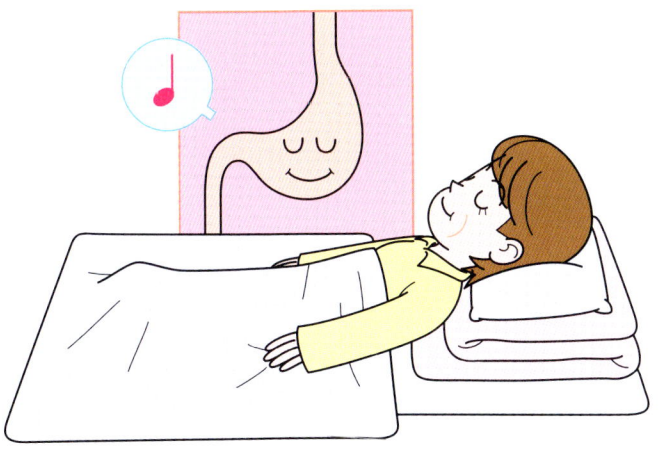

症状を軽くするための対処法

逆流は夜寝ているとき、特に明け方に起こりやすいようです。これを防ぐには、寝る2時間前からは食事をしないようにし、就寝時は背中に布団や枕を当てるなどして上半身を10〜15度起こして寝るようにします。また、食べすぎを避け、逆流を起こしやすい油物や消化の悪いものを控えることもたいせつです。

つかえの原因になりやすいのは食物繊維の多い食品やおもち、海藻などのふやけにくい食品ですが、こうした食品であっても、よくかんで少量ずつ食べれば問題はありません。のどにつかえやすいパサパサした食品には、調理の際に水どきかたくり粉などでゆるくとろみをつけるのがおすすめです。食事の最初に、お茶や汁物を少量とって、のどを湿らせておくのもよいでしょう。

下痢や便秘をしやすい

胃を切除すると、食べたものが小腸や大腸に送られるスピードが速くなることや、消化力が衰えて、食べたものが未消化の状態で小腸や大腸に送り込まれること（消化吸収障害）によって下痢を起こしやすくなります。胃酸の分泌が減少したり、なくなったりするため、細菌の増殖がふえて下痢症状を起こすこともあります。

腸を切除したあとについても、腸内に便をためる機能が低下することから、排便回数がふえて下痢症状を起こしやすくなります。

一方、手術によって腸につながる神経が切られたり、食べるものに偏りが出て食物繊維が不足したり、腹筋が弱ったりすると便秘を起こしやすくなります。便秘は逆流の原因にもなるので、下痢以上に警戒が必要です。

症状を軽くするための対処法

便秘を解消するには、野菜をやわらかく煮て食べるなどして食物繊維を多くとるように心がけましょう。ヨーグルトを食べるのもおすすめです。また、健康食品の、飲むタイプの食物繊維や、腸内細菌のバランスをよくして腸の蠕動運動を促すオリゴ糖やビフィズス菌などの粉末もじょうずに利用したいものです。

下痢を防ぐには、食物を少量ずつよくかんで、ゆっくり食べることです。また、下痢をしているときには、脂肪や食物繊維の多い食品を控えて、腸に負担をかけないようにしましょう。

下痢がつづくと全身の栄養状態が低下しがちです。栄養状態を保つために、特にタンパク質を不足させないように気をつけます。水分の補給も欠かせません。

栄養成分の吸収が悪くなる

胃や腸の一部を切除、または全部摘出した人も、本来吸収されるべき栄養成分（ビタミンやミネラル）の吸収が悪くなり、できなくなるため、体にこれら栄養素の欠乏症があらわれます。鉄分やビタミンB12、カルシウムなどがそうした栄養素です。

鉄分の不足は鉄欠乏性貧血をまねき、ビタミンB12や葉酸の欠乏は巨赤芽球貧血（悪性貧血）を、またカルシウムの不足は骨粗鬆症（骨の密度が減って骨がスカスカになり折れやすくなる病気）をよねきます。

症状を軽くするための対処法

鉄分やビタミンB12、カルシウムなどを多く含む食品を選んで、積極的に食べるようにします。

鉄分はレバー、卵、かつおのなまりなどに多く含まれます。これらの食品には、鉄分の吸収率を高めるタンパク質も多く含まれているので、特におすすめです。このほ

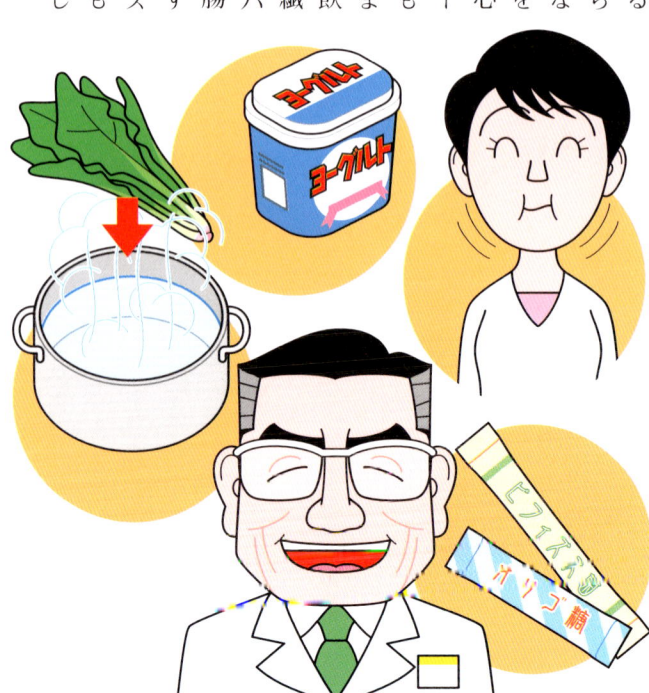

18

体重の減少

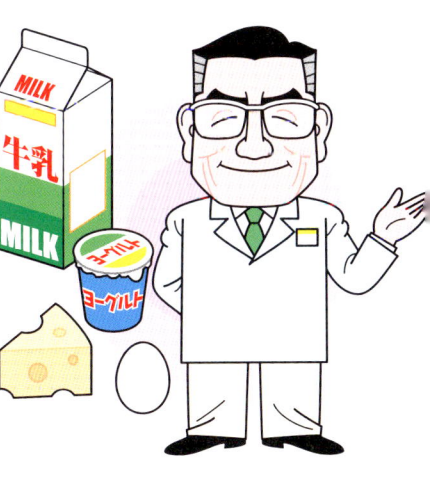

か、鉄分は菜の花やほうれんそうなどの緑黄色野菜にも多く含まれます。

なお、鉄分はひじきやあさりなどにも多く含まれますが、これらは消化が悪いので、切除手術後しばらくはおすすめできません。

ビタミンB_{12}は、レバー、いわしやさば、カキ、卵、牛乳などに豊富です。ただし、胃を全部とった人は、食品からビタミンB_{12}を吸収することができません。その場合は、不足の程度によって医師の処方で週1回不足の程度によって医師の処方で週1回から1～2カ月に1回程度、注射で補充します。

カルシウムは、牛乳やヨーグルト、チーズなどの乳製品をはじめ、しらす干しや小魚などに多く含まれています。

いずれも、消化のよい料理法で毎日の食卓にじょうずにとり入れて、不足を補いましょう。また、適度な運動を行って、骨からカルシウムが失われることを防ぐことも重要です。

消化器の手術のなかでも、特に胃を切除した人の約9割は10～15％ほど体重が減り、手術前の体重にまで戻ることはほとんどありません。手術後は、食べたものをためる場所が少なくなることから、1回に食べられる食事量が減り、消化・吸収能力も低下するので、ある程度やせるのは避けられないといっていいでしょう。

腸を手術した場合は、食欲が落ちることは少なく、体重の減少はほとんどみられません。

症状を軽くするための対処法

やせたことを気にして、早く元の体重に戻そうとあせる人が少なくありません。しかし、あせって食事量をたくさんとっても、下痢などを起こして、せっかくとった栄養素を吸収できなくなりがちです。むしろ、少量ずつでも確実に食事をとって効率よく栄養素をとり、徐々に体重をふやしていくようにしましょう。

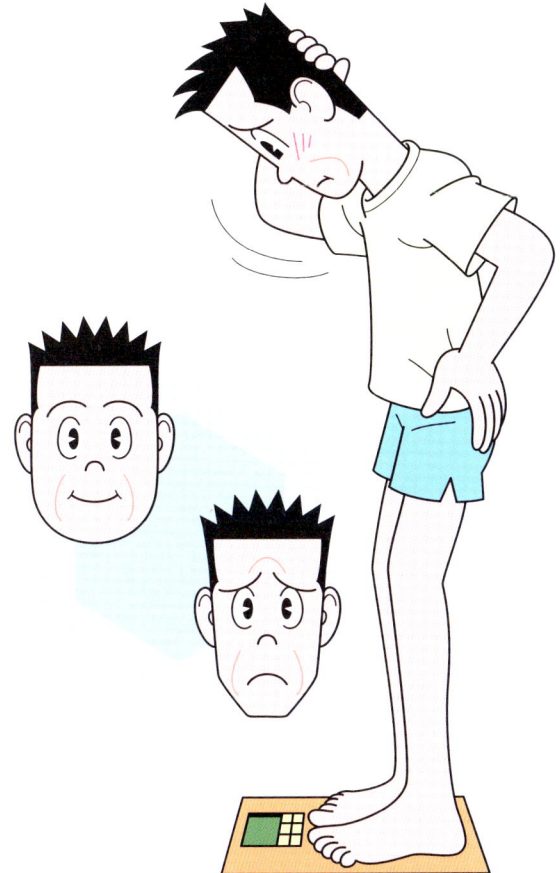

手術後は3つの段階を踏みながら普通食に戻していきます

手術直後は十分な量を食べられないのが普通です。あせらず、体調や回復の程度に合わせて少しずつ量をふやしていきましょう。

食事の内容についても、回復の程度に合わせて少しずつ変えていく必要があります。まず、手術直後と1年後とでは、使える食材の種類（14ページ参照）や調理法が変わってきます。そのポイントは、消化がよいか悪いか、油を使うかどうか、しっかり加熱するかどうか、などです。

手術直後は、いうまでもなく消化のよい食材を選び、油をあまり使わずに、よく加熱してやわらかく調理することがポイントです。そして体の回復に合わせ、数カ月単位で徐々に体を料理に慣らしながら、家族がとるのと同じ料理に近づけていきます。

本書では「主菜」「副菜」ともに、すべての料理を食材の種類や調理法、油脂の使用量などを目安にして、消化などの面で体に負担の少ない順に3段階に分け、初期（手術後1～2カ月）、中期（手術後2～3カ月）、後期（手術後3カ月～）で分類してあります。左側ページの端にインデックス風に記してあるのが、それです。

手術直後は、「主菜」も「副菜」も初期の中から選ぶようにし、体の回復状態に合わせて様子を見ながら徐々に、中期、後期へと進めていくようにしましょう。おおよその目安として初期は手術後1～2カ月、中期は手術後2～3カ月くらい、後期は手術後3カ月以降とします。

ただし、回復状態は切除の程度によって個人差が大きいので、あせりは禁物です。初期の料理に慣れたら、中期の料理を少しずつとり入れていったように、徐々に進めていくことがたいせつです。

食事のとり方

手術後1～2カ月 初期
1日の食事回数
7～5回
とりたいエネルギー量
1400 kcal

手術後2～3カ月 中期
1日の食事回数
6～5回
とりたいエネルギー量
1600 kcal

手術後3カ月～ 後期
1日の食事回数
4～3回
とりたいエネルギー量
1800 kcal

1日の食事のとり方 7回食 の場合

- 朝食
- 間食（午前10時ごろ）
- 昼食
- 間食（午後2時ごろ）
- 夕食
- 間食（夜9～10時ごろ）

＋

牛乳・乳製品と果物
決められた量（136～141ページ参照）を好きな時間にとってかまいません

1日の食事のとり方 6回食 の場合

- 朝食
- 間食（午前10時ごろ）
- 昼食
- 間食（午後3時ごろ）
- 夕食
- 間食（夜9～10時ごろ）

＋

牛乳・乳製品と果物
決められた量（136～141ページ参照）を好きな時間にとってかまいません

1日の食事のとり方 5回食 の場合

- 朝食
- 間食（午前10時ごろ）
- 昼食
- 間食（午後3時ごろ）
- 夕食

＋

牛乳・乳製品と果物
決められた量（136～141ページ参照）を好きな時間にとってかまいません

※4回食の場合は、間食を午前か午後に1回だけとります。
※間食は1日に200～300kcalをとります。間食を1日に2回とる場合は、100～150kcalの間食を2品とってもいいですし、100kcalと200kcalの間食を1品ずつとってもいいでしょう。とにかく合計で200～300kcalになるように、128～135ページの中から好みのものを選んでとります。

初期の1食のとり方

主食 ＋ **主菜** ＋ **副菜**

- 主食：22ページの「初期」の中から1種類選びます
- 主菜：24～41ページの「初期」の中から1品選びます
- 副菜：96～106ページの「初期」の中から好みのものを1品選びます

中期の1食のとり方

主食 ＋ **主菜** ＋ **副菜**

- 主食：22ページの「中期」の中から1種類選びます
- 主菜：24～70ページの「初期」と「中期」の中から好みのものを1品選びます
- 副菜：96～118ページの「初期」と「中期」の中から好みのものを1品選びます

後期の1食のとり方

主食 ＋ **主菜** ＋ **副菜**

- 主食：22ページの「後期」の中から好みのものを1種類選びます
- 主菜：24～94ページの「初期」「中期」「後期」の中から好みのものを1品選びます
- 副菜：96～126ページの「初期」「中期」「後期」の中から好みのものを1品選びます

主食のとり方

ご飯、パン、めん類などに含まれる炭水化物は三大栄養素のひとつで、人体にとって最も重要なエネルギー源です。三度の食事ごとに、少ない量であっても必ず主食としてとってください。

主食は、手術後の経過時間や体調と相談して、おかゆ、やわらかいご飯、普通のご飯、食パンなどの中から選びます。1食につきどの程度の量をとるかの目安は、手術後の期間によって異なります。くわしくは下の表に示してある主食量をごらんください。

この表に示してある主食量は、1食にとってほしい理想の量です。手術直後からすぐに、この理想の量をとることはできません。あくまでひとつの目安としてとらえ、無理をせずに実際に食べられる量にとどめましょう。ちなみに、はじめはおかゆを100gくらいから始めてみるのもひとつの方法です。

まずは消化のよいおかゆから始め、体と相談しながら、やわらかいご飯、普通のご飯の順に切りかえていきましょう。そして問題がなければ、やはり体と相談しながら、この表の主食量にまで量をふやしていってみましょう。

なお、かまずに飲み込んでしまうクセのある人は、おかゆよりもやわらかいご飯にして、よくかんだほうがダンピング症状やのどのつまりを起こさないようです。また、やわらかいパンはよくかんでもだんご状になってのどにつかえることがあります。そのような場合は、トーストにすると食べやすくなります。消化のよくない赤飯やラーメンはしばらくは控えましょう。

	おかゆ（全がゆ）	やわらかいご飯	普通のご飯	食パン
初期 （手術後1〜2カ月）	200g	80 g	80 g	8枚切り 1枚
中期 （手術後2〜3カ月）	250g	100 g	100 g	6枚切り 1枚
後期 （手術後3カ月〜）	250〜300g	100〜120 g	100〜120 g	6枚切り 1〜1.5枚

栄養価が高く、消化吸収のよい

主菜

　胃・腸を切除したあとの食事は、残った消化器に負担をかけない内容にしなければなりません。ここでは、その点に配慮した主菜として、少量でも効率よく良質なタンパク質を確保できる食品、つまり卵や豆腐、魚介や肉などを使った料理を紹介します。
　手術直後は「主菜」も「副菜」も初期の中から選ぶようにし、体の回復状態に合わせて、徐々に中期、後期へと進めていきましょう。

■主食と主菜がいっしょになったメニュー（38〜41ページ）を選択する場合は、22ページの主食はとらないでください。

- 料理ごとに表示してあるエネルギー量、塩分量、脂質量などの栄養データはすべて1人分です。
- 材料の分量は1人分です。特に指定のないものは、原則として使用量は正味量（野菜なら、へたや皮などを除いた、純粋に食べられる量）で表示してあります。
- 材料は特に指定のない限り、原則として水洗いをすませ、野菜などは皮をむくなどの下ごしらえをしたものを使います。
- 材料欄にある「だし汁」とは、昆布と削りがつおでとった和風だしです。市販のだしの素を使う場合は、だしの素そのものに塩分が含まれていることが多いので、味つけに使う塩やしょうゆ、みそなどの分量を多少減らします。

※手術後は胃酸による殺菌効果が低下したりなくなったりします。あまり火を通さないで食べる食材を使うときは、鮮度のよいものを選びましょう。

スクランブルエッグ

消化がよくて栄養もつく

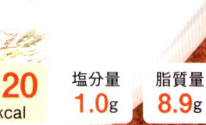

120 kcal　塩分量 1.0g　脂質量 8.9g

材料（1人分）

卵	1個
牛乳	小さじ2
塩	少々
こしょう	少々
バター	小さじ1
つけ合わせ	
ブロッコリー	20g
塩	少々

〈作り方〉

1. つけ合わせのブロッコリーは小房に切り分け、1房をさらに2つ～3つに小さく切る。これを鍋に沸かした熱湯で普通よりよくゆで、ざるに上げて冷ます。
2. ボウルに卵を割り入れてざっととき ほぐし、塩とこしょう、牛乳を加えて まぜる。
3. フライパンを弱火にかけて温め、バターを入れて、フライパンを回しながら焦がさないようにゆっくりとかす。
4. ③を中火にして②を流し入れ、木べらで大きくまぜながら半熟状になったところで火を止める。
5. 余熱で固まってくるので、手早く④を皿に盛り、①をつけ合わせて塩を振る。

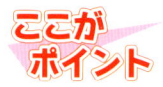

アドバイス　つけ合わせのブロッコリーは、もっとこまかく刻んで、スクランブルエッグの中にまぜてもよいでしょう。

ここがポイント　といた卵に牛乳を加えると、ふんわりとやわらかいスクランブルエッグに仕上がります。もっとやわらかくしたい場合は、牛乳を大さじ1くらいにふやしてもかまいません。
また、牛乳を同量の生クリームにかえるとコクがつきます。ただし、手術後間もない人や、下痢をしやすい人は、下痢をすることがあるで、その場合は避けます。

巣ごもり卵

油を使わずに作れる

主菜 初期 卵を使った料理

材料(1人分)

卵	1個
ほうれんそう	3株
塩	少々
こしょう	少々

〈作り方〉

1. ほうれんそうは、鍋に沸かした熱湯に茎のほうから入れてしんなりするまでゆで、水にとって冷まし、水けを軽くしぼって、こまかく切る。
2. オーブントースターに入る大きさの耐熱皿にあくようにのせ、その中心部に卵を割り入れる。
3. ②に塩とこしょうを振り、オーブントースターで約5分、白身が固まるまで焼く。

ここがポイント

ゆでたほうれんそうは、オーブントースターで焼くと水分が蒸発してパサつきがちです。そこで、ゆでたほうれんそうの水けは軽くしぼる程度にして水分を少し残しておくことが、しっとりとやわらかく仕上げるコツです。

アドバイス

焼き上がった卵の白身がかたく感じられる場合は、卵をとき卵にして、これをほうれんそうにかけて焼くようにします。このとき、とき卵にだし汁(和風だしの素や顆粒状のコンソメスープの素などを湯小さじ1〜2にといたもの)を加えると、さらにやわらかく仕上がります。

参考メモ

手術後間もない時期は、油を使った料理は消化器に負担になりがちです。この料理は、油を使わずに作れる卵メニューです。

90 kcal 塩分量 1.0g 脂質量 5.4g

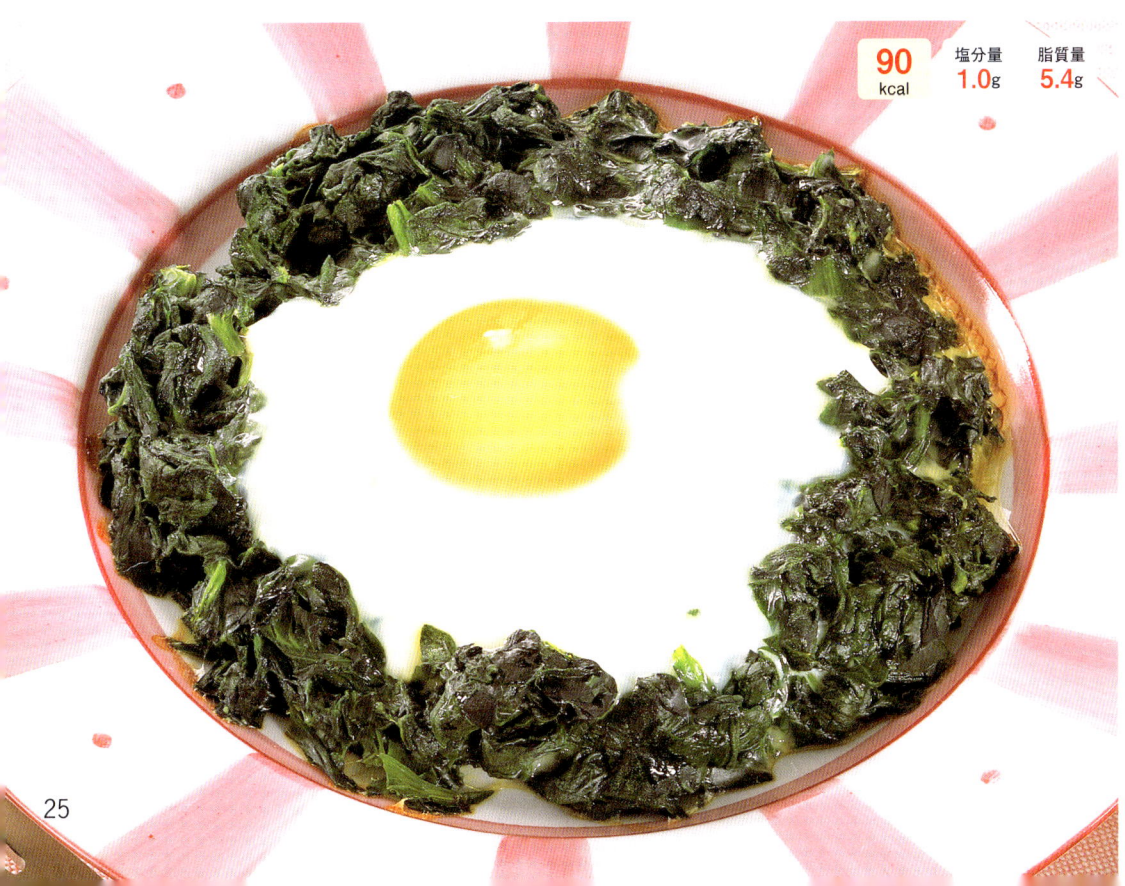

だし巻き卵
だしを加えてふんわりと焼く

材料（1人分）

卵		1個
A	だし汁	大さじ1
	みりん	小さじ$\frac{1}{2}$
	塩	少々
植物油		小さじ1
つけ合わせ		
大根おろし		大さじ2
しょうゆ		少々

130 kcal ／ 塩分量 0.6g ／ 脂質量 9.2g

〈作り方〉

1. ボウルに卵を入れてときほぐし、Aを加えてまぜる。
2. 卵焼き器に植物油を薄く引いて中火で温め、1を1／3量流し入れて、手早く卵焼き器全体に広げる。表面が半熟状になったら、卵を向こう側から手前にクルクルと巻き、巻き終わったら卵を向こうへすべらせる。あいたところに植物油を薄く引き、残りの卵液の1／2量を流し入れる。巻いた卵を菜箸で浮かせて、その下にも卵液を少し流し込み、半熟程度になったら巻いた卵を芯にして手前に折り返す。これをあと1回繰り返して焼き上げ、食べやすい大きさに切り分ける。
3. 器に2を盛り、大根おろしを添えてしょうゆをかける。

参考メモ
だし巻き卵は、卵2〜3個で2〜3人分を作るほうがうまくできます。

アドバイス
手術後間もない時期は、油を使った料理は消化器に負担になりがちです。様子を見ながら、少しずつ口にしていくようにしましょう。

★写真は参考例です。

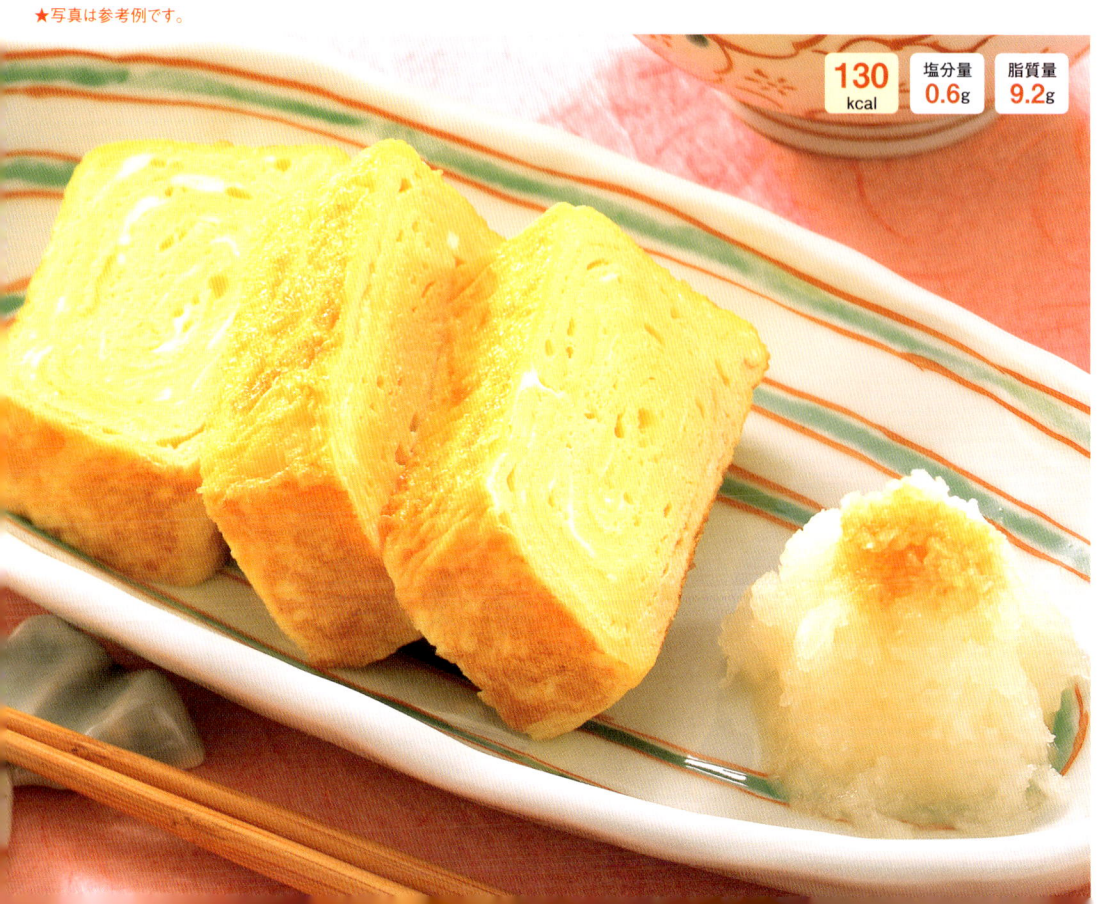

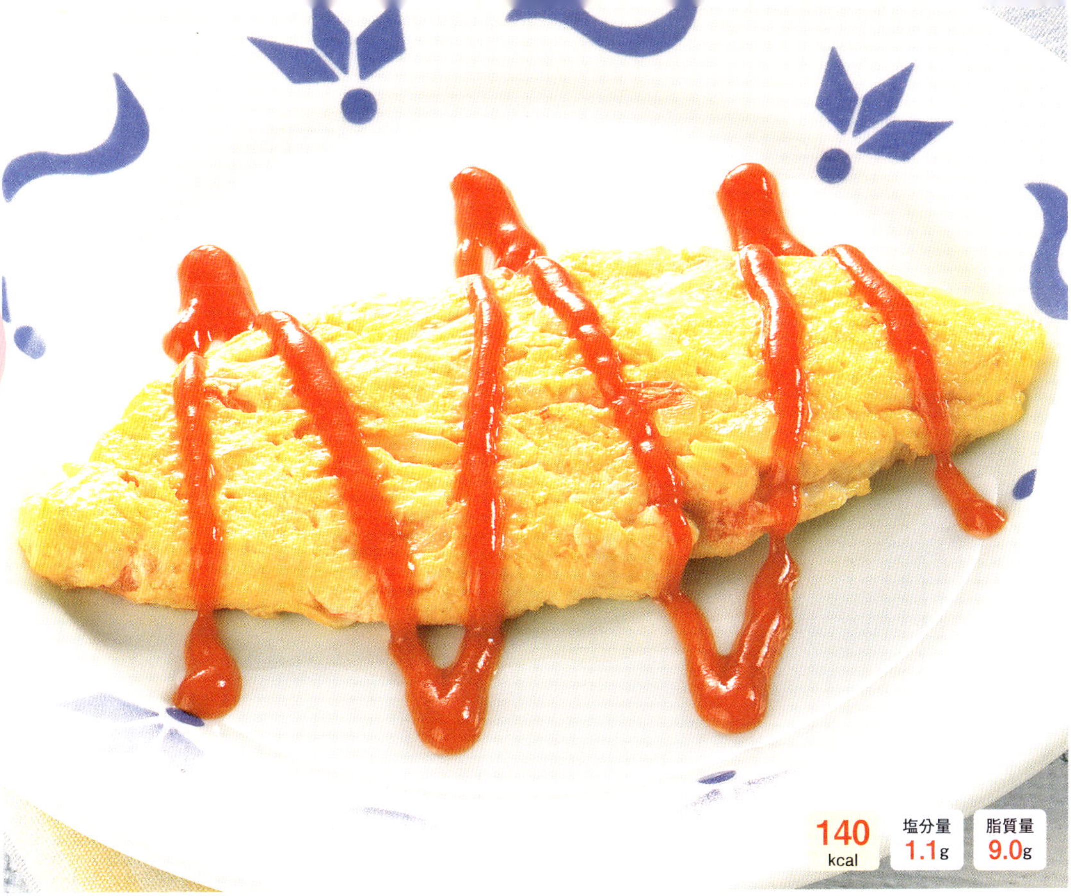

主菜 初期 — 卵を使った料理

消化のよい形にアレンジした トマト入りオムレツ

140 kcal	塩分量 1.1g / 脂質量 9.0g

材料（1人分）

卵	1個
トマト	20g
玉ねぎ	10g
牛乳	大さじ1
塩	少々
こしょう	少々
バター	小さじ1
トマトケチャップ	大さじ1/2

〈作り方〉

1. トマトは皮を湯むきして種も除き、玉ねぎとともにあらいみじん切りにする。
2. ボウルに卵を入れてときほぐし、牛乳と塩、こしょうを加えてまぜる。
3. フライパンを温めてバターをとかし、1を中火で炒める。玉ねぎがしんなりしたら2を流し入れ、菜箸で大きく2〜3回かきまぜ、弱火にして木の葉状に形をととのえる。
4. 3を器に盛り、ケチャップをかける。

うまくオムレツの形（木の葉状）にできない場合は、スクランブルエッグにしてもよいでしょう。加熱したトマトが苦手な人は、つけ合わせとして生のまま添えてもかまいません。

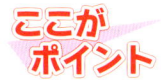
といた卵に牛乳を加えると、ふんわりとやわらかいオムレツに仕上がります。もっとやわらかくしたい場合は、牛乳を大さじ1 1/2くらいまでふやしてもかまいません。

豆腐は消化のよいタンパク質食品です

豆腐とえびのうま煮

110 kcal　塩分量 1.1g　脂質量 5.3g

材料（1人分）

木綿豆腐	100g
芝えび（むき身）	20g
絹さや	2枚
長ねぎ	4cm
しょうが	少々
A　水	1/2カップ
中華スープの素（顆粒）	小さじ1/3
しょうゆ	小さじ1/3
日本酒	小さじ1/2
オイスターソース	小さじ1/2
ごま油	少々

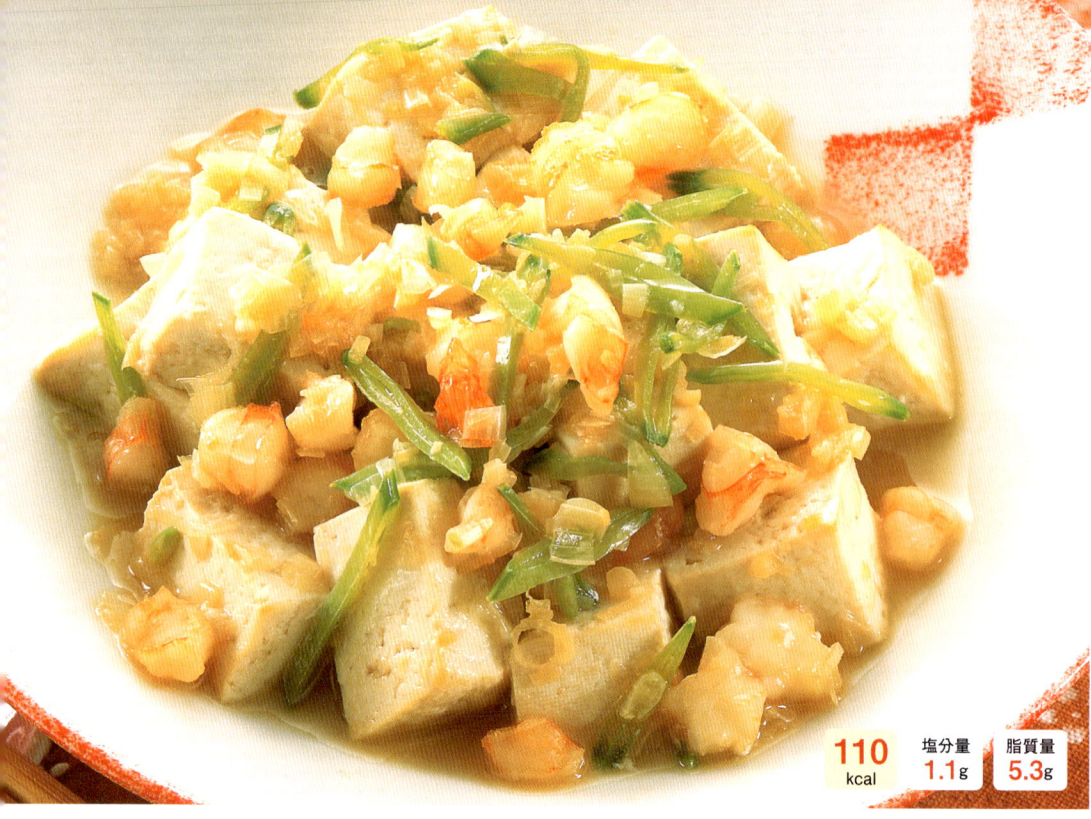

〈作り方〉

1. 木綿豆腐は小さめの角切りにする。
2. 芝えびは背わたをとって、あらく刻む。
3. 絹さやは筋をとって斜め細切りにし、長ねぎとしょうがはみじん切りにする。
4. 鍋にAを入れて煮立て、2と3を入れて絹さやがしんなりするまで中火で煮、1を加えて軽く火を通す。
5. 火を止め、ごま油をたらして風味をつけ、器に盛る。

アドバイス　木綿豆腐は角切りにせず、鍋に手でくずし入れたり、スプーンでつぶしながら煮ても食べやすくなります。木綿豆腐は煮すぎると表面がかたくなるので、野菜に火が通ってから加え、サッと一煮する程度にしましょう。
　芝えびが食べにくい場合は、すり鉢ですっくり身にしましょう。あるいは、芝えびのかわりにはんぺん20gを小さく切って使ってもかまいません。

参考メモ　口当たりのやわらかさからいえば、絹ごし豆腐のほうが木綿豆腐にまさります。ただし、水分を多く含んでいる分、栄養価は木綿豆腐より落ちます。

主菜 初期 — 豆腐を使った料理

口当たりのやわらかな絹ごし豆腐で作る

豆腐の西京みそ煮

材料（1人分）

絹ごし豆腐	150g
だし汁	$\frac{1}{3}$カップ
西京みそ	大さじ1
砂糖	小さじ$\frac{1}{2}$
みりん	小さじ$\frac{1}{2}$
ゆずの皮	少々

〈作り方〉

1. 絹ごし豆腐はふきんで包み、まな板にのせて重し（平皿など）をし、15分ほどおいて軽く水分を抜く。
2. ①を6等分に切る。
3. 鍋にだし汁を入れて強火にかけ、煮立ったら火を弱めてみそをとき入れ、砂糖とみりんを加える。
4. ③に②を入れ、弱火のまま3～4分煮る。
5. ④を器に盛り、おろし金ですりおろしたゆずの皮を散らす。

参考メモ ゆずの皮は香りがよくて食欲増進に最適です。手術後の消化器に負担にならない程度に、少量をじょうずに使いましょう。

140 kcal　塩分量 1.2g　脂質量 5.0g

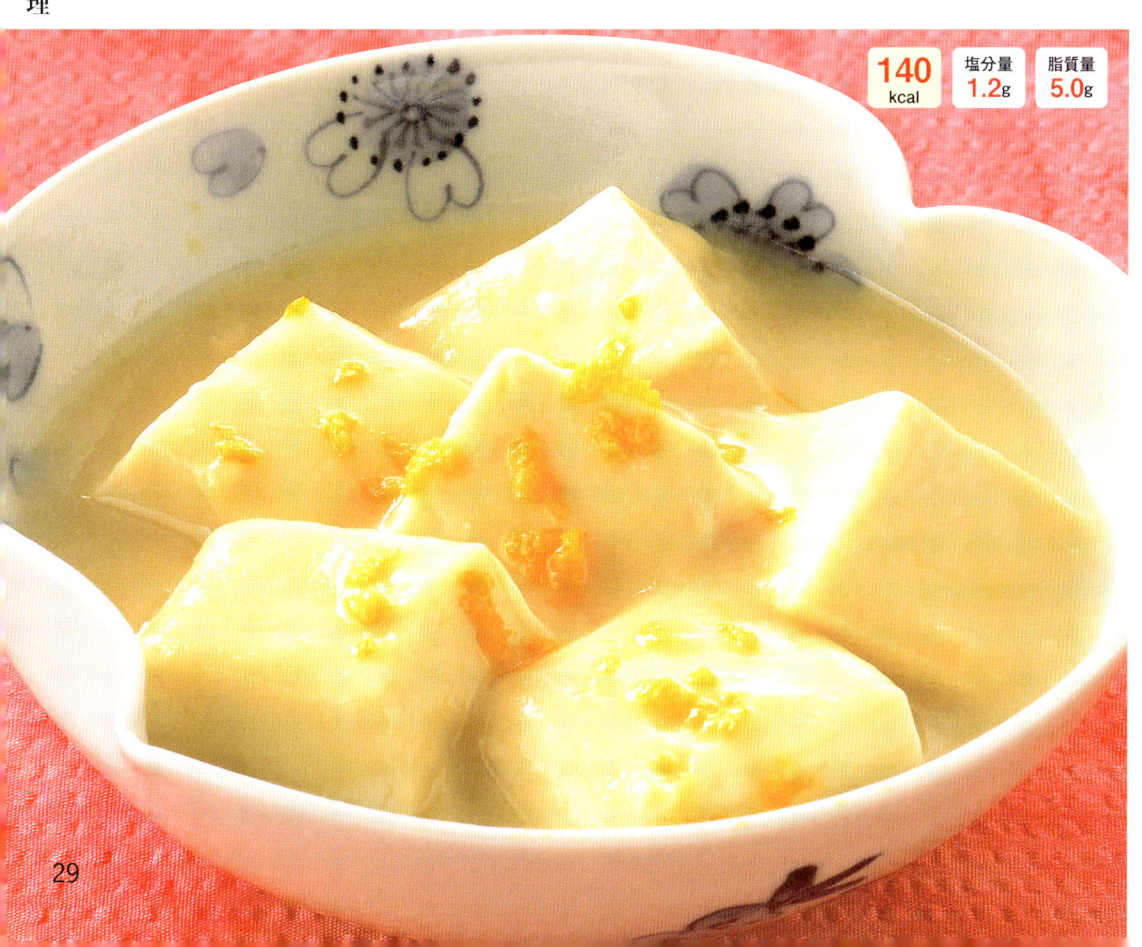

湯豆腐

良質のタンパク質を含む豆腐料理

材料（1人分）

木綿豆腐	150g
春菊の葉の部分	50g
だし昆布	5cm角1枚
ポン酢しょうゆ（市販品）	大さじ2

140kcal　塩分量3.0g　脂質量6.5g

〈作り方〉

1. 木綿豆腐は食べやすい大きさの角切りにする。
2. 春菊の葉の部分は、こまかく刻むかざく切りにする。
3. だし昆布は、ぬれぶきんで表面の汚れをふきとる。
4. 土鍋に③を敷いて水を適量張り、強火にかける。②を入れてしんなりするまでよく煮、①を加えて中火で温める。
5. 小鉢にポン酢しょうゆを入れ、④をつけて食べる。

参考メモ

市販のポン酢しょうゆのかわりに、かつおでとっただし汁小さじ2、しょうゆ小さじ2、みりん小さじ2を合わせて一煮したたれをつけてもよいでしょう。

アドバイス

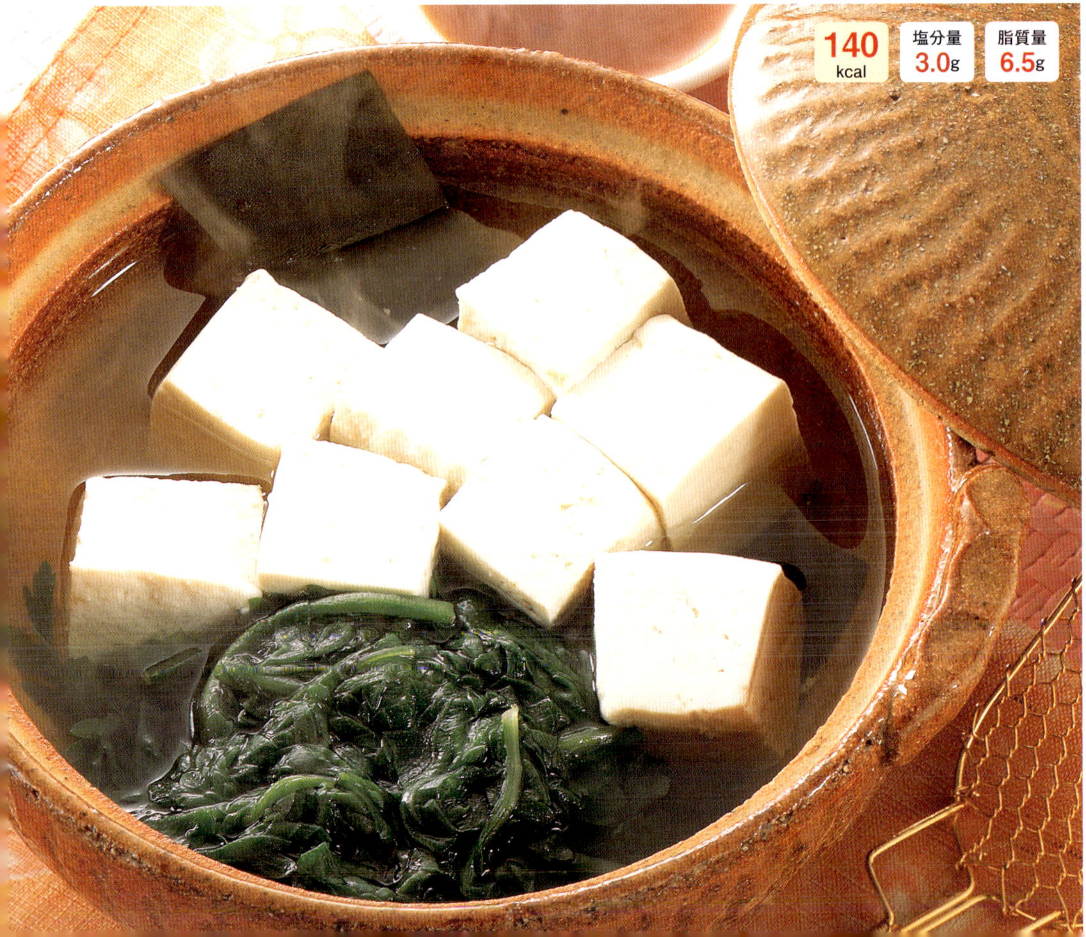

木綿豆腐のかわりに、絹ごし豆腐を使ってもかまいません。その場合、エネルギー量は120kcalになります。
春菊は筋が残りやすいので、手術後間もない人はざく切りにする際に、切る間隔をできるだけ短くしましょう。ふつう、春菊にはあまり火を通しませんが、手術後はくたくたになるまで煮たほうが筋が気にならず、食べやすくなります。
だし昆布は食べずに残します。

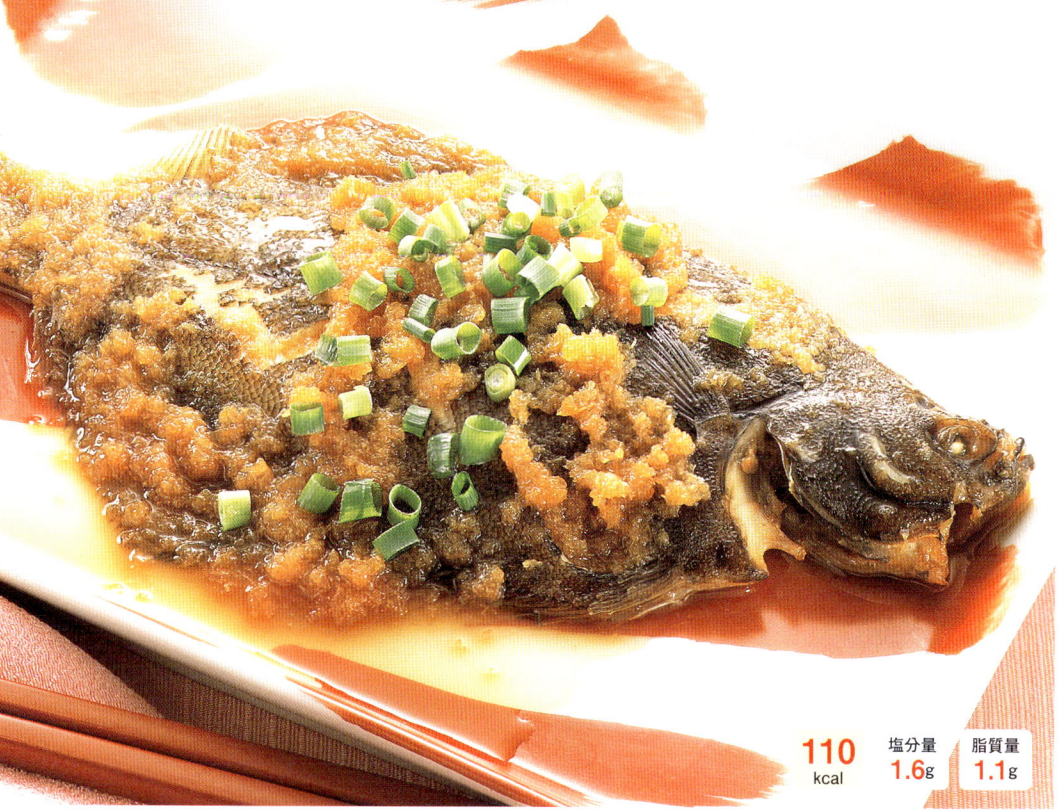

消化を助ける煮魚
かれいのおろし煮

主菜 — 初期 — 豆腐／魚を使った料理

110 kcal　塩分量 1.6g　脂質量 1.1g

材料(1人分)

まがれい	………	1尾(160g)
大根おろし	………	50g
A だし汁	………	$\frac{1}{4}$カップ
A しょうゆ	………	小さじ$1\frac{1}{2}$
A みりん	………	小さじ1
万能ねぎ(小口切り)	……	$\frac{1}{2}$本分

〈作り方〉

1. まがれいは裏側(皮の白いほう)のえらぶたの下に切り目を入れて内臓をとり除き、うろこを包丁の先でこそげとって洗い、盛りつけたときに上になる表側(黒い皮のほう)に、斜め十字に浅く切り目を入れておく(皮が縮んで破れるのを防ぐほか、火が通りやすくなって味もしみ込みやすい)。
2. 鍋にAを入れて煮立て、皮のほうを上にして入れる。煮立ったら落としぶたをし、静かに煮立つ程度に火を弱め、15分ほど煮る。
3. ②の落としぶたをとって大根おろしを加え、中火でさらに一煮する。
4. ③を大根おろしごと器に盛り、万能ねぎを散らす。

アドバイス

ここでは、まがれい1尾を使いましたが、同量(正味80g)の切り身でもかまいません。また、かれいはどんな種類を使ってもいいのですが、子持ちがれいだけは消化があまりよくないので、手術後3カ月間くらいは控えましょう。万能ねぎは小口切りにしたものをAに加えていっしょに煮てしまうのも一法です。食べにくい場合は省いてもかまいません。

ここがポイント

大根にはでんぷんを分解する酵素であるアミラーゼが多く含まれるので、ご飯などでんぷんを多く含む食品の消化を助けます。大根おろしは加熱しすぎないように注意。

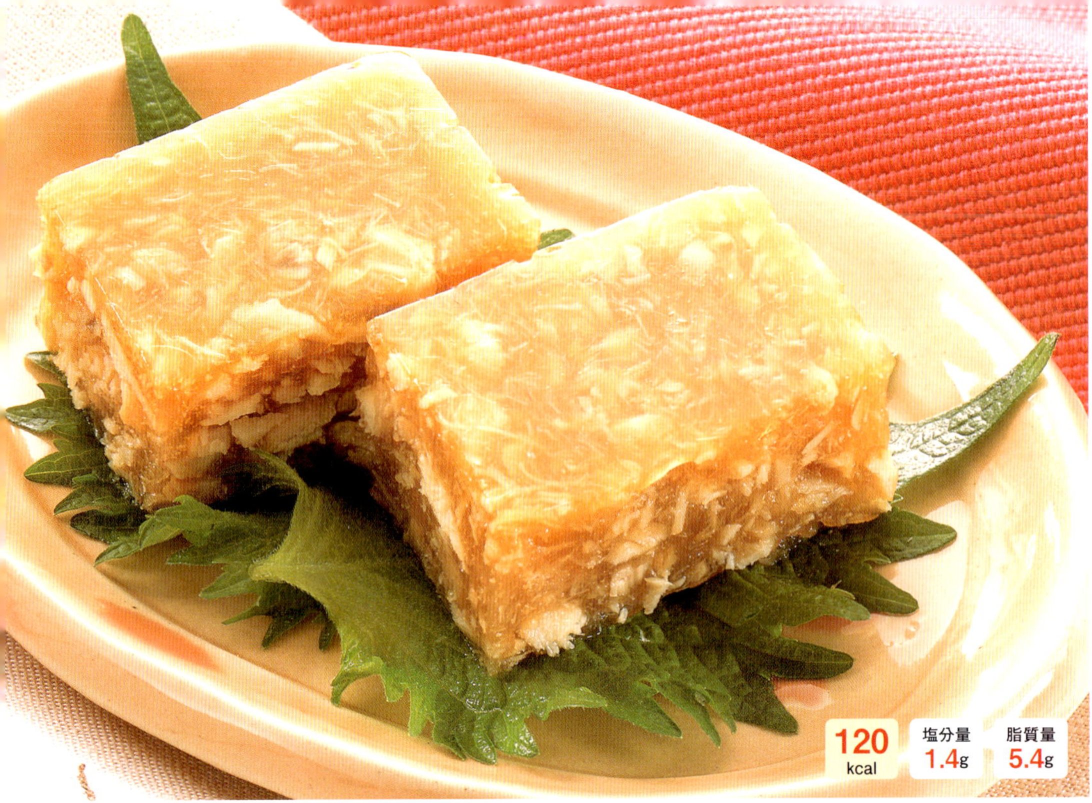

きんめの煮こごり

身ごと煮汁で固める

120 kcal　塩分量 1.4g　脂質量 5.4g

材料（1人分）

きんめだい（切り身）		60g
A	粉ゼラチン	小さじ1弱
	水	小さじ2
B	だし汁	1/2カップ
	しょうゆ	小さじ1
	日本酒	小さじ1
	みりん	小さじ1/2
	塩	少々
だし汁		80ml

つけ合わせ
青じそ …………… 小2枚

〈作り方〉

1. Aの粉ゼラチンは分量の水に振り入れ、ふやかしておく。
2. 鍋にBを入れて煮立て、きんめだいを入れて身が白くなるまで中火で煮、火を止める。
3. のきんめだいが少し冷めたら、とり出して皮と骨を除き、身をこまかくほぐして鍋に戻し入れる。
4. にだし汁を加えて中火にかけ、煮立ったら1を入れて弱火で煮とかす。
5. 4をバットなどに流し入れ、冷蔵庫で冷やし固める。
6. 5を食べやすい大きさに切り、青じそを敷いた器に盛る。

参考メモ　ここで紹介する煮こごりは、魚肉類に味をつけてやわらかく煮込み、材料が本来持っているかわ質がとけ出た汁にゼラチンを補い、身ごと固めたもの。魚や鶏などの煮汁が冷えて、自然にゼリーのように固まったものも「煮こごり」といいます。

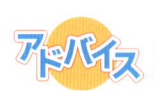

アドバイス　煮こごりは、つるりとしてのどごしがよく、まる飲みしやすいのですが、身が入っているので、必ずよくかむようにしてください。きんめのかわりに、かれいを使ってもかまいません。
煮こごりにするのがめんどうなときは、同量のきんめをBで煮て、煮魚にしてもよいでしょう。

鮭のムース

ふんわりした口当たりの蒸し物

主菜 / 初期 / 魚を使った料理

材料（1人分）

生鮭（切り身）		60g
芝えび（むき身）		20g
A	塩	小さじ $\frac{1}{5}$
	こしょう	少々
	白ワイン	小さじ1
	生クリーム	小さじ$1\frac{1}{2}$
	牛乳	大さじ2
バター		小さじ$\frac{1}{2}$
つけ合わせ		
黄パプリカ		10g
パセリ		少々

〈作り方〉

1. 生鮭は骨と皮をとって、フードプロセッサーにかけるか、すり鉢でよくすって、なめらかなペースト状にする。
2. 芝えびは背わたをとって、①と同様にペースト状にする。
3. ボウルに①と②を入れ、Aを加えてよくまぜ合わせる。
4. プリン型の内側にバターを塗って③を詰め、蒸気の上がった蒸し器に入れて15分ほど強火で蒸す。
5. 黄パプリカは鍋に沸かした熱湯でよくゆで、薄皮をむいてみじん切りにする。
6. ④を型から出して器に盛り、⑤をのせて、パセリを添える。

アドバイス

もっとやわらかいムースに仕上げたい場合は、Aの牛乳の量を大さじ3程度までふやしましょう。
黄パプリカのかわりに赤パプリカを使ってもかまいません。パプリカはやわらかくて実が甘く、薄皮もむきやすいので重宝します。
パセリが食べにくい場合は、省きます。

ここがポイント

魚を煮たり焼いたりすると、身が締まってかたくなるものですが、このムースのような蒸し物なら、ふんわりとやわらかく仕上げることができます。さらに、牛乳や生クリームを加えることで、口当たりがなめらかになるうえに、コクがついておいしさが増します。

170 kcal ／ 塩分量 1.2g ／ 脂質量 8.8g

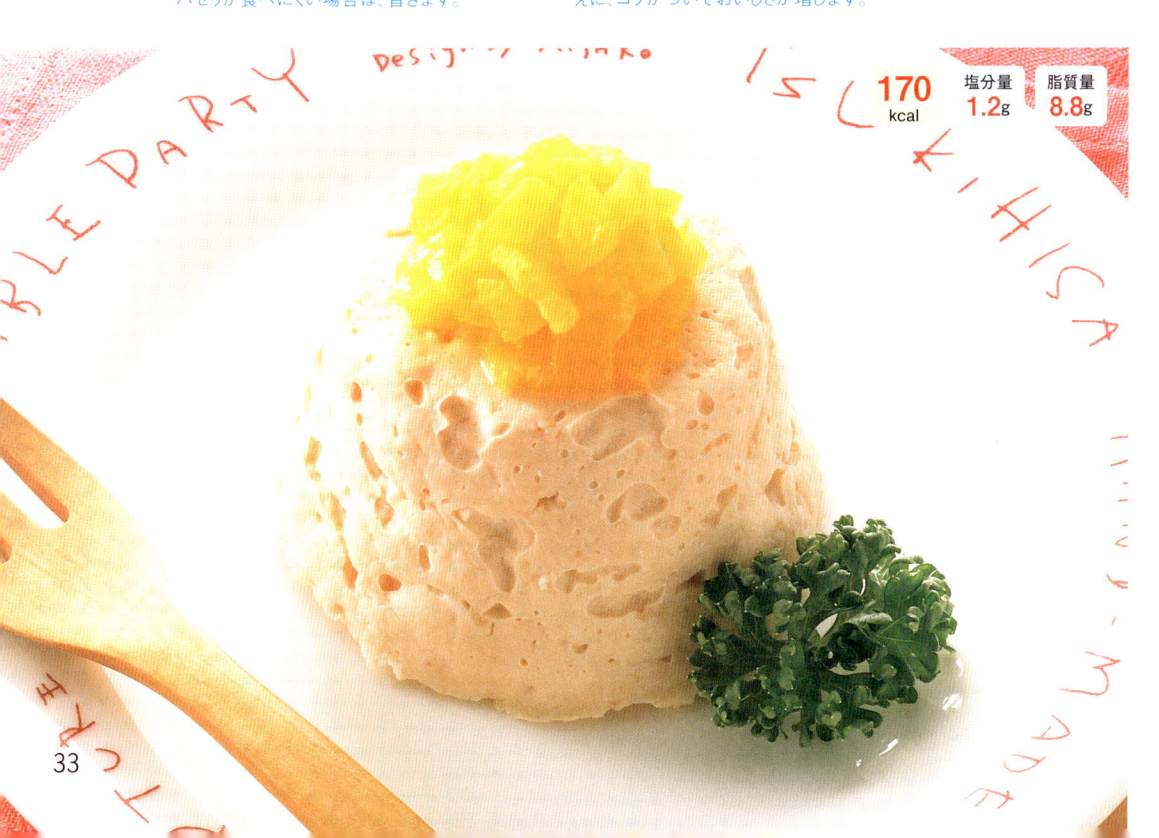

手術後の体にやさしい たらのトマト煮

材料(1人分)

生だら(切り身)	80g
トマトの水煮缶詰(ホール)	80g
玉ねぎ	$\frac{1}{4}$個
塩、こしょう	各少々
小麦粉	適量
A　水	$\frac{1}{2}$カップ
コンソメスープの素(固形)	$\frac{1}{2}$個
トマトケチャップ	小さじ1
砂糖	小さじ$\frac{1}{2}$
バター	小さじ1
パセリ(みじん切り)	少々

160kcal　塩分量2.6g　脂質量3.8g

ここがポイント
身がやわらかく、脂肪が少なくて味が淡泊なたらは、手術後の人にも最適なやさしい食材です。たらに小麦粉をまぶして焼くとうまみが逃げず、身もパサつかず、口当たりがよくなります。

〈作り方〉

1. 生だらは皮と骨をとって一口大のそぎ切りにし、塩とこしょうを振って10分おき、出てきた水けをふいて小麦粉をまぶす。
2. フライパンを弱火にかけてバターをとかし、①を入れて中火で両面をこんがりと焼く。
3. トマトの水煮は種をとり除き、玉ねぎはみじん切りにする。これらを鍋に入れ、Aも加えて強火にかけ、煮立ったら弱火にして玉ねぎがやわらかくなるまで煮る。
4. ③に②を入れてさらに2～3分、味がなじむまで煮て、器に盛ってパセリのみじん切りを散らす。

アドバイス
トマトの水煮缶詰のかわりに、皮を湯むきした完熟トマトを同量使ってもかまいません。
料理の量が多くて食べきれない場合は、生だら80gをたい40gにかえましょう。その場合、トマトソースが同じ量では味が濃くなるので、少し減らしてください。

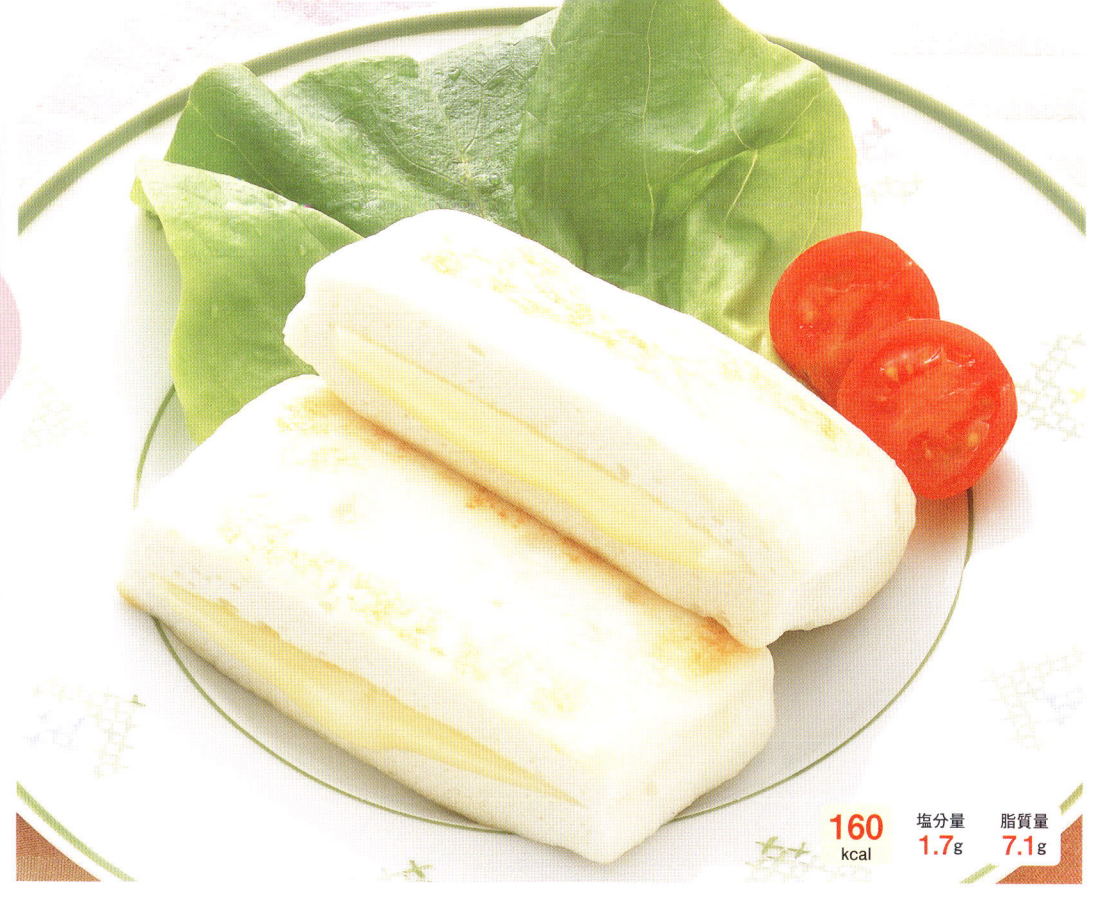

消化のよいタンパク質メニュー

はんぺんのチーズはさみ焼き

主菜　初期　魚を使った料理

160 kcal　塩分量 1.7g　脂質量 7.1g

材料（1人分）

はんぺん	小1枚
とけるチーズ（スライス）	1枚
バター	小さじ 1/2
つけ合わせ	
サラダ菜	1枚
ミニトマト	1個

〈作り方〉

1. はんぺんは半分に切り、厚みに切り目を入れて袋状にし、2等分に切ったとけるチーズを詰める。
2. フライパンを弱火にかけてバターをとかし、①を入れて中火で両面をこんがりと焼く。
3. サラダ菜を敷いた器に②を盛り、皮を湯むきして縦半分に切ったミニトマトを添える。

参考メモ

はんぺんは、魚肉のすり身にすりおろした山いもをまぜてよくすり、調味してわくに入れ、ゆでたもの。わくの形によって、四角や花形などになります。ふわふわした口当たりが特徴で、手術後にもおすすめの、消化のよいタンパク質食品です。

アドバイス

とけるチーズは、好みで、とけないタイプのスライスチーズにかえてもかまいません。
ミニトマトは、同量の普通のトマトにかえてもかまいません。その場合、皮を湯むきしたあと、消化の悪い種もとり除きましょう。
彩りとしてつけ合わせてあるサラダ菜は、よくかめば食べてもさしつかえありません。

コロッケの代用食になる 木の葉焼き

170 kcal　塩分量 1.1g　脂質量 6.6g

材料(1人分)

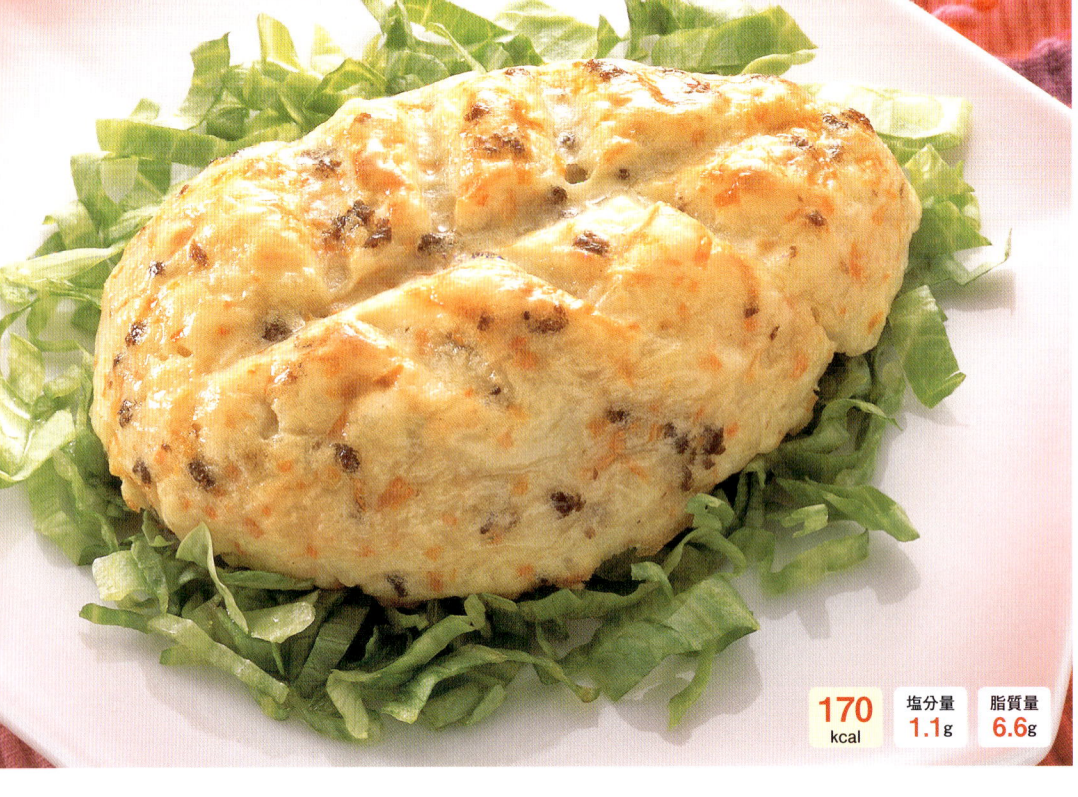

牛ひき肉	15g
じゃがいも	1個
にんじん	20g
塩	小さじ $\frac{1}{5}$
かたくり粉	小さじ 1
とき卵	$\frac{1}{5}$個分
バター	小さじ 1
つけ合わせ	
レタス	$\frac{1}{2}$枚

〈作り方〉

1. じゃがいもは洗って、皮つきのままラップに包み、電子レンジで2分ほど加熱する。
2. ①をとり出して皮をむき、ボウルに入れてじゃがいもが熱いうちにスプーンなどでつぶす。
3. にんじんはみじん切りにする。
4. フライパンにバター小さじ1/2をとかして牛ひき肉と③を中火で炒め、肉の色が変わったら塩で味つけする。
5. ④を②に加えてまぜ、木の葉形にまとめてかたくり粉をまぶす。
6. アルミホイルにバター小さじ1/2を塗って⑤をのせ、表面にとき卵を塗る。これをオーブントースターに入れ、こんがりと焼き色がつくまで焼く。
7. レタスはせん切りにして器に敷き、⑥を盛る。

アドバイス

牛ひき肉は、同量の豚ひき肉や合いびき肉にかえてもかまいません。たねに味がついているので、何もつけずにそのまま食べられます。

木の葉焼きのたねは、コロッケのたねとほとんど同じです。家族は、これにパン粉をつけて油で揚げ、コロッケにしてもよいでしょう。

胃を切った人には、コロッケは油のとりすぎになり、下痢を起こすおそれがあるため、おすすめできません。しばらくは、この木の葉焼きで代用しましょう。

鶏だんごの中華スープ煮

ひき肉のうまみを汁ごと味わう

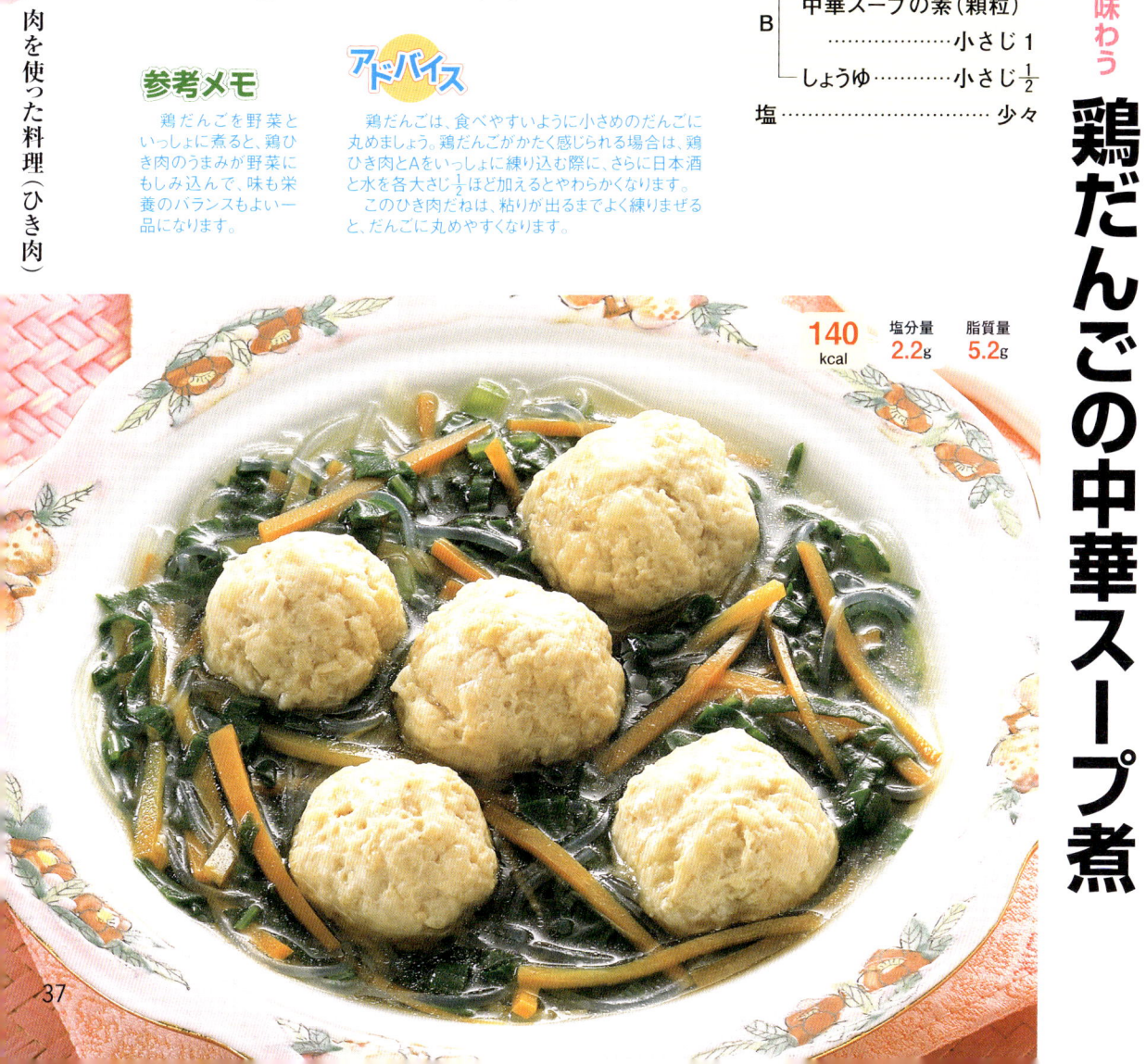

主菜 初期 — 肉を使った料理（ひき肉）

材料（1人分）

鶏ひき肉		60g
青梗菜（チンゲンサイ）の葉の部分		30g
にんじん		20g
はるさめ（乾燥）		5g
A	パン粉	大さじ $\frac{1}{2}$
	塩	少々
B	水	1カップ
	中華スープの素（顆粒）	小さじ1
	しょうゆ	小さじ $\frac{1}{2}$
塩		少々

140 kcal ／ 塩分量 2.2g ／ 脂質量 5.2g

〈作り方〉

1. はるさめは熱湯につけてもどし、ざるにあけて水につけ、水けをきって食べやすい長さに切る。
2. 青梗菜の葉の部分は5mm幅に切る。にんじんはせん切りにする。
3. ボウルに鶏ひき肉を入れ、Aを加えて、手で粘りが出るまでよく練りまぜ、5つのだんご状に丸める。
4. 鍋にBを入れて煮立て、①と、②、③を加えて野菜がやわらかくなるまで中火で煮、塩で味をととのえる。

アドバイス
鶏だんごは、食べやすいように小さめのだんごに丸めましょう。鶏だんごがかたく感じられる場合は、鶏ひき肉とAをいっしょに練り込む際に、さらに日本酒と水を各大さじ $\frac{1}{2}$ ほど加えるとやわらかくなります。このひき肉だねは、粘りが出るまでよく練りまぜると、だんごに丸めやすくなります。

参考メモ
鶏だんごを野菜といっしょに煮ると、鶏ひき肉のうまみが野菜にもしみ込んで、味も栄養のバランスもよい一品になります。

具だくさんで栄養補給にもなる

すいとん

230 kcal　塩分量 1.7g　脂質量 1.1g

材料（1人分）

小麦粉	$\frac{1}{2}$カップ（50g）
鶏ささ身	20g
にんじん	20g
大根	20g
ほうれんそう	$\frac{1}{2}$株
塩	少々
水	適量
だし汁	$\frac{3}{4}$カップ
A［しょうゆ	小さじ1
［塩	少々

〈作り方〉

1. にんじんと大根は薄いいちょう切りにする。ほうれんそうは7〜8mm幅に刻む。
2. 鶏ささ身は小さく切る。
3. 小麦粉をボウルに入れて塩をまぜ、水を少量ずつ加えながら耳たぶくらいのかたさに練る。
4. 鍋にだし汁を入れて煮立て、③をスプーンで一口大にすくって落し入れ、中火で煮る。
5. ④のすいとんに火が通ったら（割ってみて中心の粉っぽさが消えていたら）①と②を加え、野菜がやわらかくなるまで中火で煮る。
6. ⑤にAを加えて味つけし、火を止める。

★このメニューを選ぶときは主食（22ページ参照）は省きます。

アドバイス

手術後は、食事の際に汁物を先にとるとおなかがふくれて、ご飯やおかずなどの固形物が食べにくくなる傾向があります。すいとんや雑炊などのように、水分といっしょにいろいろな食品をとることができる調理法も覚えておきましょう。
　すいとんがかたく感じられる場合は、練るときの水の量をふやすか、すりおろした山いもを少量加えます。
　肉はまだ……という人は、鶏ささ身を鶏ひき肉にかえるのも手です。ひき肉のほうが食べやすく、なかでも鶏ひき肉は消化がよいのでおすすめです。同量の鶏ひき肉にかえた場合、エネルギー量は240kcalになります。

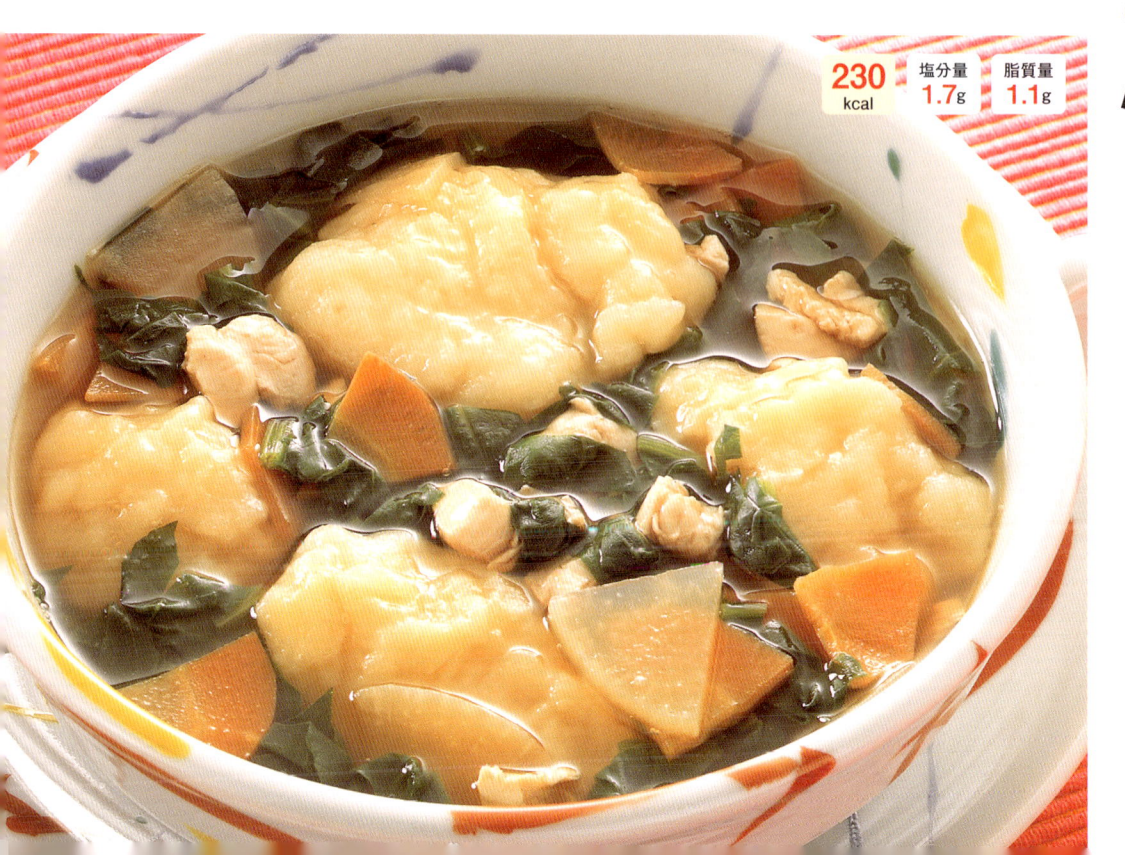

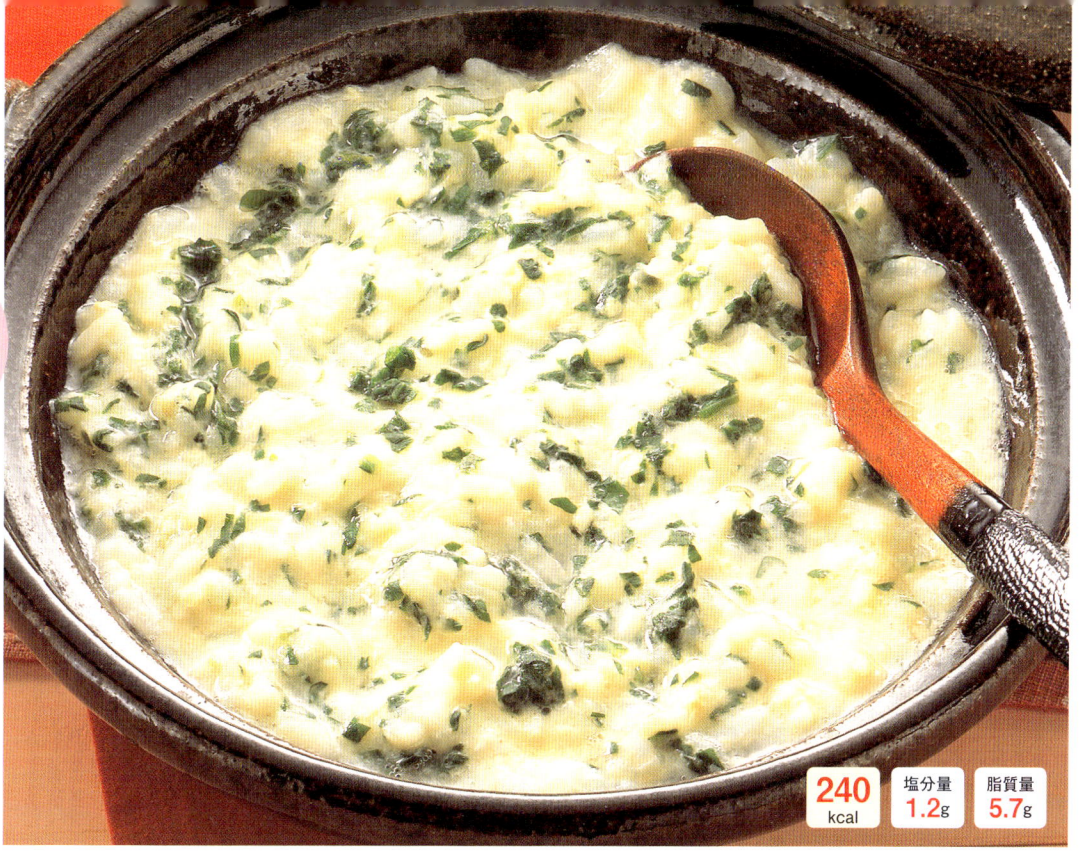

手術後初期におすすめの代表的なメニュー

卵がゆ

主菜　初期
主食と主菜がいっしょになったメニュー

240 kcal ／ 塩分量 1.2g ／ 脂質量 5.7g

材料（1人分）

米	45g
水	230mℓ
卵	1個
ほうれんそう	1株
塩	小さじ $\frac{1}{5}$

〈作り方〉

1. 米は洗い、ざるに上げて水けをきってから分量の水とともに土鍋に入れ、30分以上おく。
2. ①を強火にかけ、沸騰したらしゃもじで鍋底をさっとまぜて火を弱め、静かに煮立つ火かげんで、ふたをずらして50分ほど炊く。
3. ほうれんそうは鍋に沸かした熱湯でやわらかくゆで、水にとって水けをしぼり、みじん切りにする。
4. ②の仕上げに、③と塩を加えてまぜ、といた卵を回し入れて一まぜし、卵に火が通ったら火を止める。

★このメニューを選ぶときは主食（22ページ参照）は省きます。

参考メモ

卵は私たちの体に欠かせない必須アミノ酸をすべて含み、しかも加熱すると消化・吸収もよくなるので、手術後の献立には欠かせない食品のひとつです。調理を工夫してできるだけ料理にとり入れましょう。

アドバイス

ここで作るのは全がゆです。全がゆの水かげんは、米1に対して5倍が一般的。水かげんをしたら、必ず30分以上は水につけてから炊きましょう。

おかゆは、レトルトパックなどの手軽な市販品を利用してもかまいません。その場合は、230gのおかゆを鍋に入れ、少量の水を加えて火にかけます。このあとの作り方はプロセス③から同様に行います。

煮込みうどん

食欲不振のときにもおすすめの一品

360 kcal ｜ 塩分量 4.2g ｜ 脂質量 6.2g

材料（1人分）

ゆでうどん	1玉（220g）
卵	1個
大根	30g
にんじん	20g
ほうれんそう	1株
A　だし汁	1¼カップ
しょうゆ	大さじ1
みりん	小さじ1
塩	少々

〈作り方〉

1. 大根とにんじんはせん切りにする。
2. ほうれんそうは鍋に沸かした熱湯でやわらかくゆで、水にとって水けをしぼり、こまかく刻む。
3. 鍋にAを入れて煮立て、①とゆでうどんを入れて、野菜がやわらかくなるまで弱火でことこと煮る。
4. ③に卵を落とし入れ、白身が固まったら火を止めて、②をのせる。

★このメニューを選ぶときは主食（22ページ参照）は省きます。

アドバイス

やわらかいうどんも、かまずにつるつると飲んでしまっては、かえって「つかえ」や「消化不良」の原因になります。口に胃袋のかわりをさせるような気持ちで、とにかくよくかんで食べましょう。

少しずつ、よくかんで、ゆっくり飲み込むのが、胃・腸切除後の食事の基本です。食べにくい場合は、うどんの長さを2～3等分に切って使うのも手です。ゆでうどん1玉全部を食べられないときは⅔玉程度にし、様子を見ながら量をふやしていきましょう。

卵の調理法で消化がよいのは、生より半熟です。ここでは卵を落としましたが、かき玉にしてもかまいません。

つゆを半分残すと、塩分量は約3gになります。

フレンチトースト

卵とバターを使った栄養価の高い

主菜 / 初期

主食と主菜がいっしょになったメニュー

材料（1人分）

食パン（6枚切り）	1枚
卵	1個
A ┌ 牛乳	大さじ2
└ 砂糖	小さじ$1\frac{1}{2}$
バター	小さじ1
粉砂糖	小さじ1

〈作り方〉

1. ボウルに卵をときほぐし、Aを加えてよくまぜ合わせ、砂糖をとかす。
2. 食パンは食べやすい大きさに切り、バットなどに並べて [1] をかけ、卵液を吸収させる。
3. フライパンを弱火にかけてバターをとかし、[2] のパンを並べて、両面をこんがりと焼く。
4. [3] を皿に盛り、粉砂糖を茶こしに入れて振りかける。

★このメニューを選ぶときは主食（22ページ参照）は省きます。

参考メモ

フレンチトーストは、かたくなったパンの再利用にも最適です。フランスでは、バゲットなどのフランスパンで作ります。

アドバイス

パンは口の中でモソモソして食べにくいという人にもおすすめしたい一品です。卵と牛乳をまぜたものを吸わせるので、パンがしっとりとやわらかく焼き上がります。食べにくいようなら、食パンの耳は切り落としてもかまいません。その場合は、白い部分のみを60g使ってください。好みで、シナモンパウダー少々を振ってもよいでしょう。

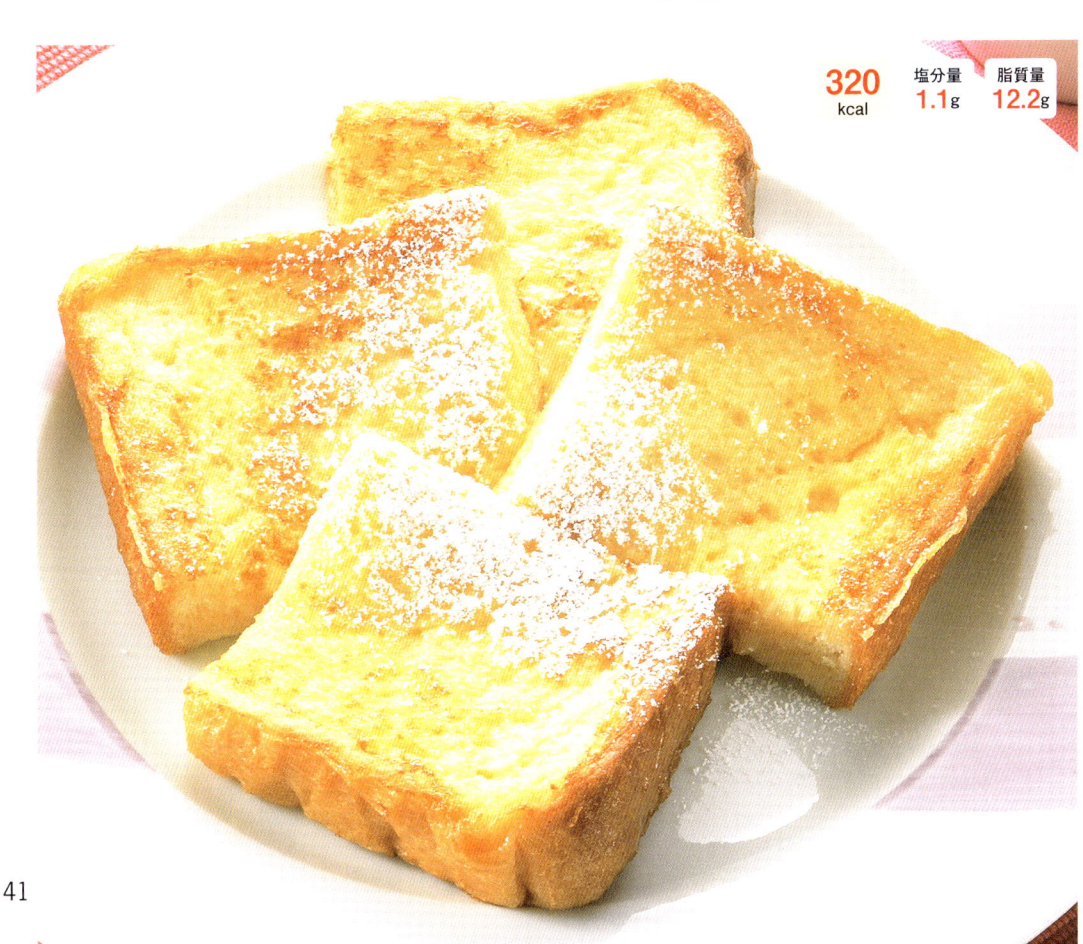

320 kcal ／ 塩分量 1.1g ／ 脂質量 12.2g

落とし卵の野菜あん

とろっとのどごしのよい

材料(1人分)

卵	1個
玉ねぎ	20g
にんじん	20g
絹さや	2枚

A	だし汁	1/2カップ
	しょうゆ	小さじ1 1/2
	日本酒	小さじ1
	みりん	小さじ1
	砂糖	小さじ1/2

B	かたくり粉	小さじ1/2
	水	小さじ1

〈作り方〉

1 玉ねぎは薄切りにし、絹さやは筋をとって、にんじんとともにせん切りにする。

2 鍋にAを入れて煮立て、①を加えて、やわらかくなるまで弱めの中火で煮る。ここに、よくまぜ合わせたBの水どきかたくり粉を回し入れ、とろみをつけて火を止める。

3 鍋に4カップ程度の熱湯を沸かして酢少々を入れ、弱火にして煮立ちを抑える。小さな器に割り入れた卵を落とし入れ、フォークで手早く白身で黄身を包むようにかぶせ、形よくまとめる。白身が固まってゆらゆらしてきたら網じゃくしですくい、ペーパータオルにとって水けをとる。

4 ③を器に盛り、②をかける。

参考メモ 落とし卵は、いわば殻なしのゆで卵です。表面を軽く押すとかたさがわかるので、半熟、四分ゆでなど好みにゆでることができます。最も消化がよいのは、半熟です。

この料理は野菜あんがかかっているので、とろっとのどごしよくいただけます。

落とし卵は、みそ汁の実にしたり、にゅうめんやうどんなどにのせて食べてもよいでしょう。

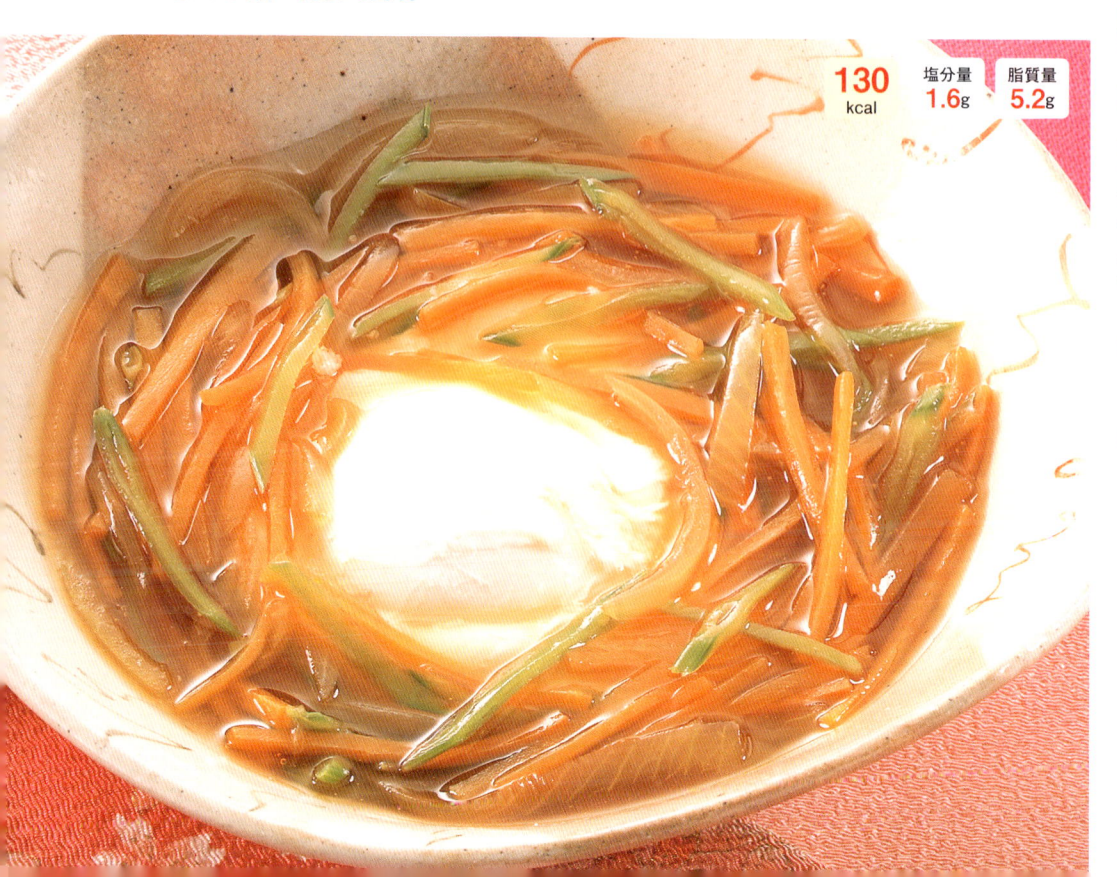

130 kcal　塩分量 1.6g　脂質量 5.2g

主菜 中期 卵を使った料理

タンパク質の宝庫

高野豆腐の卵とじ

150 kcal　塩分量 1.7g　脂質量 7.9g

材料(1人分)

卵	1個
高野豆腐	1/2枚
玉ねぎ	30g
A　だし汁	1/2カップ
しょうゆ	小さじ1 1/2
みりん	小さじ1
さやいんげん	1/2本

〈作り方〉

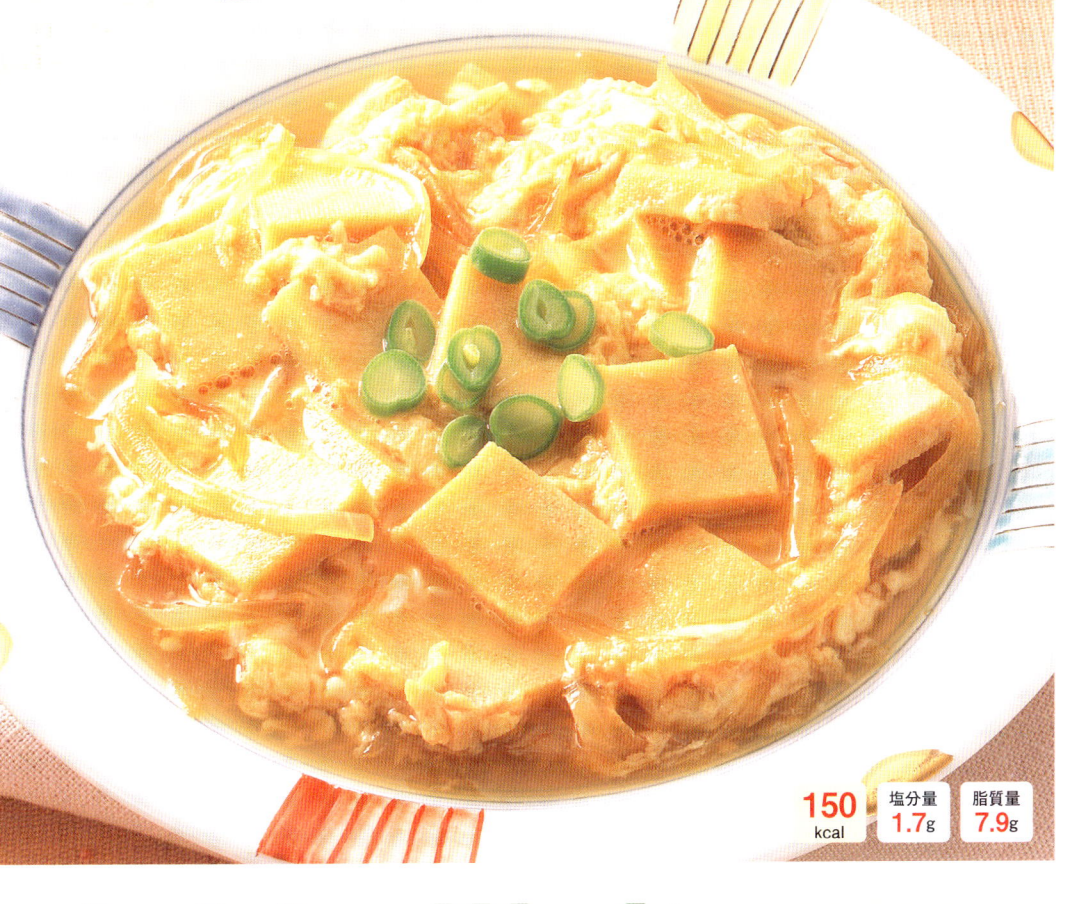

1. 高野豆腐はふっくらともどし、水の中で押し洗いをして水けをしぼり、5mm厚さの色紙切りにする。
2. 玉ねぎは薄切りにする。
3. 卵はときほぐしておく。
4. 平鍋にAを入れて煮立て、2を入れて弱火で煮、やわらかくなったら1も加えて、さらに2〜3分煮る。
5. 4に3のとき卵を回し入れ、半熟状になったら火を止める。
6. さやいんげんは筋をとり、鍋に沸かした熱湯でやわらかくゆで、小口切りにする。
7. 5を器に盛り、6をのせる。

参考メモ　高野豆腐は、タンパク質とともにカルシウムを多く含み、鉄分も含む食品です。卵には、その鉄分の吸収を助ける働きがあります。

アドバイス　高野豆腐を、木綿豆腐100gにかえてもかまいません。その場合、味がくならないように、豆腐はよく水きりしてから使うのがコツです。耐熱皿に豆腐をのせ、ラップをかけずに電子レンジで1分加熱すれば、簡単に水きりができます。木綿豆腐にかえた場合、総エネルギー量は180kcalになります。さやいんげんのかわりに、三つ葉の葉先少々を使ってもよいでしょう。

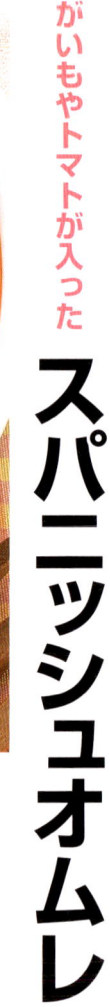

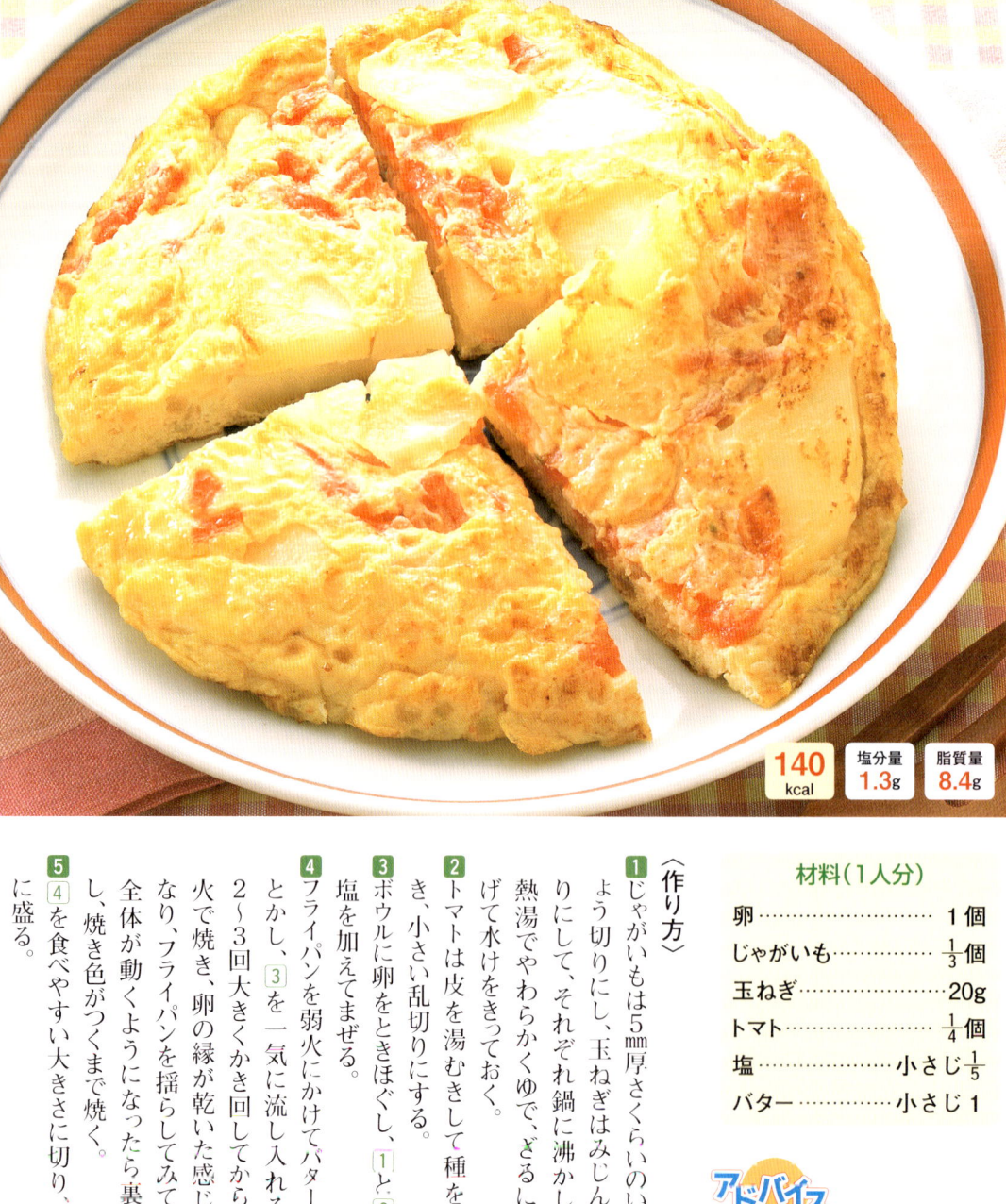

じゃがいもやトマトが入った スパニッシュオムレツ

140 kcal 　塩分量 1.3g 　脂質量 8.4g

材料(1人分)

卵	1個
じゃがいも	$\frac{1}{3}$個
玉ねぎ	20g
トマト	$\frac{1}{4}$個
塩	小さじ$\frac{1}{5}$
バター	小さじ1

〈作り方〉

1. じゃがいもは5mm厚さくらいのいちょう切りにし、玉ねぎはみじん切りにして、それぞれ鍋に沸かした熱湯でやわらかくゆで、ざるに上げて水けをきっておく。
2. トマトは皮を湯むきして種を除き、小さい乱切りにする。
3. ボウルに卵をときほぐし、1と2、塩を加えてまぜる。
4. フライパンを弱火にかけてバターをとかし、3を一気に流し入れる。2〜3回大きくかき回してから中火で焼き、卵の縁が乾いた感じになり、フライパンを揺らしてみて卵全体が動くようになったら裏返し、焼き色がつくまで焼く。
5. 4を食べやすい大きさに切り、器に盛る。

参考メモ　スパニッシュオムレツは、スペインの代表的な家庭料理。じゃがいもを加えて丸く焼き上げるのが特徴です。

アドバイス
生のトマトのかわりに、同量の水煮缶詰を使ってもかまいません。その場合も種は除き、小さい乱切りにして使います。
1人分を作る場合は、直径18cm程度の小さなフライパンで焼くと、ほどよい大きさに仕上がります。

主菜 中期　卵を使った料理

キャベツとしらす干しを加えた 和風いり卵

材料（1人分）

卵	1個
しらす干し	大さじ1/2
キャベツ	1/2枚
だし汁	小さじ2
塩	少々
ごま油	小さじ1

〈作り方〉

1. キャベツは鍋に沸かした熱湯でしんなりするまでよくゆで、ざるに上げて水けをきり、あらいみじん切りにする。
2. ボウルに卵をときほぐし、だし汁と塩を加えてまぜる。
3. 鍋にごま油を入れて熱して、1としらす干し、2を入れて、箸4本でたえずかきまぜながら中火でいる。
4. 3がポロポロになってきたら火を止め、器に盛る。

ここがポイント
本来は、油を使わずに箸数本で手早くいりつけるのが和風のいり卵ですが、ここではエネルギーを上げるために、ごま油を使っています。具を入れずに卵だけで作ることもありますが、主菜にするなら野菜などを加えたほうがボリュームが出るうえ、栄養のバランスもよくなります。またしらす干しを加えることでうまみが増し、カルシウム補給にもなります。

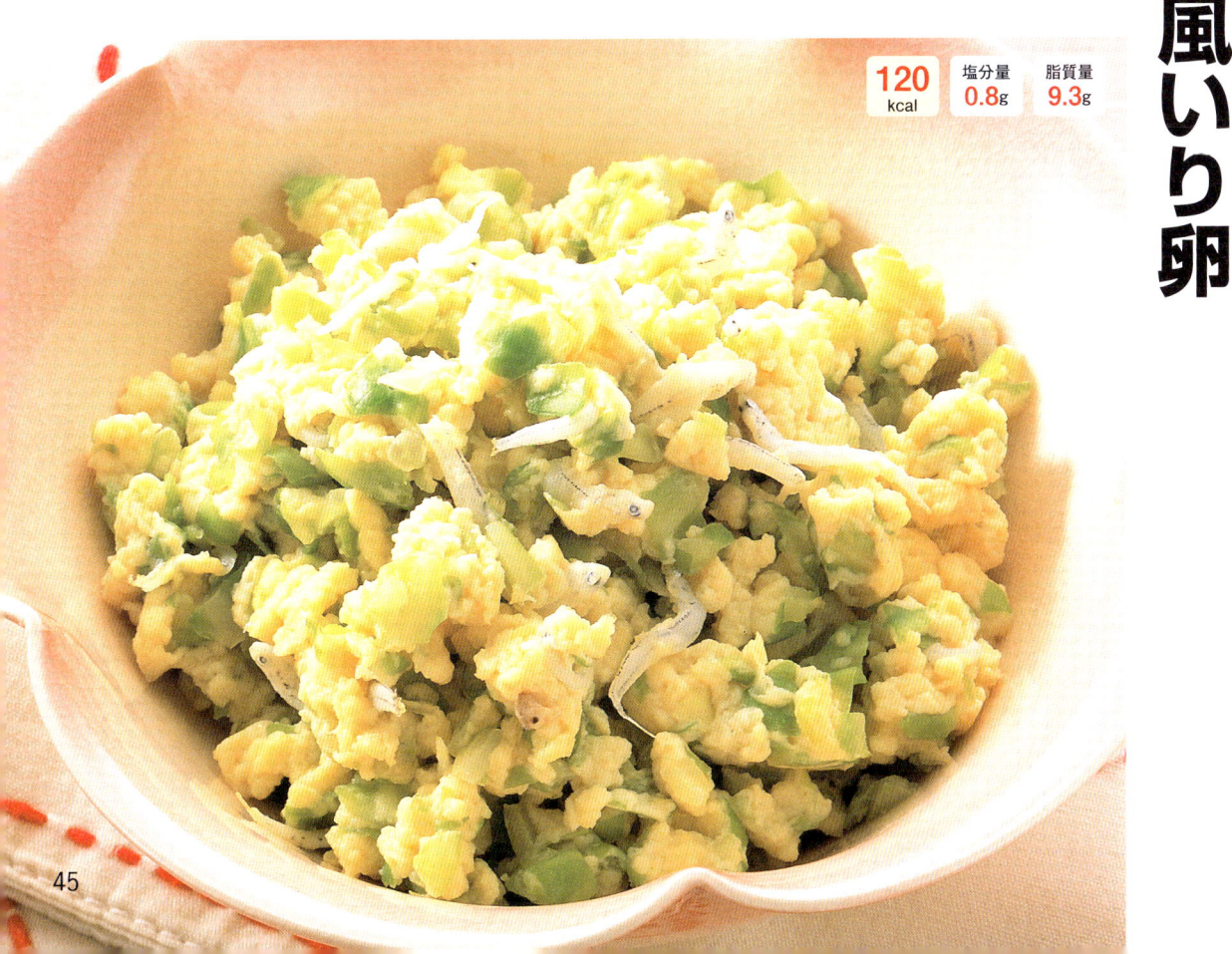

アドバイス
いり卵をもっとやわらかく仕上げたい場合は、卵液にだし汁をさらに小さじ2（合計小さじ4）ほど加えるとよいでしょう。手術後半年以上たっている人は、キャベツやしらす干しをとき卵の中にまぜ、卵焼きや厚焼き卵にしてもかまいません。

120 kcal　塩分量 0.8g　脂質量 9.3g

いり豆腐

野菜はゆでてやわらかくしたものをプラス

材料（1人分）

木綿豆腐	75g
鶏ひき肉	20g
キャベツ	$\frac{1}{2}$枚
にんじん	20g
しょうゆ	小さじ$1\frac{1}{2}$
みりん	小さじ1
植物油	小さじ1

〈作り方〉

1. キャベツはそのまま、にんじんは薄切りにし、それぞれ鍋に沸かした熱湯でやわらかくゆで、ざるに上げて水けをきり、みじん切りにする。

2. 豆腐は耐熱皿にのせ、ラップをかけずに電子レンジで30秒ほど加熱し、水分を抜く。

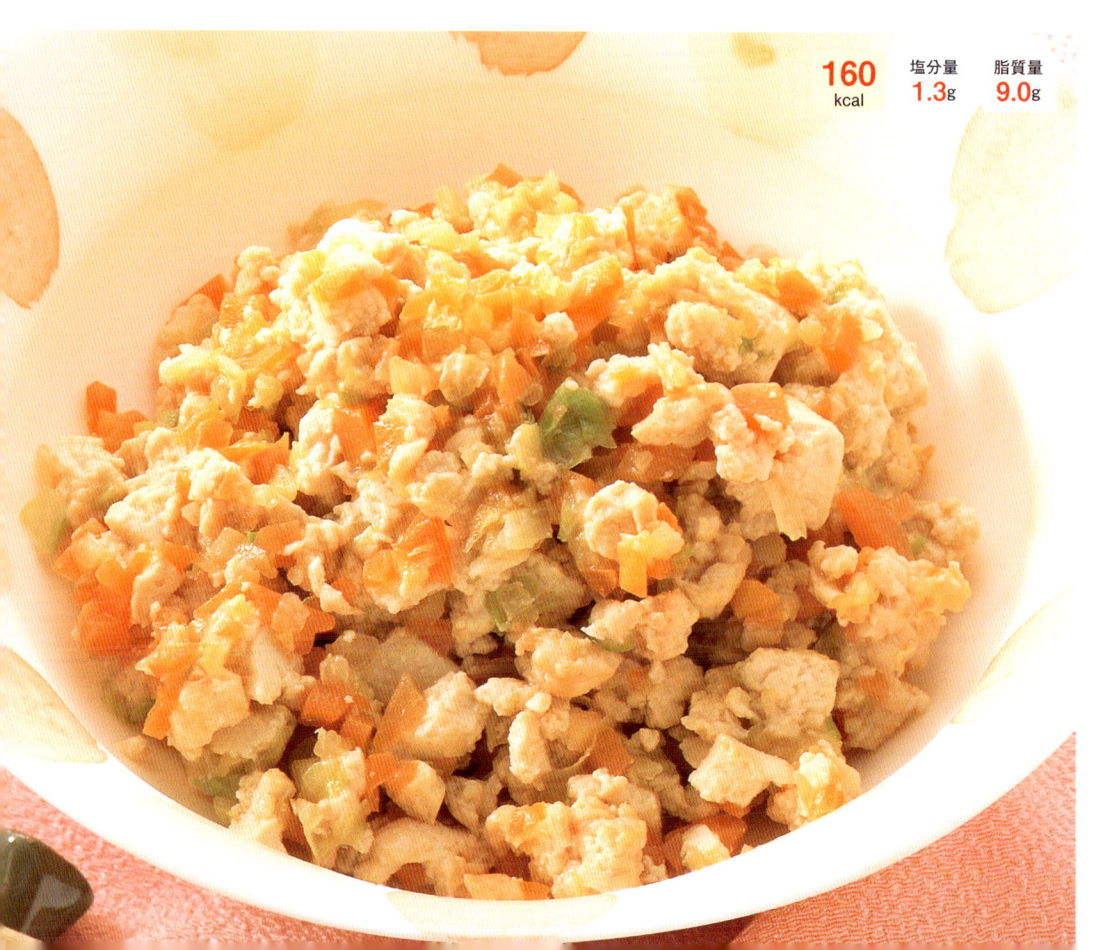

3. 鍋に植物油を入れて熱し、鶏ひき肉を強火で炒める。ひき肉の色が変わってポロポロになってきたら、2 を手でくずし入れ、1 も加えて中火で炒め合わせる。

4. 豆腐がほぐれたらしょうゆとみりんで味つけし、汁がなくなるまでいりつける。

参考メモ 豆腐は水分をたくさん含んでいるので、炒め物などに使うときは重しをするなどして水分を抜いておく必要があります。ここで紹介したように、電子レンジを使うと簡単に水分を抜くことができます。

アドバイス 鶏ひき肉を使わずに、木綿豆腐をふやしてもかまいません。その場合、木綿豆腐の量は100gにします（総エネルギー量は140kcalになります）。油脂類をとると下痢をしやすい人は、フッ素樹脂加工のフライパンを使って、油の使用量を減らしたり、油を使わずに料理してみてください。

160 kcal　塩分量 1.3g　脂質量 9.0g

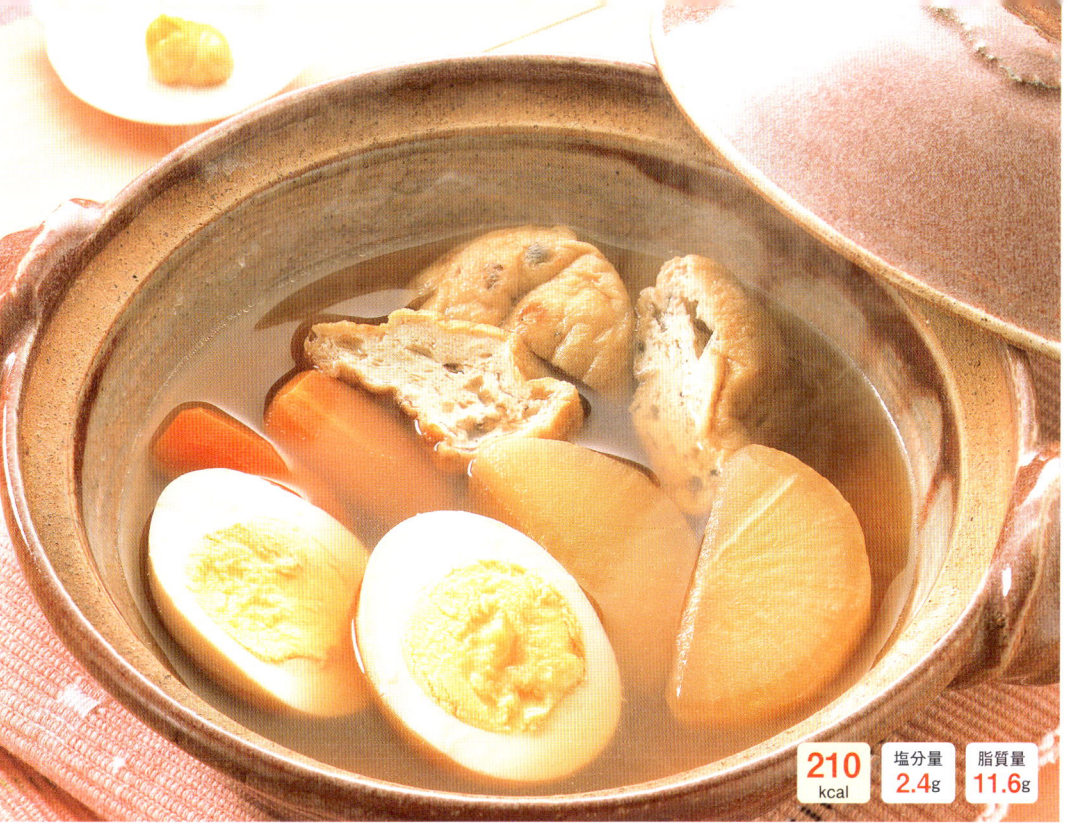

主菜

中期

豆腐・大豆製品を使った料理

おいしいだしをたっぷりしみ込ませた

おでん

210 kcal ／ 塩分量 2.4g ／ 脂質量 11.6g

材料（1人分）

がんもどき	35g
ゆで卵	1個
大根	50g
にんじん	20g
A　だし汁	1カップ
しょうゆ	小さじ2
砂糖	小さじ1/2
みりん	小さじ1
練りがらし	少々

〈作り方〉

1. 大根は半月切りにして面取り（煮くずれしないように切り口の角を薄くむきとること）し、鍋に入れてかぶるくらいの水を加えて強火にかけ、煮立ったら弱めの中火にして10分ほどゆでておく。
2. にんじんは縦半分に切って面取りし、大根と同様にしてゆでておく。
3. がんもどきは熱湯を回しかけて油抜きし、2〜3等分に切る。
4. 土鍋にAを入れて煮立て、①と②、③、ゆで卵を入れて、味がよくしみるまで弱火でことこと煮込む。
5. ④のゆで卵は半分に切る。練りがらしを添えて食卓へ。

アドバイス
消化のよいおでんだねとして、ほかにはんぺんやちくわぶなどもおすすめです。
おでんには練りがらしがつきものですが、手術後間もない人には刺激が強すぎます。少量ずつ使ってみるようにしましょう。
おでんの汁を飲まないようにすれば、塩分は1.5g程度に抑えられます。

ここがポイント
油で揚げてある食材のひとつ、がんもどきも、そろそろ口にしてみましょう。手術後は煮くずれくらいのほうがやわらかくて食べやすいもの。大根とにんじんの面取りはしなくてもかまいません。また、材料は自分の食べやすい大きさに切って調節してください。

高野豆腐のはさみ煮

しっとりと煮含めるのがコツ

190 kcal ／ 塩分量 2.1g ／ 脂質量 8.0g

材料（1人分）

高野豆腐	1枚
鶏ひき肉	30g
にんじん	20g
万能ねぎ	1本
A ┌ しょうゆ	小さじ $\frac{1}{2}$
├ パン粉	大さじ1
└ かたくり粉	小さじ1
B ┌ だし汁	$\frac{1}{2}$ カップ
├ しょうゆ	小さじ$1\frac{1}{2}$
├ みりん	小さじ$\frac{1}{2}$
└ 日本酒	小さじ1

〈作り方〉

1. 高野豆腐はふっくらともどし、水けをしぼって半分に切り、厚みに切り込みを入れて袋状にする。
2. にんじんは薄切りにしてゆで、みじん切りにする。万能ねぎは小口切りにする。
3. ボウルに鶏ひき肉を入れ、Aを加えてよく練りまぜる。
4. 高野豆腐の切り込みを入れたところに、③を等分に詰める。
5. 鍋にBを入れて強火で煮立て、④の切り口を下にして入れ、詰めたひき肉だねの表面が固まったら横にして、ときどき裏表を返しながら弱火で肉に火が通るまで含め煮にする。

参考メモ
高野豆腐は保存がききますが、成分が濃縮されている分、脂質がかなり多め。酸化に注意して早めに使いきるようにします。

アドバイス
淡泊な味の高野豆腐にひき肉だねを詰めてしっとりと煮含めた味と歯ごたえは、豆腐とは一味違うおいしさです。
好みで、高野豆腐を木綿豆腐にかえてもかまいません。その場合、使用する木綿豆腐は100gにします。水分が多いとくずれてしまうので、豆腐は重しをして水分を抜いたものを使いましょう。電子レンジで加熱すると、簡単に水分を抜くことができます。

主菜

中期

豆腐・大豆製品を使った料理

ごま油の風味を添えた 中華風冷ややっこ

材料(1人分)

木綿豆腐	100g
焼き豚	1/2枚
万能ねぎ	1/2本
A 酢	小さじ1/2
しょうゆ	小さじ1
ごま油	少々
おろししょうが	少々

〈作り方〉

1. 焼き豚はみじん切りにし、万能ねぎは小口切りにする。
2. 小さなボウルにAを入れてまぜ、たれを作る。
3. 豆腐を器に盛って、まぜ合わせた①をのせる。これに②をかけ、おろししょうがをのせる。

ここがポイント

　口当たりのやわらかさでいえば、絹ごし豆腐は木綿豆腐にまさります。ただし、水分を多く含んでいる分、栄養価は木綿豆腐より落ちます。胃の切除後は、口からとり入れた食べ物を一時的にためておくところが小さくなったり、なかったりするので、なるべく少量で栄養価の高いものを選ぶのが賢明です。その意味では、絹ごし豆腐より木綿豆腐のほうがおすすめということになります。
　焼き豚は脂身の少ないものを選びましょう。また、焼き豚のかわりにロースハムを使ってもかまいませんが、その場合、ハムはできるだけ薄いものを選びます。

参考メモ

中華風の風味を出すために、たれにはごま油を使います。家庭でよく使う植物油には、ほかにサラダ油、紅花油、コーン油、オリーブ油などがあって、それぞれ風味が異なりますが、エネルギーはどれも同じです。

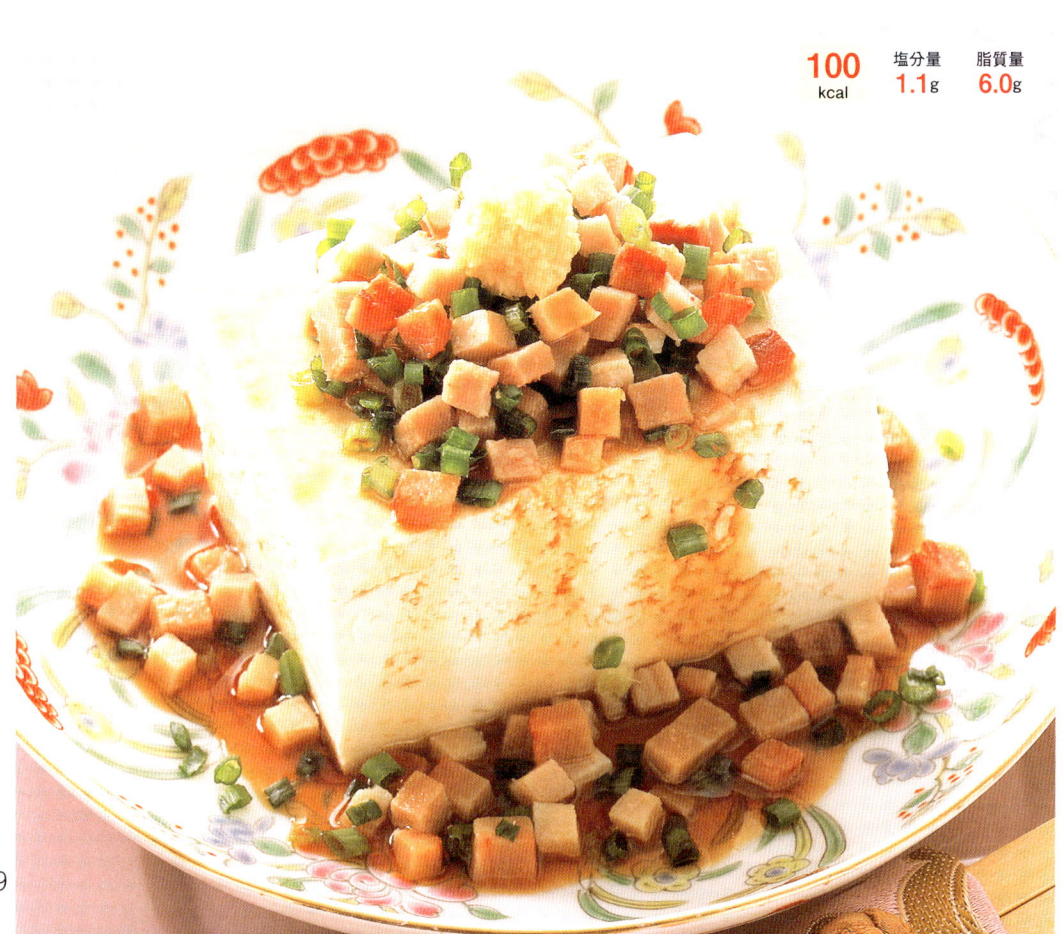

100 kcal　塩分量 1.1g　脂質量 6.0g

レモン風味でさっぱり味わう

あじの酢じょうゆ蒸し

材料(1人分)

あじ(三枚におろしたもの)	80g
長ねぎ	1/2本(30g)
にんじん	30g
生しいたけ	1個
しょうが(薄切り)	2枚
A　酢	小さじ2
しょうゆ	小さじ1
レモン(半月切り)	2枚

〈作り方〉

1. あじは頭のほうから薄皮をむき、身を半分に切る。
2. 長ねぎは長さ4cmに切ってから、さらに縦4等分に切る。
3. にんじんは短冊切りにし、しょうがはせん切りにする。生しいたけは軸を切り落として薄切りにする。
4. 蒸し器に入る大きさの皿に③を合わせて敷き、①をのせる。その上にレモンをのせ、まぜ合わせたAを回しかける。
5. 蒸気の上がった蒸し器に④を入れ、強火で7〜8分蒸す。

参考メモ 蒸し物料理は食材の脂を落とすので、手術後中期ごろまでは特におすすめの調理法です。

アドバイス 長ねぎや生しいたけが食べにくい場合は、もう少しこまかく切って使いましょう。
香りづけに使用するレモンは、食べずに残します。

130kcal　塩分量 1.1g　脂質量 2.9g

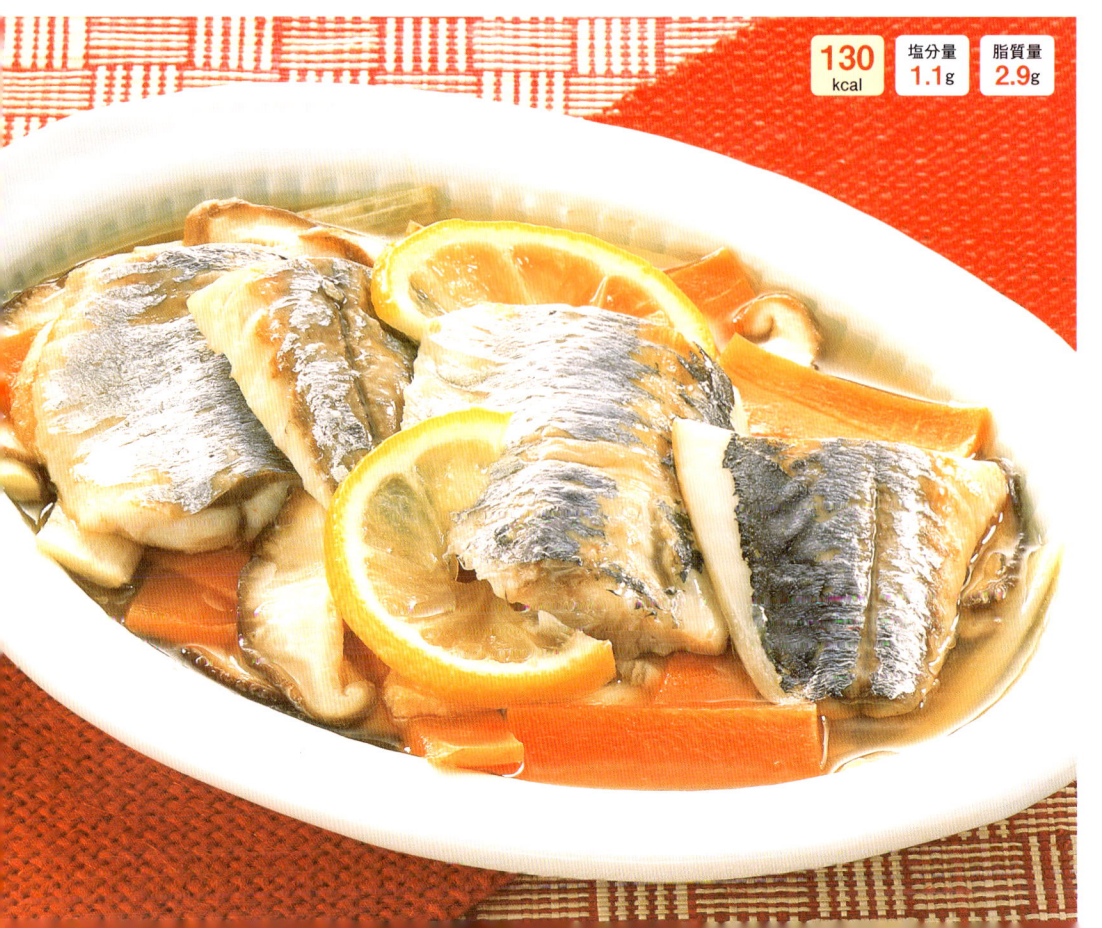

主菜 中期 魚介を使った料理

栄養成分がまるごととれる

あじのたたき

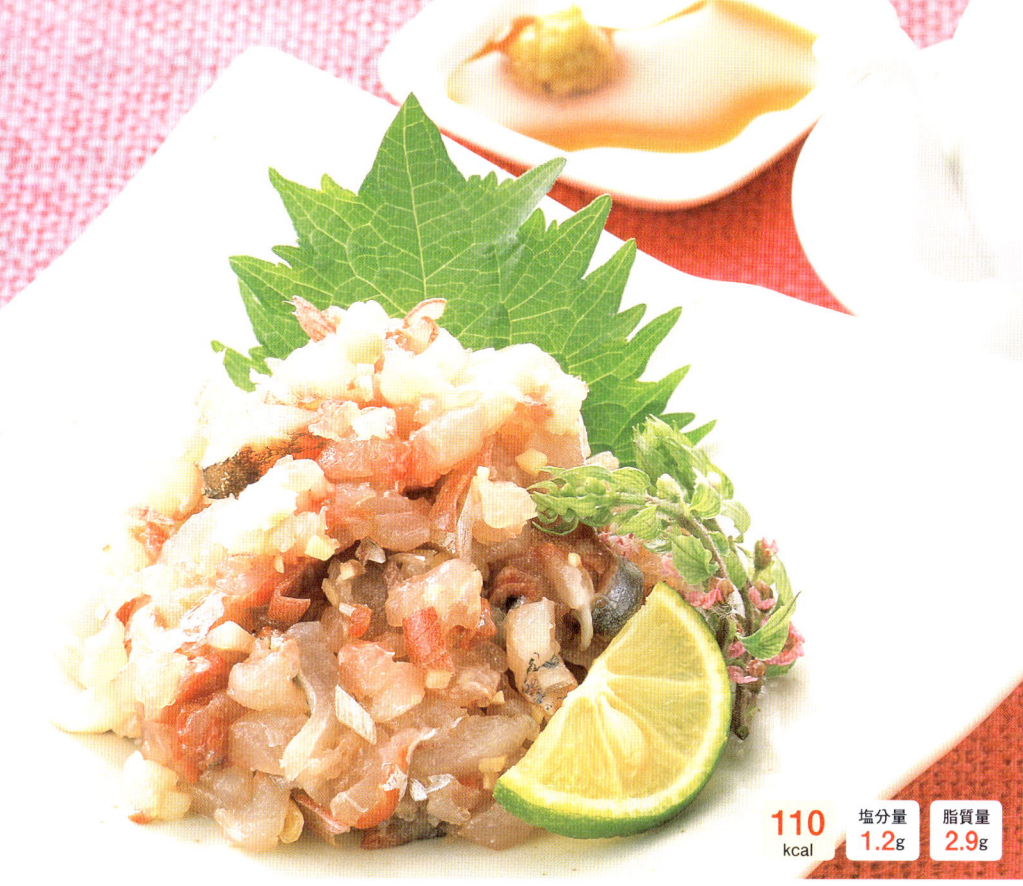

110 kcal　塩分量 1.2g　脂質量 2.9g

材料(1人分)

あじ(三枚におろしたもの)	80g
みょうが(小口切り)	$\frac{1}{2}$個分
しょうが(みじん切り)	小さじ$\frac{1}{2}$
しょうゆ	小さじ1
練りわさび	少々
つけ合わせ	
青じそ	1枚
花穂じそ	2本
すだち(半月切り)	1枚

〈作り方〉

1. あじは頭のほうから薄皮をむいて、5mm幅の細切りにする。
2. まな板に①とみょうが、しょうがを重ねてのせ、包丁の刃で軽くたたきながら全体をまぜ、あじをあらいみじん切りにする。
3. 皿に青じそを敷き、②をのせて、すだちと花穂じそを添える。しょうゆと練りわさびは小皿に入れて添える。

アドバイス

新鮮なあじが手に入ったときは、生のまま香味野菜とともに刻むたたきがおすすめです。香味野菜のひとつであるしょうがには、魚の生ぐさみを消すだけでなく、おなかの調子をととのえる働きもあります。

あじをはじめとする青背の魚には脂が多く含まれていますが、栄養成分も豊富です。下痢症状が出るかどうか様子を見ながら、少しずつ口にしていくようにしましょう。

カキは手術後におすすめの食材
カキのみそ煮

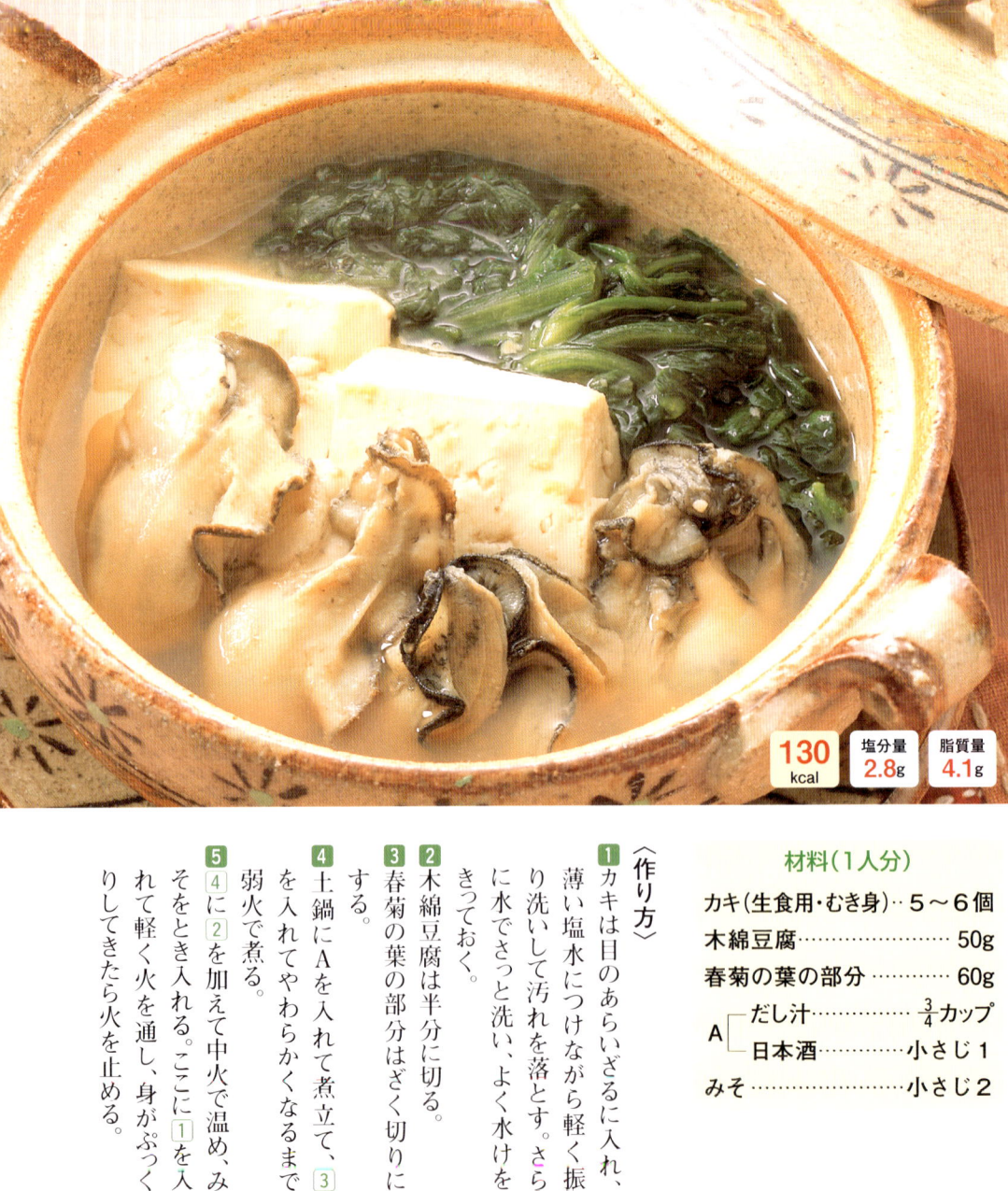

130 kcal　塩分量 2.8g　脂質量 4.1g

材料(1人分)

カキ(生食用・むき身)	5〜6個
木綿豆腐	50g
春菊の葉の部分	60g
A　だし汁	3/4カップ
日本酒	小さじ1
みそ	小さじ2

〈作り方〉

1. カキは目のあらいざるに入れ、薄い塩水につけながら軽く振り洗いして汚れを落とす。さらに水でさっと洗い、よく水けをきっておく。
2. 木綿豆腐は半分に切る。
3. 春菊の葉の部分はざく切りにする。
4. 土鍋にAを入れて煮立て、③を入れてやわらかくなるまで弱火で煮る。
5. ④に②を加えて中火で温め、みそをとき入れる。ここに①を入れて軽く火を通し、身がぷっくりしてきたら火を止める。

アドバイス
春菊は筋が残りやすいので、食べにくい人はこまかく切ってください。
みそは、辛口のみそと甘口のみそを合わせみそにして使うと、コクが増していっそうおいしくなります。

ここがポイント
カキは「海のミルク」と呼ばれるほど栄養豊富で、カルシウムや鉄分、ビタミンB₁₂も多く含んでいるので、胃・腸切除後の人におすすめの食品です。カキは貝の中ではやわらかくて食べやすいほうですが、やはりよくかんで食べるようにしてください。カキは煮すぎるとかたくなるので、火を通しすぎないのが調理のコツです。

カキと青梗菜の豆乳煮

豆乳には大豆の有効成分がたっぷり

主菜 中期 魚介を使った料理

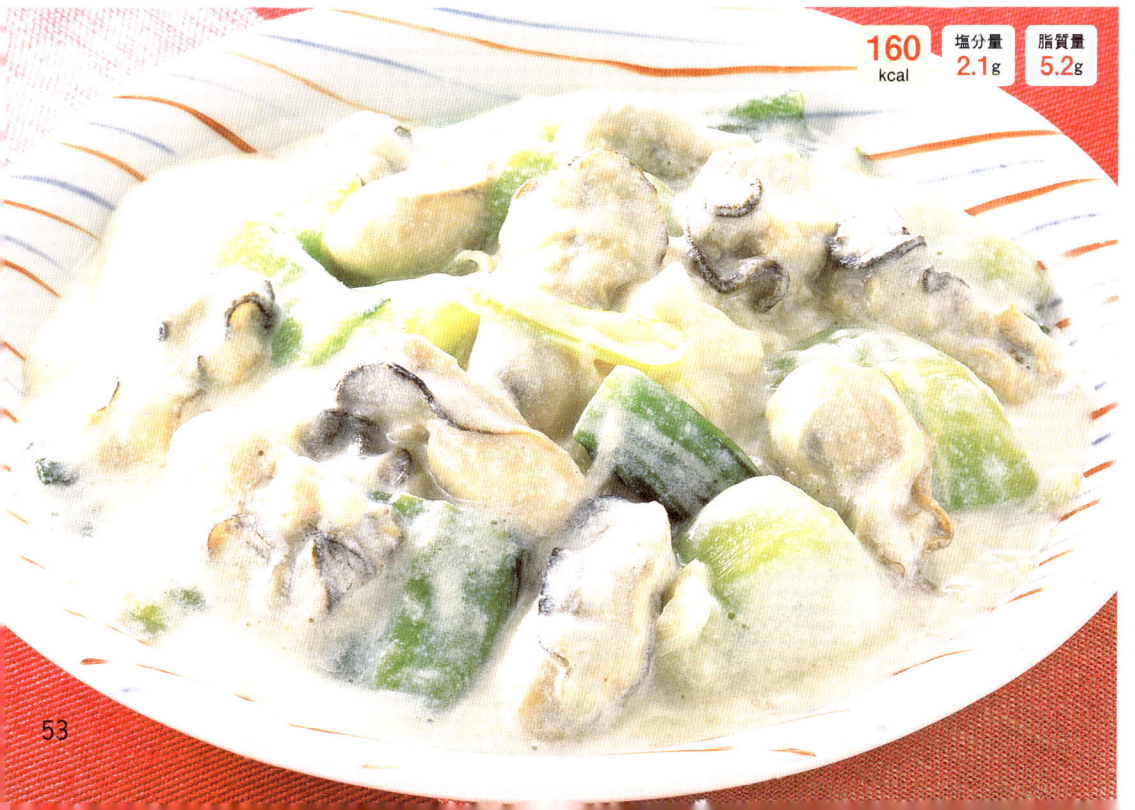

160 kcal　塩分量 2.1g　脂質量 5.2g

材料（1人分）

カキ（むき身）		70g
青梗菜		1/2株
長ねぎ		20g
A	豆乳	1カップ
	コンソメスープの素（顆粒）	小さじ1/3
薄口しょうゆ		小さじ1/2
塩、こしょう		各少々
B	かたくり粉	小さじ1
	水	大さじ1

〈作り方〉

1. カキは目のあらいざるに入れ、薄い塩水につけながら軽く振り洗いして汚れを落とす。さらに水でさっと洗い、よく水けをきって、鍋に沸かした熱湯でさっとゆでておく。

2. 青梗菜は1枚ずつ葉をはがし、鍋に沸かした熱湯でよくゆで、葉の部分と茎の部分に切り分けて、さらにそれぞれ3cm幅に切る。

3. 長ねぎは斜め薄切りにする。

4. 鍋にAを入れて弱火にかけ、②と③を入れて中火にかける。一煮立ちしたら①を加えて弱めの中火で5分ほど煮、薄口しょうゆと塩、こしょうで調味する。

5. よくまぜ合わせたBを回し入れ、とろみがついたら火を止める。

アドバイス　青梗菜が食べにくい人は、葉の部分だけをこまかく切って使いましょう。長ねぎも、食べにくい場合はみじん切りにして使います。

★写真は参考例です。

かつおのたたき

血合いには鉄分が豊富

材料（1人分）

かつおのたたき（市販品）	80g
万能ねぎ	1/2本
しょうが	少々
A ┌ しょうゆ	小さじ1 1/2
└ ゆずの果汁	小さじ1
つけ合わせ	
大根	30g

150 kcal　塩分量 1.4g　脂質量 5.0g

〈作り方〉

1. つけ合わせの大根はせん切りにする。
2. 薬味の万能ねぎは小口切りにし、しょうがはみじん切りにする。
3. 小さなボウルにAを合わせてまぜ、ポン酢しょうゆを作る。
4. かつおのたたきは、5mm厚さくらいに切る。
5. 器に[1]の大根を盛って[4]を並べ、[2]の薬味を散らす。[3]は小皿に入れて添える。

アドバイス

胃から分泌される胃酸には、殺菌作用があります。胃切除後にはこの作用が失われるので、いままで以上に食品の鮮度に気をつけなければなりません。神経質になることはありませんが、加熱せずに食べるなま物は、新鮮なものを少量から口にして慣らしていきましょう。また、体調が悪いときは避けます。

かつおのたたきにはにんにくもよく使いますが、手術後すぐは刺激が強いので避けます。

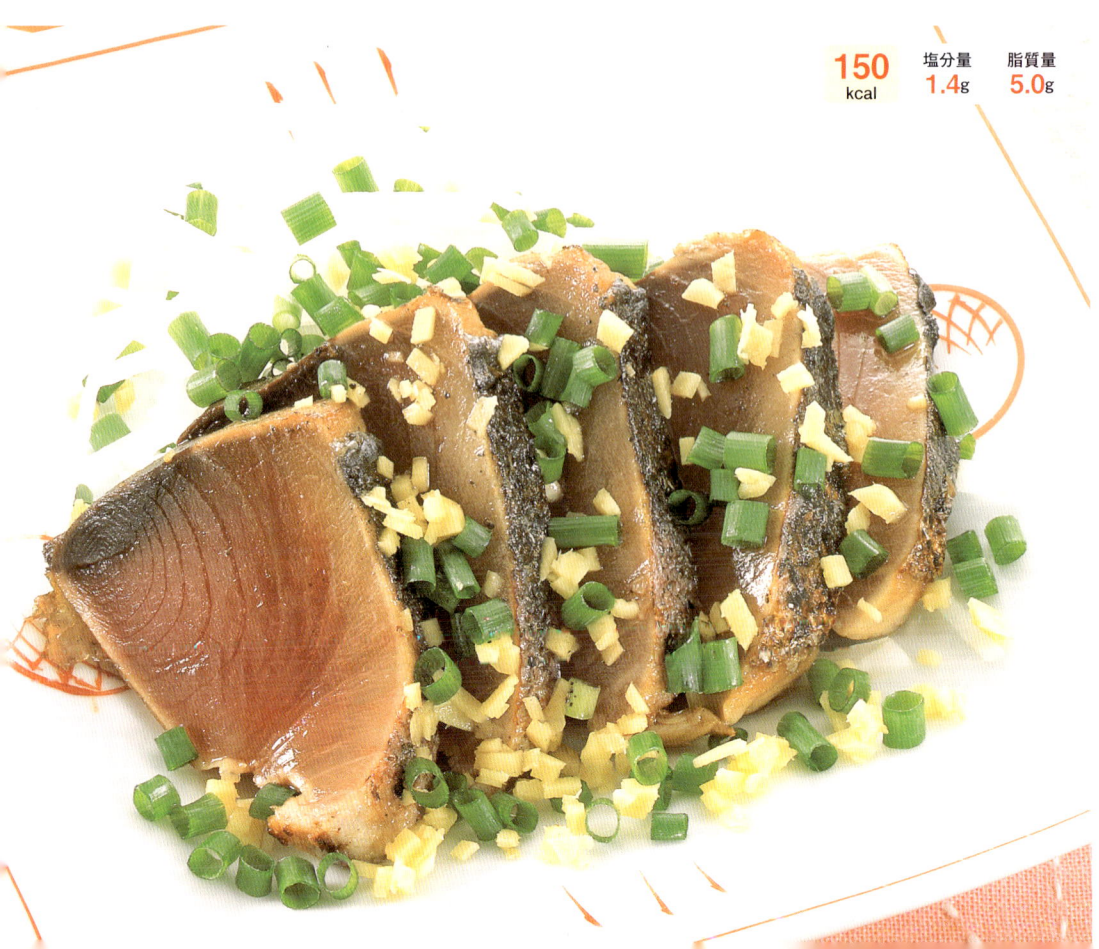

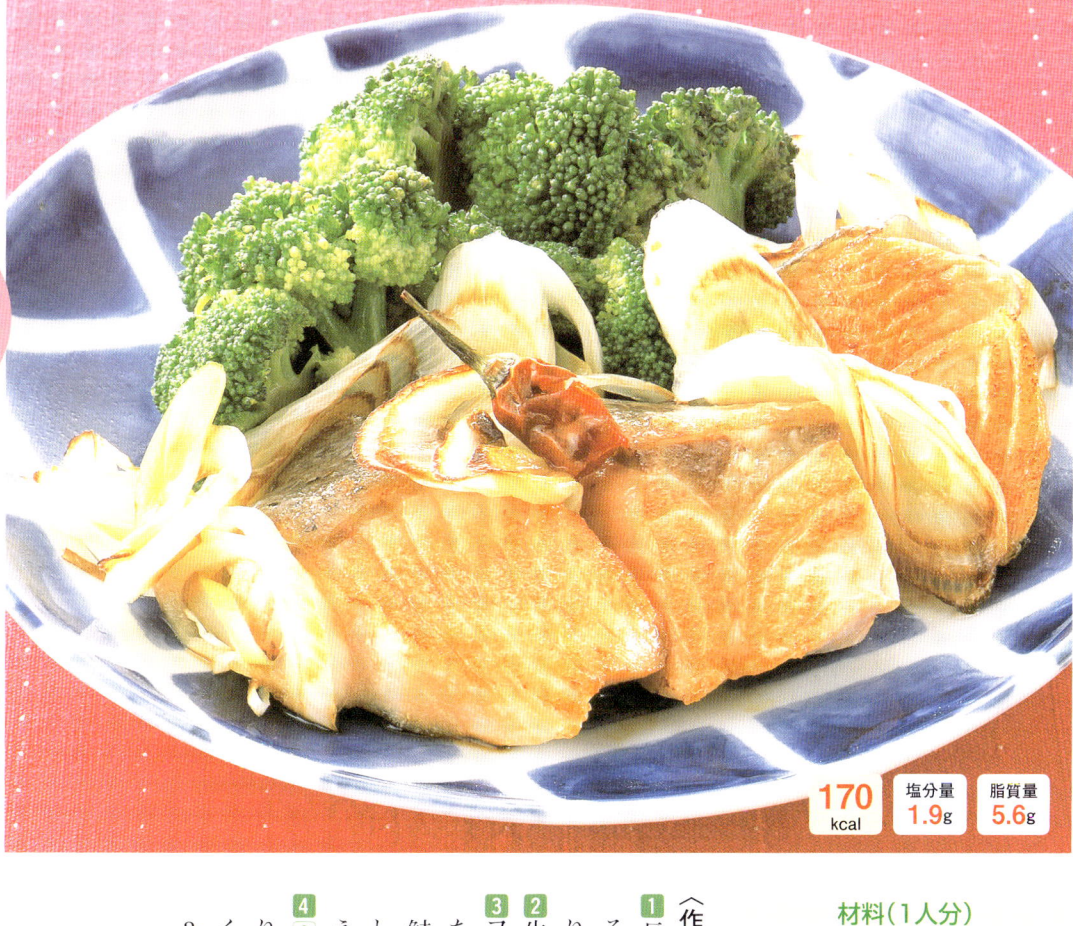

主菜 / 中期 / 魚介を使った料理

フライパンひとつで作れる

鮭と野菜の蒸し焼き

170kcal　塩分量 1.9g　脂質量 5.6g

材料（1人分）

生鮭（切り身）	80g
長ねぎ	20g
ブロッコリー	30g
赤とうがらし	1/2本
日本酒	大さじ1
しょうゆ	小さじ2
こしょう	少々
植物油	小さじ1/2

〈作り方〉

1. 長ねぎは斜め薄切りにする。ブロッコリーは小房に切り分ける。
2. 生鮭は3等分に切る。
3. フライパンを熱して植物油を入れ、②を中火で焼く。鮭の色が変わったら裏返し、①と赤とうがらしも加えてさらに焼く。
4. ③に日本酒としょうゆを振りかけ、こしょうを振って軽くまぜ、ふたをして弱火で3〜4分蒸し焼きにする。

参考メモ

鮭にも青背の魚と同様に、IPA（イコサペンタエン酸）やDHA（ドコサヘキサエン酸）という不飽和脂肪酸が多く含まれています。これらの成分には、炎症を抑制する働きがあるほか、血液をさらさらにして血栓（血のかたまり）をできにくくする効果があります。
また、鮭には、カルシウムの吸収を助けるビタミンDも多く含まれます。

アドバイス

赤とうがらしを使うのは風味づけのため。気になる場合は省きます。長ねぎが食べにくい場合は、みじん切りにして使いましょう。

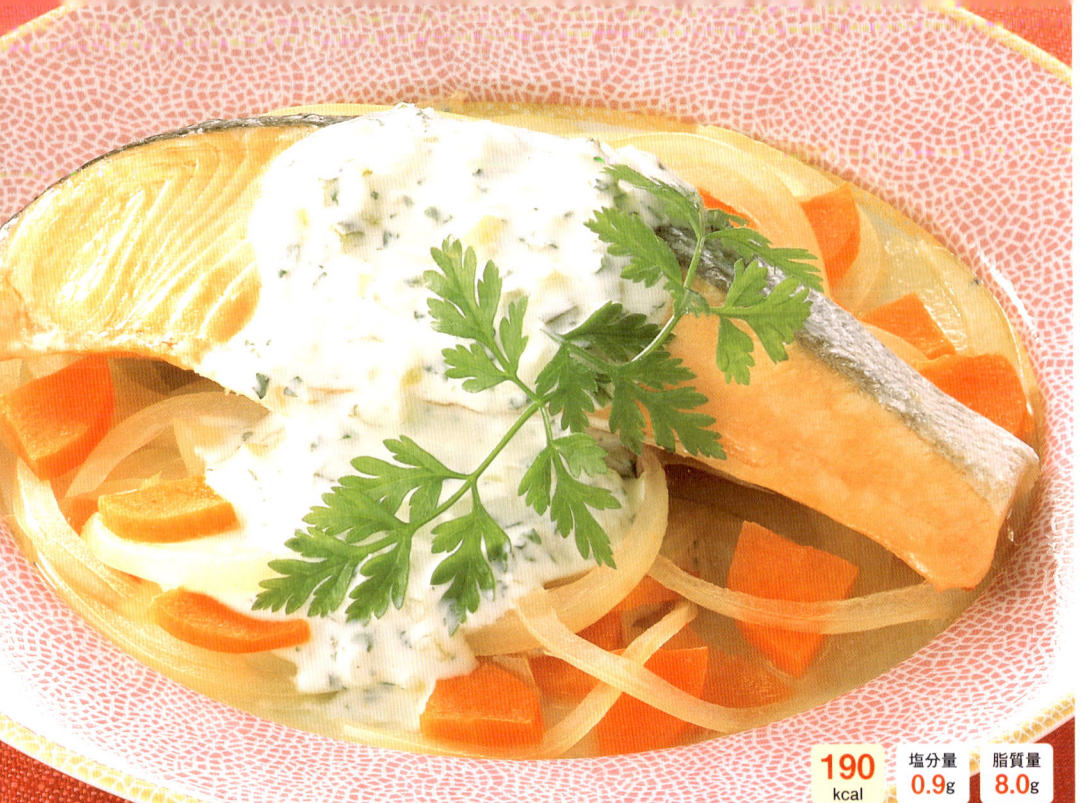

さわやかな酸味がおいしさを引き立てる

鮭のワイン蒸し ヨーグルトソースがけ

190 kcal　塩分量 0.9g　脂質量 8.0g

材料（1人分）

生鮭（切り身）	80g
玉ねぎ、にんじん	各20g
A 玉ねぎ（みじん切り）	大さじ1
パセリ（みじん切り）	小さじ1
きゅうりのピクルス（みじん切り）	小さじ1
プレーンヨーグルト	大さじ2
マヨネーズ	小さじ1
こしょう	少々
白ワイン	大さじ1
塩、こしょう	各少々

〈作り方〉

1. 玉ねぎは薄切りにし、にんじんは3mm厚さのいちょう切りにする。
2. 生鮭に、軽く塩、こしょうを振る。
3. 蒸し器に入る大きさの皿に①を敷き、②をのせて白ワインを振りかけ、蒸気の上がった蒸し器で3〜4分強火で蒸し、蒸し汁は捨てておく。
4. 小さなボウルにAを合わせてヨーグルトソースを作り、③の鮭の上にかけ、あればセルフィーユ（ハーブの一種）少々をあしらう。

アドバイス　手術後は、鉄分やビタミンB12などとともにカルシウムの吸収も悪くなります。牛乳やヨーグルトにはカルシウムが豊富に含まれるので、間食などでとるほか、料理にも積極的に利用したいものです。牛乳を飲むと下痢をしやすい人にも、ヨーグルトはおすすめです。

さわらのみそ焼き

みその風味が食欲をそそる

主菜 中期 魚介を使った料理

材料（1人分）

さわら（切り身）	70g
A　みそ	小さじ2
みりん	小さじ1
日本酒	小さじ1
ゆずの皮	少々
つけ合わせ	
かぶ	1/2個
塩	少々

170kcal　塩分量 1.9g　脂質量 7.5g

〈作り方〉

1. ボウルにAを入れ、よくまぜ合わせる。
2. さわらの切り身の両面に①を塗り、ラップで包んで半日以上おく。
3. かぶは皮をむいて薄いいちょう切りにし、塩を振って全体にまぶし、しばらくおく。しんなりしたら、水けをしぼる。
4. 焼き網をよく熱し、みそをぬぐい落とした②のさわらをのせ、焦がさないように弱火で両面をじっくりと焼く。
5. ④を器に盛ってみじん切りにしたゆずの皮を散らし、③を添える。

参考メモ　さわらは、「寒さわら」といわれるように、晩秋から冬季にかけてが最も脂がのり、おいしいとされます。さわらの脂肪には、IPA（イコサペンタエン酸）やDHA（ドコサヘキサエン酸）という不飽和脂肪酸が多く含まれています。これらの成分には、炎症を抑制する働きがあるほか、血液をさらさらにして血栓（血のかたまり）をできにくくする効果があります。

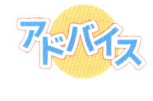

アドバイス　かぶの皮はやわらかいのでむかないで調理することがありますが、手術後間もない人には、むくようにします。

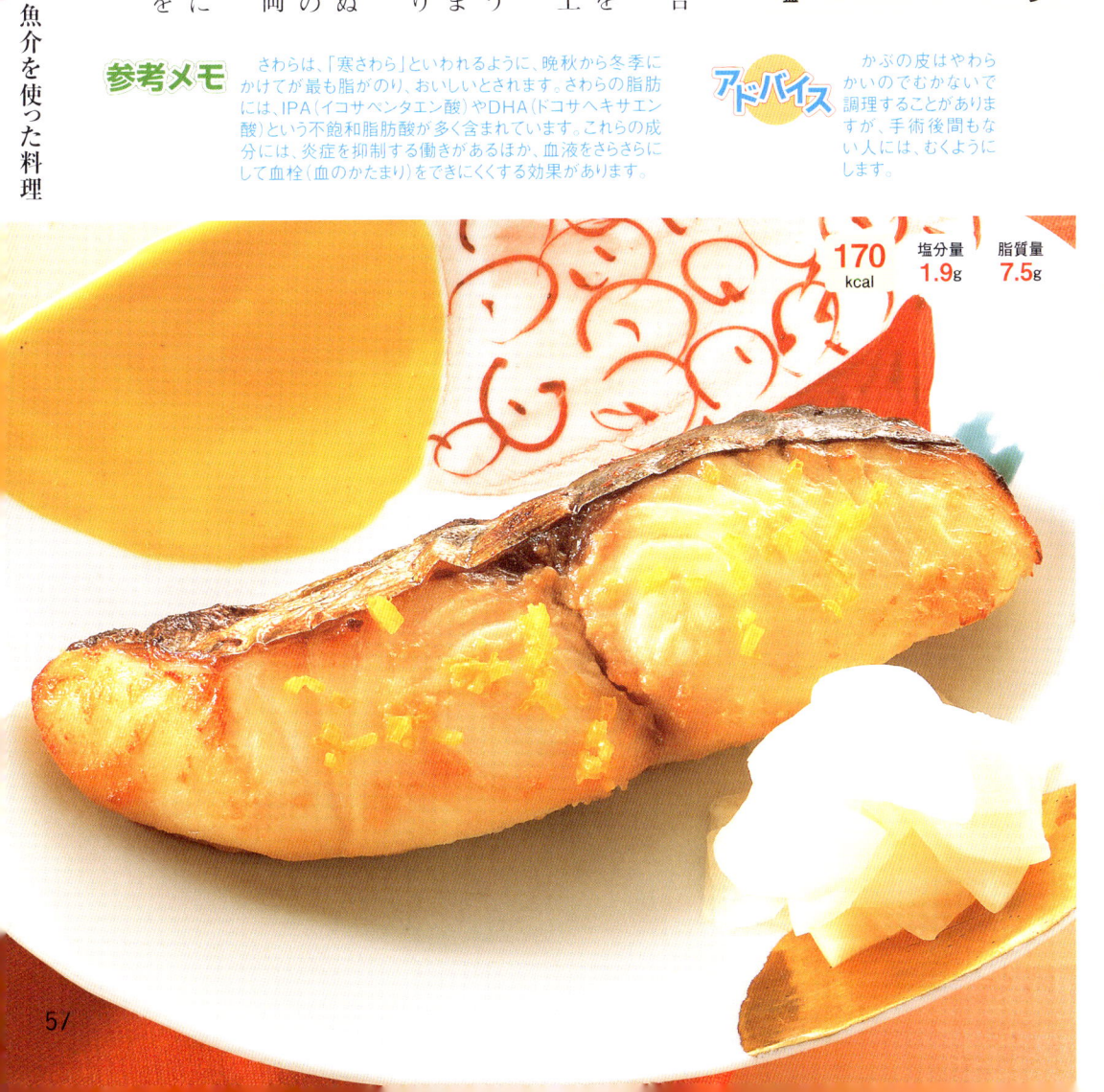

さんが焼き

はまぐりの貝殻でおいしい演出

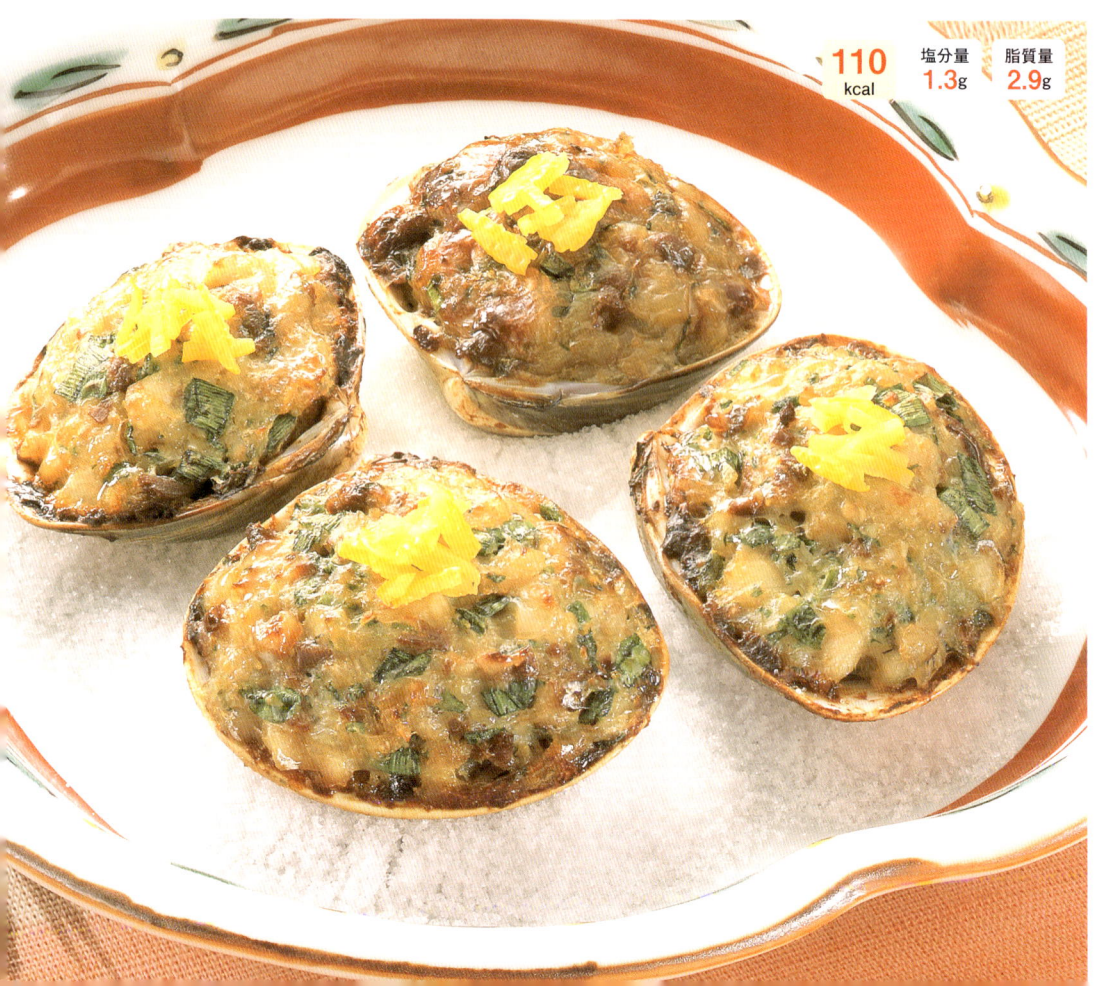

材料(1人分)	
まあじ	1尾(150g)
万能ねぎ	1/2本
青じそ	2～3枚
A みそ	大さじ1/2
A 日本酒	少々
A みりん	小さじ1/2
ゆずの皮	少々

110kcal　塩分量1.3g　脂質量2.9g

〈作り方〉

1. まあじは三枚におろし、骨と皮をとって、フードプロセッサーにかけるかすり鉢でよくすってなめらかにする。
2. 万能ねぎは小口切りにし、青じそはみじん切りにする。
3. ボウルに①と②、Aを入れてよくまぜ合わせ、はまぐりの貝殻に詰める。
4. ③をオーブントースターで5～6分、表面がこんがりするまで焼き、こまかく刻んだゆずの皮をのせて器に盛る。

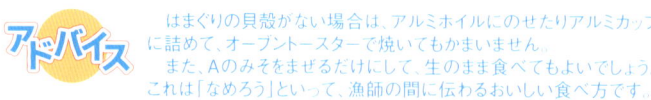

アドバイス
はまぐりの貝殻がない場合は、アルミホイルにのせたりアルミカップに詰めて、オーブントースターで焼いてもかまいません。
また、Aのみそをまぜるだけにして、生のまま食べてもよいでしょう。これは「なめろう」といって、漁師の間に伝わるおいしい食べ方です。

58

主菜 / 中期 / 魚介を使った料理

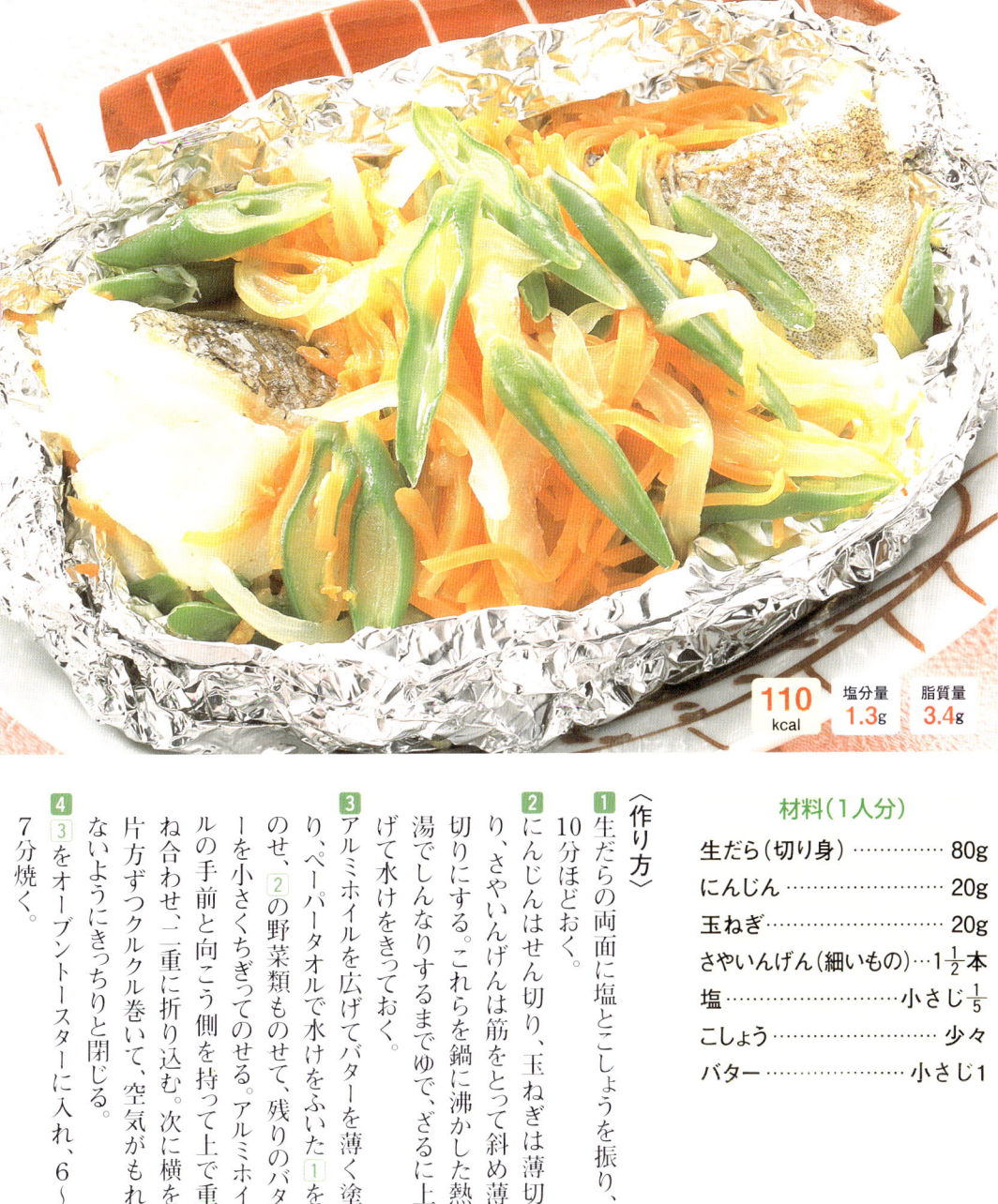

たらのホイル焼き
バターをプラスして口当たりよく仕上げた

110 kcal　塩分量 1.3g　脂質量 3.4g

材料（1人分）
生だら（切り身）	80g
にんじん	20g
玉ねぎ	20g
さやいんげん（細いもの）	1½本
塩	小さじ1/5
こしょう	少々
バター	小さじ1

〈作り方〉

1. 生だらの両面に塩とこしょうを振り、10分ほどおく。

2. にんじんはせん切り、玉ねぎは薄切り、さやいんげんは筋をとって斜め薄切りにする。これらを鍋に沸かした熱湯でしんなりするまでゆで、ざるに上げて水けをきっておく。

3. アルミホイルを広げてバターを薄く塗り、ペーパータオルで水けをふいた1をのせ、2の野菜類ものせて、残りのバターを小さくちぎってのせる。アルミホイルの手前と向こう側を持って上で重ね合わせ、二重に折り込む。次に横を片方ずつクルクル巻いて、空気がもれないようにきっちりと閉じる。

4. 3をオーブントースターに入れ、6〜7分焼く。

アドバイス
ボソボソとした食感の食材は、手術後の消化器の接合部にひっかかりやすく、また、のどにつかえたりすることもあります。たらも脂っけの少ない淡泊な魚なので、どちらかといえばボソつきがち。このような食材を使うときは、このホイル焼きのように、焼く段階でバターをのせて脂肪分を補ったり、あんかけ風の料理にしてとろみをつけましょう。ボソボソ感が解消され、ぐっと食べやすくなります。
ただし、どんなにのどごしがよくなっても、よくかんで食べる原則は変わりません。

ツナとキャベツのトマト煮

パンにもご飯にも合う洋風おかず

130 kcal　塩分量 1.5g　脂質量 7.1g

材料（1人分）

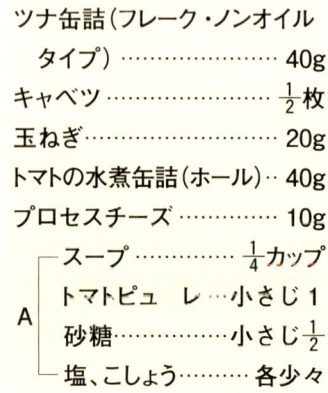

ツナ缶詰（フレーク・ノンオイルタイプ）	40g
キャベツ	1/2枚
玉ねぎ	20g
トマトの水煮缶詰（ホール）	40g
プロセスチーズ	10g
A ┌ スープ	1/4カップ
├ トマトピューレ	小さじ1
├ 砂糖	小さじ1/2
└ 塩、こしょう	各少々
オリーブ油	小さじ1

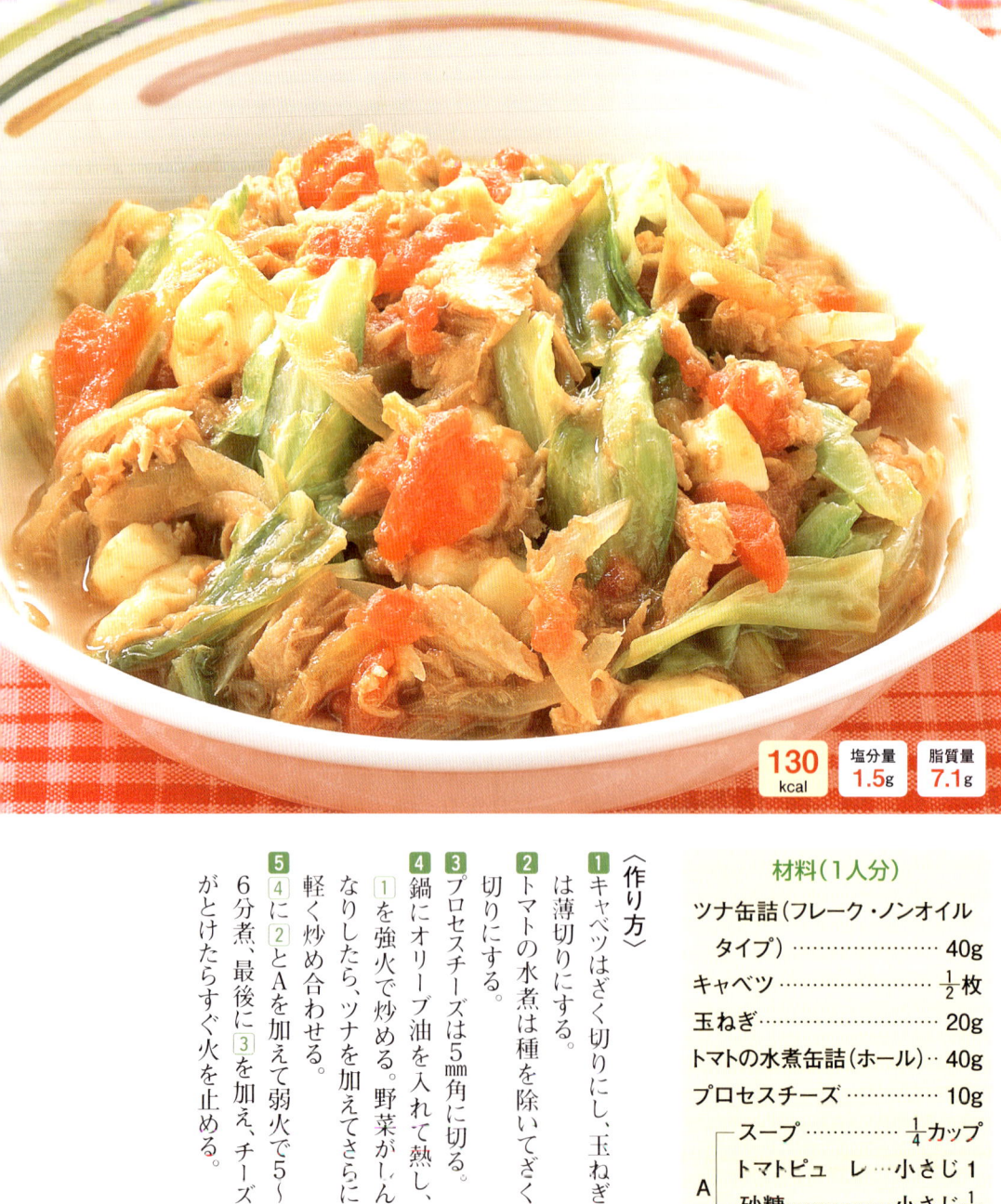

※スープは、コンソメスープの素少々を湯1/4カップでといたもの。

〈作り方〉

1. キャベツはざく切りにし、玉ねぎは薄切りにする。
2. トマトの水煮は種を除いてざく切りにする。
3. プロセスチーズは5mm角に切る。
4. 鍋にオリーブ油を入れて熱し、1を強火で炒める。野菜がしんなりしたら、ツナを加えてさらに軽く炒め合わせる。
5. 4に2とAを加えて弱火で5〜6分煮、最後に3を加え、チーズがとけたらすぐ火を止める。

アドバイス　ツナは、こまかくほぐしてあるフレークタイプがおすすめです。
トマトの水煮缶詰のかわりに、皮を湯むきした完熟トマトを同量使ってもかまいません。

まぐろのピカタ
とき卵の衣を着せた

主菜　中期　魚介を使った料理

材料（1人分）
- まぐろ（切り身）……… 60g
- 塩、こしょう……… 各少々
- 小麦粉……… 適量
- とき卵……… $\frac{1}{2}$個分
- バター……… 小さじ1
- トマトケチャップ…… 小さじ$1\frac{1}{2}$

つけ合わせ
- グリーンアスパラガスの穂先… 20g

〈作り方〉
1. まぐろは薄くそぎ切りにし、両面に塩とこしょうを振って、10分ほどおく。出てきた水けをペーパータオルでふきとって小麦粉をまぶし、余分な粉ははたき落とす。
2. フライパンを弱火にかけてバターをとかし、とき卵をつけた①を入れる。焼き色がついたら裏返し、両面とも色よく焼く。
3. グリーンアスパラガスの穂先は、鍋に沸かした熱湯でやわらかくゆで、ざるに上げて水けをきる。
4. ②を器に盛って、トマトケチャップを添え、③をつけ合わせる。

ここがポイント　まぐろは脂肪が少ないので、直接火を通すとパサついてしまいがちですが、ピカタのようにとき卵の衣をつけると、焼いてもかたくならずにおいしく味わえます。

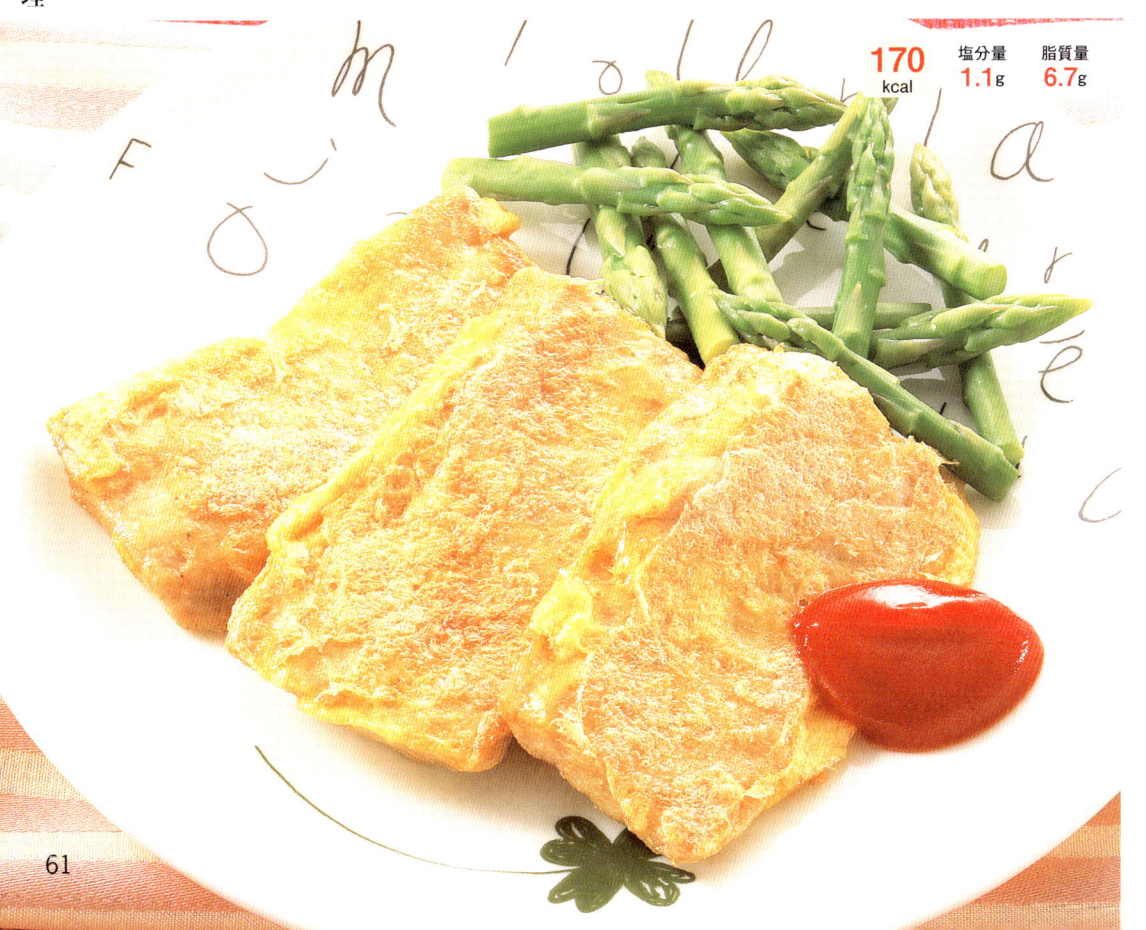

アドバイス　まぐろを、同量の豚もも肉にかえてもかまいません。食べやすさの面からいうと、豚もも肉は薄切りを重ねて使うのがおすすめです。

170 kcal　塩分量 1.1g　脂質量 6.7g

まぐろの山かけ

鮮度のよいものを選ぶことが最大のポイント

材料（1人分）	
まぐろ（刺し身用）	60g
やまといも	50g
だし汁	大さじ1
しょうゆ	小さじ1$\frac{1}{2}$
練りわさび	少々

150 kcal　塩分量 1.5g　脂質量 1.0g

〈作り方〉

1. まぐろは、小さめの一口大に切る。
2. やまといもはすりおろし、だし汁を加えてのばす。
3. ②を器に盛り、①のまぐろをのせて、練りわさびを添え、しょうゆをかける。

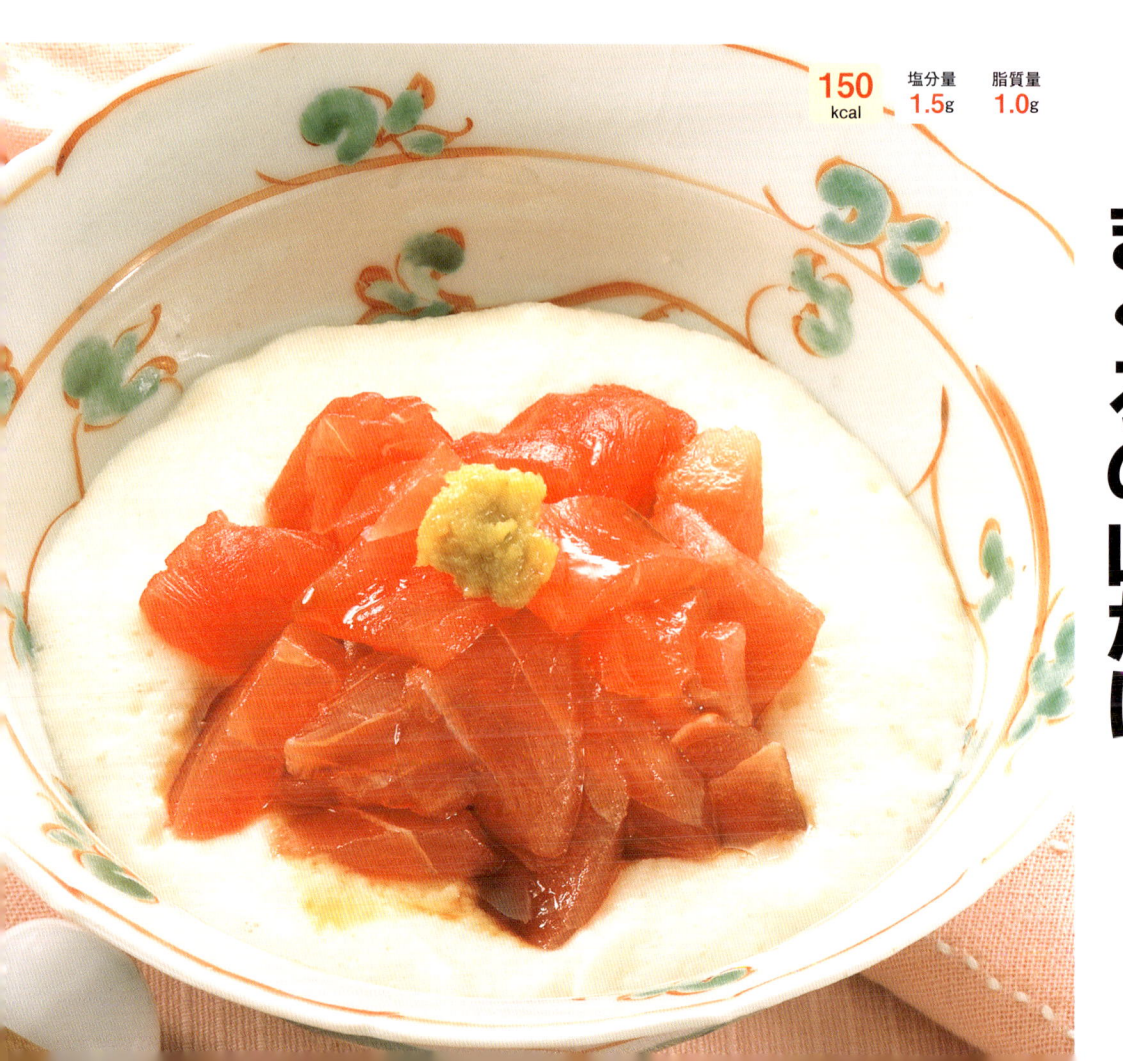

アドバイス

刺し身は、魚料理の中では最も消化がよく、たんぱく栄養成分がとれる食べ方です。ただし、手術後はじめて刺し身を口にするときは、鮮度のよいものを選び、少量から試してみてください。また、刺し身によっては筋がある場合があるので、慣れるまでは小さめに切って食べるようにしましょう。

すりおろしたやまといもは、のどごしがよくて食べやすいので、おすすめです。ご飯にかけると、ご飯がうまくかめなくなるので別々に食べるようにします。

練りわさびは刺激が強いので、ごく少量から使い始めましょう。手術後間もない時期の使用は避けたいものです。

主菜　中期

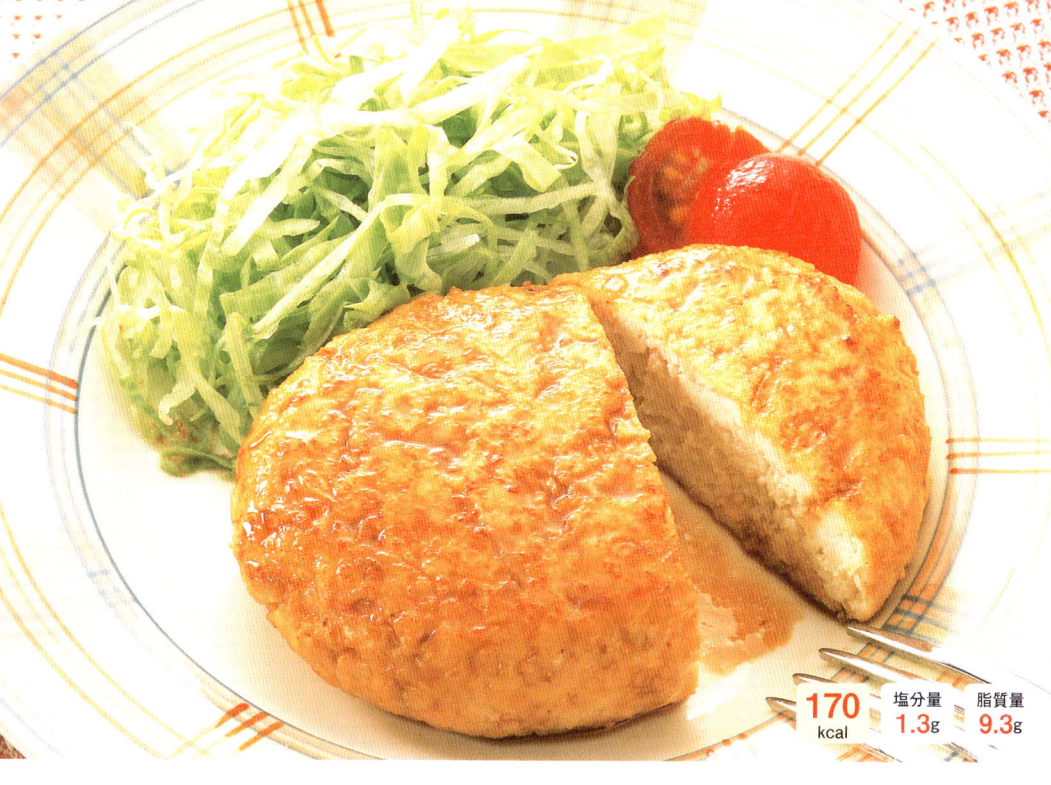

魚介を使った料理／肉を使った料理（ひき肉）

口当たりがやわらかで手術後の体にやさしい

豆腐入り照り焼きハンバーグ

170 kcal　塩分量 1.3g　脂質量 9.3g

材料(1人分)

鶏ひき肉	30g
木綿豆腐	40g
玉ねぎ	20g
A　パン粉	小さじ2
とき卵	$\frac{1}{5}$個分
塩、こしょう	各少々
B　しょうゆ	小さじ1
みりん	小さじ1
植物油	小さじ1
つけ合わせ	
レタス	1枚
ミニトマト	1個

〈作り方〉

① 木綿豆腐は耐熱皿にのせ、ラップをかけずに電子レンジで1分ほど加熱し、水分を出して冷ます。

② 玉ねぎはみじん切りにして、鍋に沸かした熱湯でしんなりするまでゆで、ざるに上げて冷ます。

③ ボウルに鶏ひき肉と、①をくずし入れる。水けをしぼった②とAも加えて手で粘りが出るまでよく練りまぜ、小判形にまとめる。

④ フライパンに植物油を入れて熱し、③を入れて、まず強火で両面を焼き固める。そのあとふたをして弱火でじっくり4〜5分焼き、中までよく火を通す。

⑤ ④に、まぜ合わせたBを加えて全体によくからめる。

⑥ ⑤を器に盛り、せん切りにしたレタスと皮を湯むきして半分に切ったミニトマトをつけ合わせる。

アドバイス　豆腐入りのハンバーグは、豆腐が加わっている分、普通のハンバーグより口当たりがやわらかです。もっと飲み込みやすくしたいときは照り焼きにせずに、水ときかたくり粉でとろみをつけたあんをかけるのも一法です。

細く切った皮を花びらのように見立てた

花シューマイ

170 kcal　塩分量 1.7g　脂質量 7.1g

材料（1人分）

鶏ひき肉	40g
芝えび（むき身）	20g
白菜の葉先	40g
シューマイの皮（市販品）	4枚
卵黄	1/2個分
塩	少々
レタス	1枚
しょうゆ	小さじ1
練りがらし	少々

〈作り方〉

1. 白菜の葉先は鍋に沸かした熱湯でやわらかくゆで、みじん切りにする。
2. 芝えびは背わたをとり除き、包丁でこまかくたたく。
3. シューマイの皮は2～3mm幅に切る。
4. ボウルに鶏ひき肉と1、2、卵黄と塩を入れて手で粘りが出るまでよく練りまぜ、4等分にして丸める。これに3をまぶす。
5. ミニせいろ（なければ普通の蒸し器でよい）の底にレタスを広げて敷き、その上に4を並べる。これを強火にかけて7～8分蒸す。
6. 5をミニせいろごと器に盛って食卓にのせ、練りがらしとしょうゆを添える。

アドバイス 花シューマイは、シューマイの皮を細く切ってひき肉だねにまぶし、花びらのように見立てたもの。普通のシューマイのようにそのままひき肉だねを包んでもかまいません。

ロールキャベツ

煮込むほどに甘みが増す

材料（1人分）

豚ひき肉	40g
キャベツ	2枚
ブロッコリー	30g
にんじん	20g
玉ねぎ	30g
A　パン粉	小さじ2
とき卵	1/5個分
塩、こしょう	各少々
B　水	1カップ
コンソメスープの素（固形）	1/2個
塩	少々

アドバイス

ロールキャベツを一口大に切ると、ちょうどキャベツの繊維を断ち切ることになり、かみ砕きやすくなります。

170 kcal　塩分量 2.0g　脂質量 7.6g

主菜　中期

肉を使った料理（ひき肉）

〈作り方〉

1. 大きめの鍋に湯を沸かし、キャベツの葉をまるごと入れて1〜2分ゆでる。しんなりしたらざるに広げて冷まし、厚みのある軸の部分を包丁でそぎとる。

2. ブロッコリーは小房に切り分け、にんじんは小さめの乱切りにする。玉ねぎはみじん切りにする。

3. ボウルに豚ひき肉と2の玉ねぎ、Aを入れて手で粘りが出るまでよく練りまぜ、2等分にしてそれぞれ俵形にまとめる。

4. まな板の上に1を1枚ずつ広げ、手前寄りに3をのせてキャベツの手前を折り返し、次に右側を折りたたみ、そのままクルクルと巻き込む。軽くにぎってキャベツの水けをしぼり、左側の葉を指で中に押し込む。

5. 鍋に2のブロッコリーとにんじん、4を入れてBを加え、火にかける。煮立つまでは強火、あとは弱火にして、すべての材料がやわらかくなるまで煮、塩で味をととのえる。

6. 5のロールキャベツを一口大に切り、ブロッコリーやにんじんといっしょに器に盛って、スープ（煮汁）を張る。

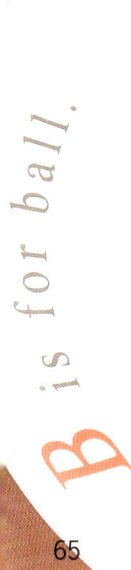

オーブントースターで手軽にできる グラタン

材料（1人分）	
鶏もも肉（皮なし）	30g
マカロニ（乾燥）	10g
ブロッコリー	30g
小麦粉	小さじ2
牛乳	$\frac{3}{4}$カップ
塩	少々
バター	小さじ1
スライスチーズ	$\frac{1}{2}$枚

270 kcal　塩分量 1.0g　脂質量 13.2g

〈作り方〉

1 マカロニはゆでてざるに上げ、水けをきる。

2 ブロッコリーは小房に切り分け、鍋に沸かした熱湯でしんなりするまでゆで、ざるに上げて水けをきる。

3 鶏もも肉は小さな角切りにする。

4 小鍋を弱火にかけてバターをとかし、3 を中火で炒める。肉の色が変わったら小麦粉を振り入れ、焦がさないように弱火でさらにじっくり炒める。バターと粉がなじんだら、牛乳を加えてとろみが出るまで煮、1 を加えて一煮し、塩も加える。

5 4 をグラタン皿に入れ、スライスチーズをのせて、オーブントースターで8～10分、こんがりと焼き色がつくまで焼く。

アドバイス

マカロニはご飯やパンと同じ炭水化物性の食品です。栄養バランスに偏りが生じないように、主食（22ページ参照）はいつもの$\frac{1}{2}$量にします。主食を食べない場合は、マカロニの使用量を20gにしましょう。

小麦粉と牛乳、バター、塩で作るホワイトソースは、市販品を使ってもかまいません。ただし、商品によっては油脂類がかなり多く使われているものがあるので、療養中の人は体調をみながら、少量から使い始めましょう。油脂類は消化・吸収しにくいため、一度にたくさんとると下痢を起こすことがあります。下痢をするようなら、しばらく控えましょう。

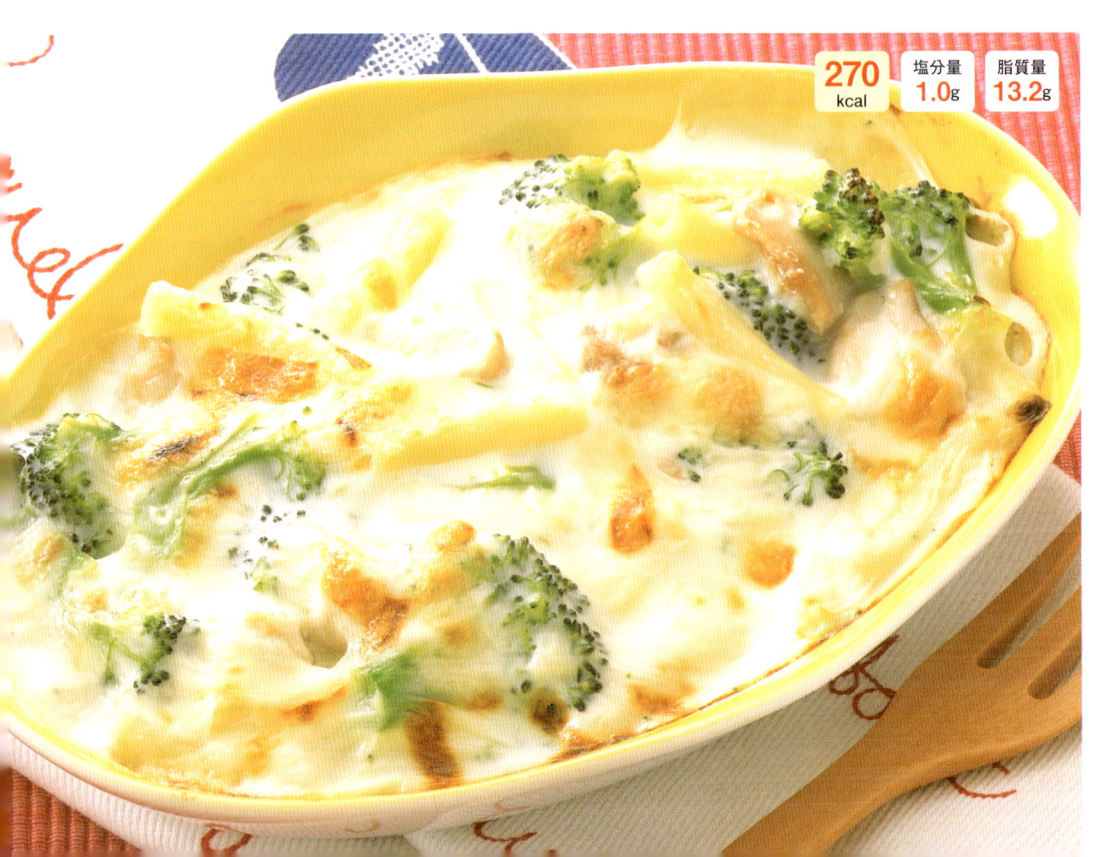

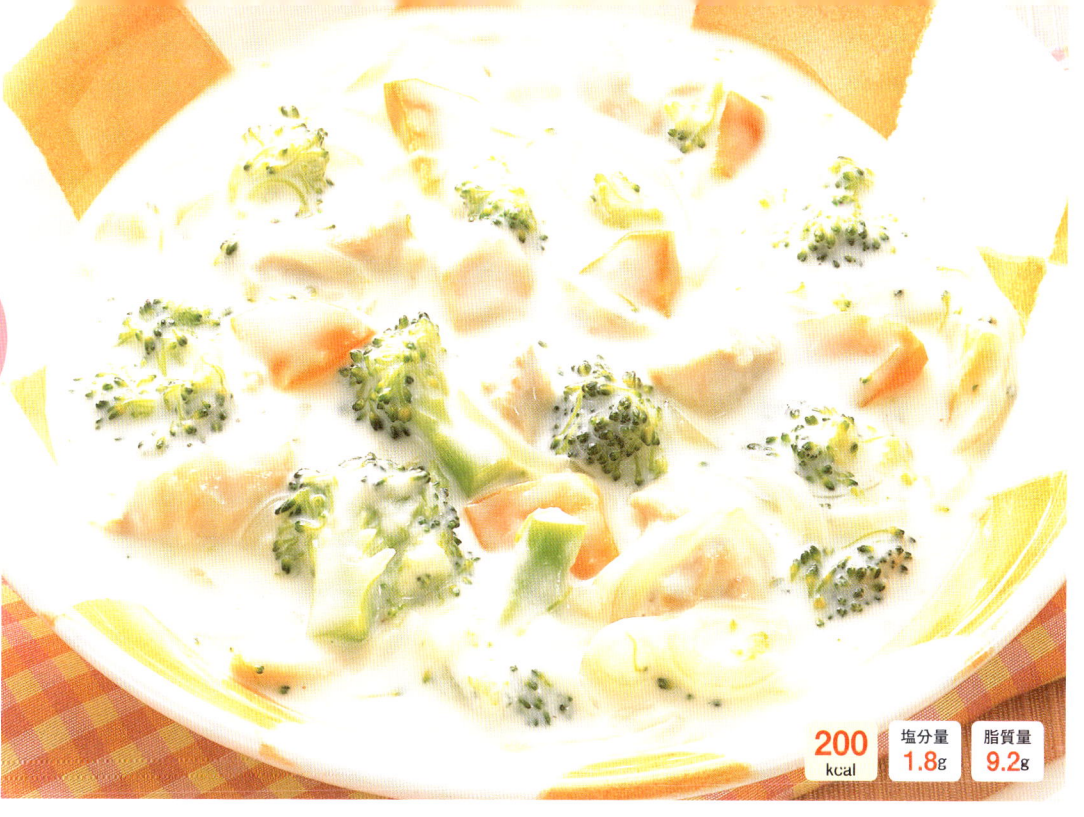

手軽に作れておいしいアレンジ版 クリームシチュー

主菜 中期 肉を使った料理（鶏肉）

200 kcal　塩分量 1.8g　脂質量 9.2g

材料（1人分）

鶏もも肉（皮なし）	40g
玉ねぎ	30g
にんじん	20g
ブロッコリー	30g
バター	小さじ1
小麦粉	小さじ2
A　水	1/2カップ
コンソメスープの素（固形）	1/2個
牛乳	1/2カップ
塩	少々

〈作り方〉

1. 玉ねぎは薄切りにし、にんじんは薄いいちょう切りに、ブロッコリーは小房に切り分ける。
2. 鶏もも肉は小さな角切りにする。
3. バターは室温にもどし、小麦粉を加えてよく練り合わせる。
4. 鍋にAを入れて強火で煮立て、①と②を入れて、野菜がやわらかくなるまで弱火で煮る。
5. ④に牛乳を加えて一煮し、③を小さくちぎってときまぜ、とろみがつくまで弱火で煮込む。味をみて、塩で味をととのえる。

アドバイス

牛乳は、たいへん消化・吸収のよいタンパク質源です。飲める人は、どんな方法ででも、毎日欠かさずとり入れましょう。
牛乳を飲むと下痢を起こす乳糖不耐症の人でも、料理に使うと大丈夫なことが多いようです。そんな人にも、このクリームシチューはおすすめの料理です。牛乳を使うことがどうしても心配なら、牛乳を分量より減らして作ってみてください。
また、牛乳からはカルシウムも補給できます。カルシウムは、しらす干しや小魚などにも含まれますが、体内への吸収率は牛乳が約40％、しらす干しや小魚は約33％です。吸収率の高さからいっても、牛乳は理想の食品といえます。

人気の高い家庭料理

鶏肉の治部煮

180 kcal　塩分量 2.3g　脂質量 8.1g

材料（1人分）

鶏もも肉（皮つき）	40g
絹ごし豆腐	75g
にんじん	20g
ほうれんそう	2株
A　だし汁	1 1/4 カップ
しょうゆ	小さじ2
塩	少々
日本酒	小さじ1
みりん	小さじ1
かたくり粉	適量

〈作り方〉

1. にんじんは薄い半月切りに、ほうれんそうは短めのざく切りにする。
2. 絹ごし豆腐は半分に切る。
3. 鶏もも肉は、一口大のそぎ切りにする。
4. 鍋にAを入れて強火で煮立て、①を入れて、にんじんがやわらかくなるまで弱火で煮る。途中で②も加える。
5. ③にかたくり粉をまぶして④に入れ、鶏肉に火が通るまで、さらに弱火で煮る。

アドバイス　ほうれんそうなどのやわらかい葉っぱは手術後の接合部や腸壁にぴったりくっついて食べ物の通りを悪くすることがあります。手術後間もない場合は、ほうれんそうなどの葉ものは小さく刻み、鶏肉は皮なしにしたほうが安心です。

ここがポイント　鶏肉はかたくり粉をまぶして煮るので、じかに煮るよりパサつきがなく、しっとりした口当たりになります。

豚の薄切り肉を使った 冷やししゃぶしゃぶサラダ

主菜 中期 肉を使った料理（鶏肉・豚肉）

材料（1人分）

豚もも薄切り肉	50g
キャベツ	1枚
きゅうり	1/3本
にんじん	20g
A マヨネーズ	小さじ1
A レモン汁	小さじ1/2
A 練り白ごま	小さじ1
A しょうゆ	大さじ1/2
A 日本酒	小さじ1

〈作り方〉

1. キャベツは鍋に沸かした熱湯でよくゆでて冷水にとり、水けをきって細切りにする。
2. きゅうりとにんじんはせん切りにして、鍋に沸かした熱湯でゆで、水けをきっておく。
3. 小さなボウルにAを入れてまぜ、ごまマヨネーズを作る。
4. 鍋に沸かした熱湯に豚もも肉を1枚ずつ広げて入れ、色が白くなったら冷水にとり、ペーパータオルで水けをふいて長さを半分に切る。
5. 盛り皿の中心に 4 をのせ、1 と 2 の野菜を彩りよく盛り合わせ、3 をかける。

参考メモ 豚肉は、肉類の中でも特にビタミンB₁を豊富に含みます。疲労回復の一品としてもおすすめです。

アドバイス 豚肉を使う場合は、脂肪の少ないもも肉などから試していきましょう。はじめのうちは消化のよい薄切り肉などから口にしていきますが、心配な場合はもう少し小さく切って使うようにします。

180 kcal　塩分量 1.5g　脂質量 9.6g

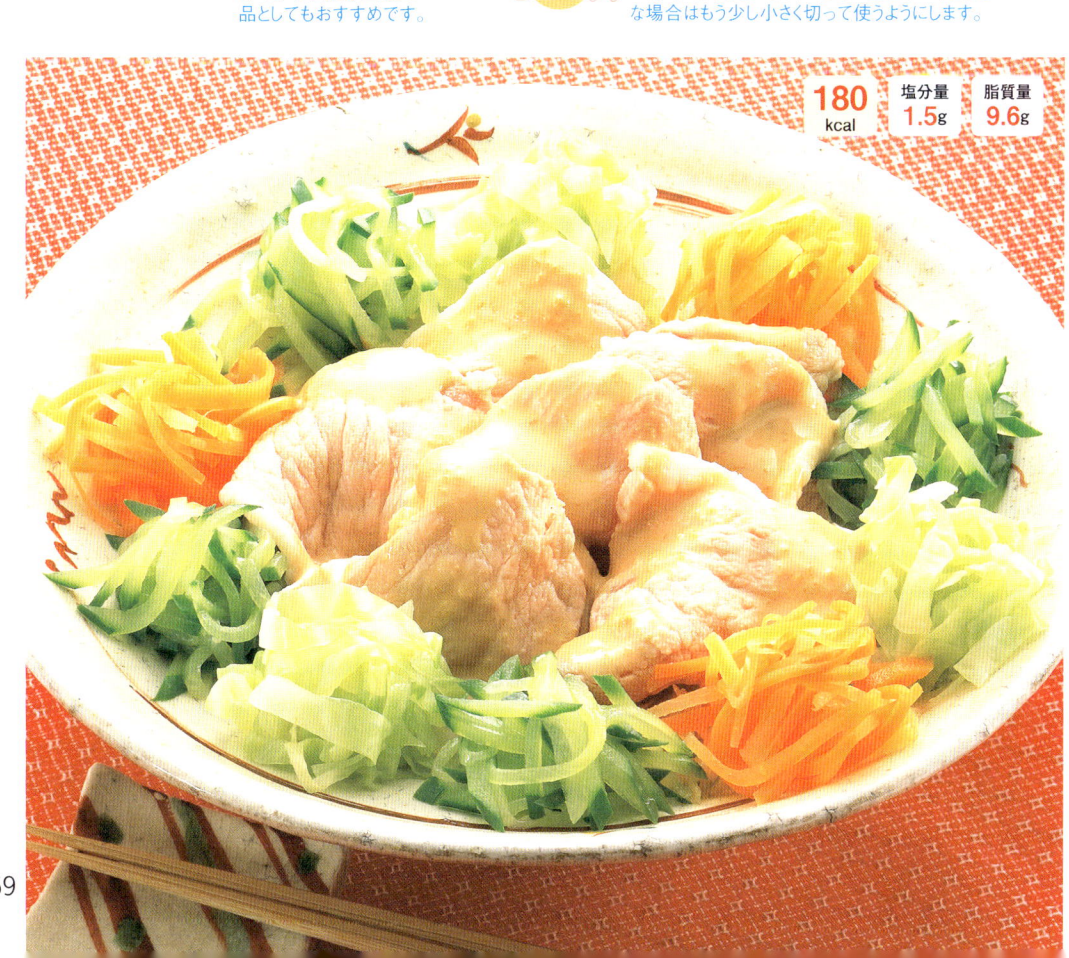

牛肉のハヤシ風煮込み

生クリームを回しかけて仕上げる

200 kcal ／ 塩分量 1.9g ／ 脂質量 10.5g

材料（1人分）

牛もも薄切り肉	40g
玉ねぎ	1/4個
トマトの水煮缶詰（ホール）	50g
小麦粉	小さじ1
水	1/2カップ
A ┌ 赤ワイン	小さじ1
├ 中濃ソース	大さじ1
└ トマトケチャップ	小さじ1
塩、こしょう	各少々
生クリーム	小さじ1
植物油	小さじ1
パセリ（みじん切り）	少々

〈作り方〉

1. 牛もも肉は食べやすい大きさに切り、玉ねぎは薄切りにする。
2. 鍋に植物油を入れて強火で熱し、①を炒める。肉の色が変わったら小麦粉を振り入れ、焦げないように弱火でさらに炒める。
3. ②に分量の水を加えて強火にし、煮立ったら、トマトの水煮をこし器でこして入れる。Aも加えて一煮立ちさせ、弱火でことこと煮込む。
4. ③の材料がやわらかくなったら塩とこしょうで味をととのえる。
5. ④を器に盛って、生クリームを回しかけ、パセリのみじん切りを散らす。

ここがポイント

手術後、はじめて肉を口にする場合は、ひき肉料理のほか、この料理のように、薄切り肉を煮込んだ料理が食べやすいものです。
脂肪分が多い食品を食べると下痢を起こすことがありますが、生クリームやバターなどの乳脂肪は消化・吸収されやすく下痢を起こしにくいので、脂肪分が多い食品の中ではおすすめです。

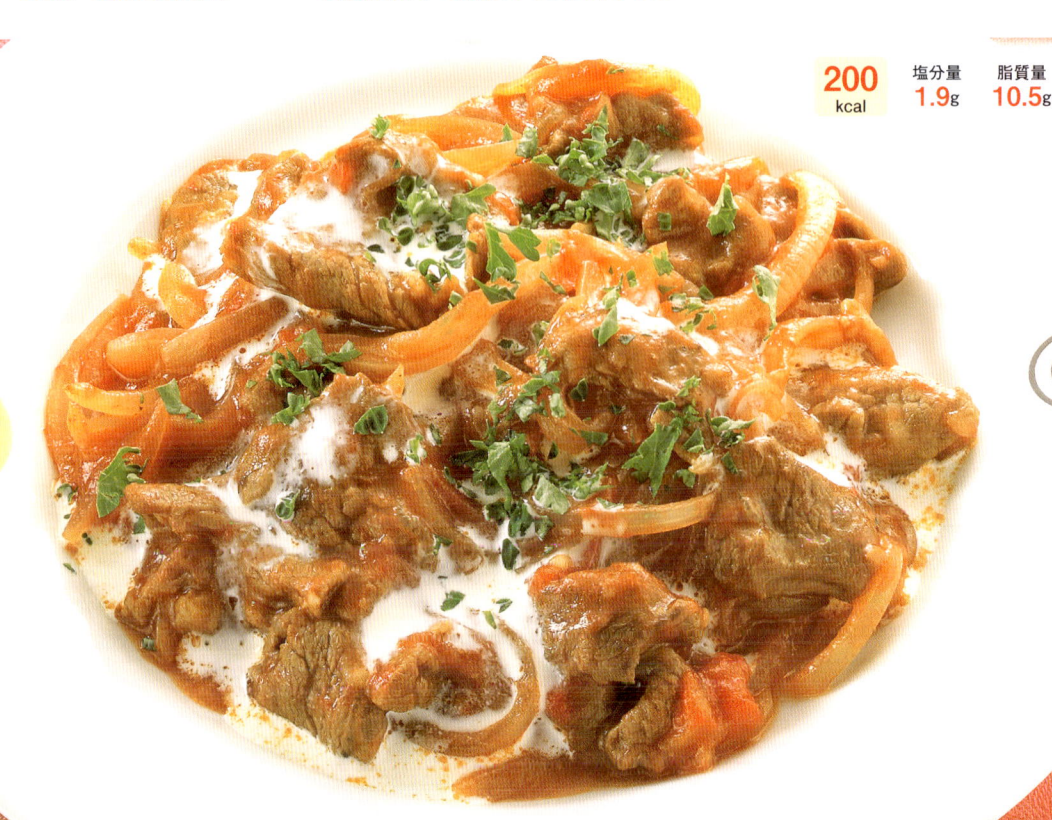

アドバイス

手術後しばらくは、どうしても肉を敬遠しがちなもの。でも肉は、魚や大豆製品などとともに、タンパク質源になるたいせつな食品です。あっさりしたものばかりでなく、調理法を工夫して、肉そのものも食べるようにしましょう。

親子煮

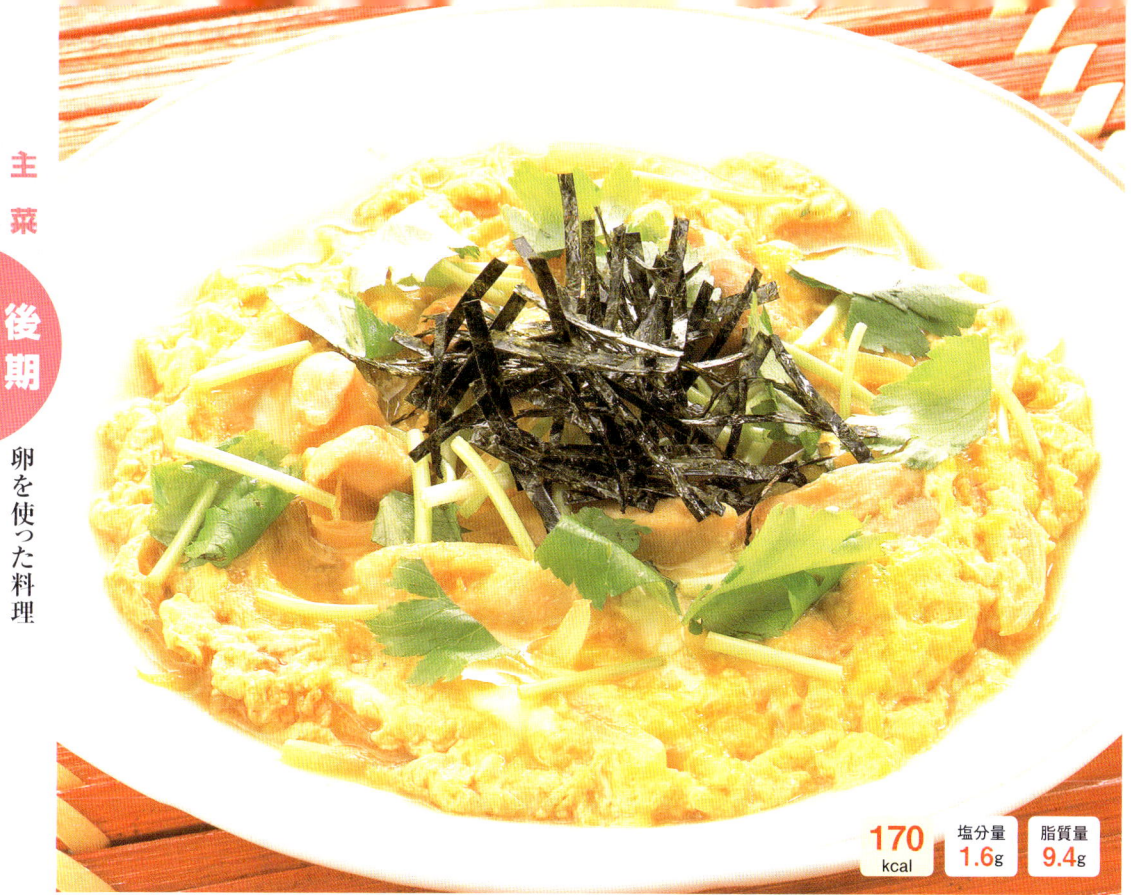

とき卵でふんわりととじた

主菜 後期　卵を使った料理

| 170 kcal | 塩分量 1.6g | 脂質量 9.4g |

材料（1人分）

卵	1個
鶏もも肉（皮つき）	30g
玉ねぎ	30g
A　だし汁	1/2カップ
しょうゆ	小さじ1 1/2
砂糖	小さじ 1/2
みりん	小さじ 1/2
三つ葉	1本
刻みのり	少々

〈作り方〉

1. 玉ねぎは薄切りにする。
2. 鶏もも肉は一口大に切る。
3. 小さなボウルに卵をときほぐしておく。
4. 浅い鍋またはフライパンにAを入れて強火で煮立て、①を中火で煮る。しんなりしてきたら②も加える。
5. ④の鶏肉の色が変わったら③を全体に回し入れて具をとじ、半熟状態で火を止める。
6. ⑤を器に盛り、2〜3cm長さに切った三つ葉を散らして刻みのりをのせる。

アドバイス

手術後後期の段階に入ったら、肉の切り方も一口くらいの大きさにしてみましょう。とはいえ、あくまでも無理は禁物です。回復の程度には個人差があるので、時期尚早のようなら中期のおかずに戻してみたり、材料をもっと小さく切るなどして様子を見ることがたいせつです。

卵液に具をまぜ込んで蒸す

中華茶わん蒸し

170 kcal　塩分量 1.7g　脂質量 11.7g

材料（1人分）

卵	1個
豚ひき肉	30g
生しいたけ	1/2個
ゆでたけのこの穂先	20g
長ねぎの青い部分	10g
A　鶏がらスープ	2/3カップ
薄口しょうゆ	小さじ1/3
塩	少々
B　しょうゆ	小さじ1/2
ごま油	小さじ1/2

※鶏がらスープは、鶏がらスープの素（顆粒）小さじ1/2を湯2/3カップでといたもの。

〈作り方〉

1. 豚ひき肉はボウルに入れ、Bを加えてよくまぜ、下味をつけておく。
2. 生しいたけは石づきを切り落とし、ゆでたけのことともにみじん切りにする。
3. 長ねぎはせん切りにし、水に放してシャキッとさせる。
4. 卵をボウルにときほぐし、Aを加えてまぜる。1と2も入れて軽く合わせ、蒸し器に入る大きさの器に流し入れる。
5. 蒸気の上がった蒸し器に4を入れて強火で10分蒸し、仕上げに3をのせる。

アドバイス　ゆでたけのこは食物繊維を多く含む野菜です。後期に入っても、はじめのうちは、穂先などのやわらかい部分を用い、さらにこまかく刻んで使います。
仕上げにのせる長ねぎは、せん切りが食べにくいようなら小口切りにしてもかまいません。

豆腐とかぼちゃのチーズ焼き

豆腐を使ったイタリアンおかず

主菜　後期
卵を使った料理／豆腐を使った料理

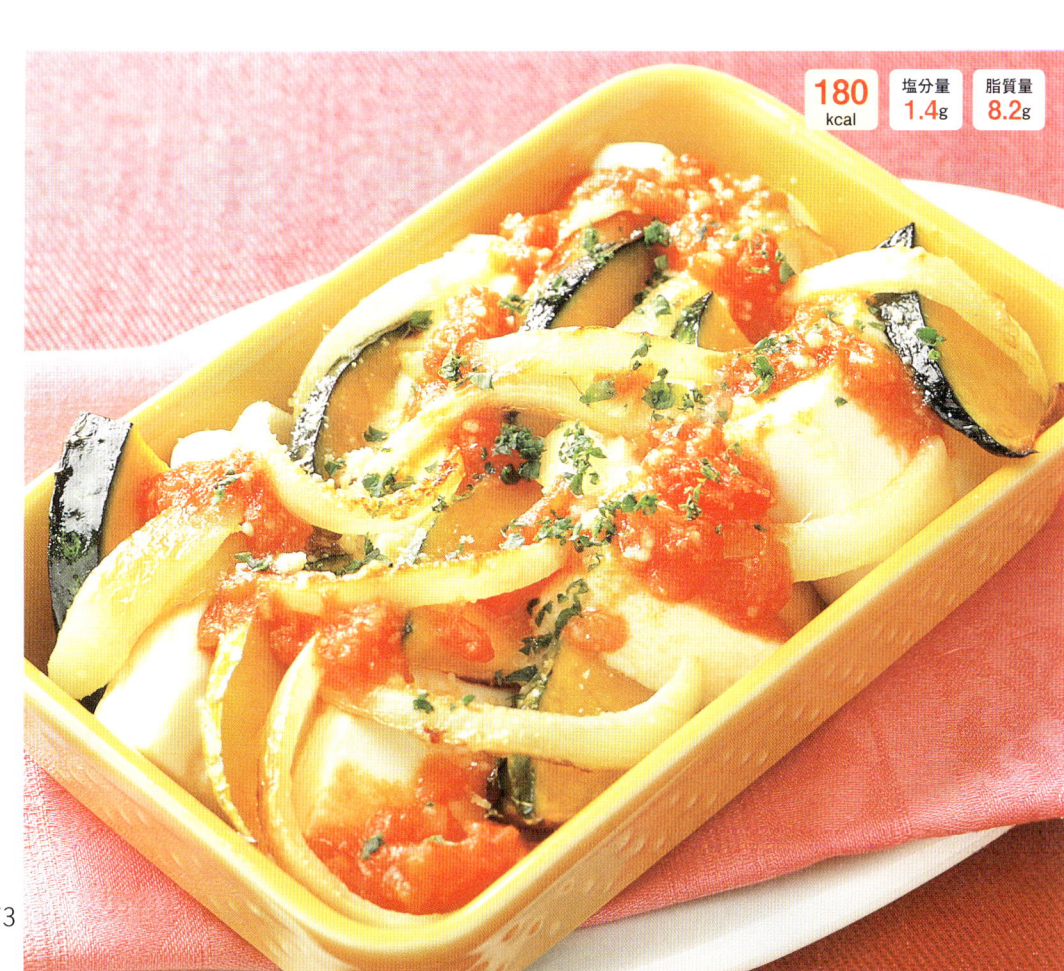

材料（1人分）

絹ごし豆腐	100g
かぼちゃ	50g
玉ねぎ	30g
塩、こしょう	各少々
トマトソース（市販品）	大さじ2
粉チーズ	小さじ1
植物油	小さじ1
パセリ（みじん切り）	少々

〈作り方〉

1. 絹ごし豆腐はペーパータオルで包んで耐熱皿にのせ、電子レンジで1分加熱して水分を抜き、1cm角に切る。
2. かぼちゃは5mm厚さの薄切りにし、さらに食べやすい大きさに切る。玉ねぎは薄切りにする。
3. フライパンに植物油を入れて熱し、2を強火で炒め、玉ねぎがややしんなりしたら軽く塩とこしょうを振って火を止める。
4. 耐熱皿に1と3を入れてトマトソースをかけ、全体に粉チーズを振りかける。これを温めたオーブントースターに入れ、表面に焼き色がつくまで4〜5分焼き、パセリを散らす。

アドバイス　かぼちゃは、初期〜中期にかけては皮をむいて使うようにしますが、よくかめるようになってきたら皮ごと食べましょう。

180 kcal　塩分量 1.4g　脂質量 8.2g

豆腐のえびだんご蒸し

えびのプリッとした食感を楽しむ

材料（1人分）

絹ごし豆腐		200g
芝えび（むき身）		40g
A	長ねぎ（みじん切り）	小さじ1
	しょうが汁	小さじ1/2
	日本酒	小さじ1
	卵白	1/2個分
	塩	少々
	かたくり粉	小さじ1
B	しょうゆ	小さじ1
	酢	小さじ2
	砂糖	小さじ1/3

180kcal　塩分量 2.0g　脂質量 6.2g

〈作り方〉

1. むきえびは背わたをとって包丁でこまかくたたき、ボウルに入れる。Aを加えてよく練りまぜ、4等分にしてだんご状に丸めておく。

2. 絹ごし豆腐は4等分に切り、それぞれの中心部をスプーンなどで丸くすくいとる。

3. 皿に ② の豆腐を並べてのせ、豆腐のくぼみに ① を詰め、蒸気の上がった蒸し器に入れて強火で5分ほど蒸す。

4. 小さなボウルにBを合わせてまぜ、蒸し上がった豆腐の上からかける。

アドバイス　中期から後期に移った当初におすすめのメニューです。かたくり粉でとろみをつけてあるので、えびの歯ごたえを楽しみつつ、のどごしよく食べられます。消化に問題がないようなら、えびはもう少しあらく刻んでもよいでしょう。

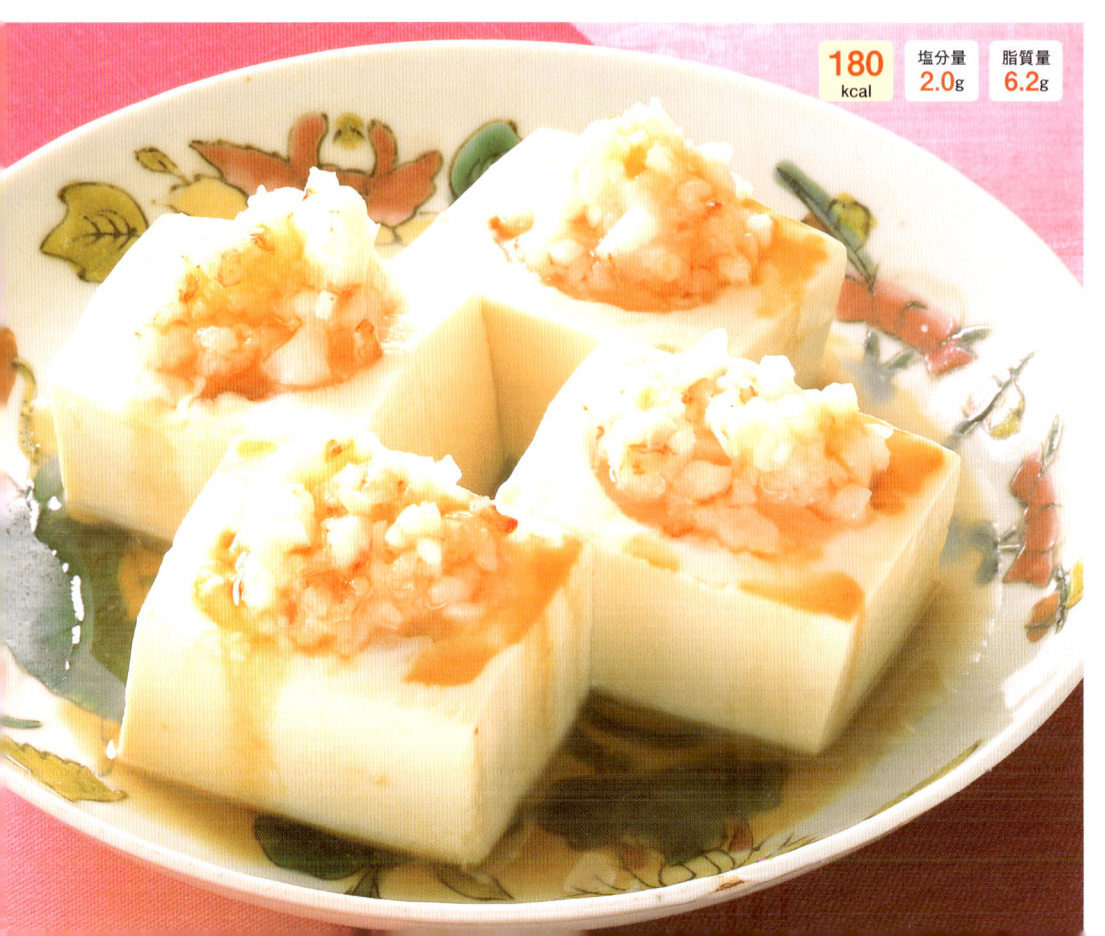

主菜 後期 豆腐を使った料理

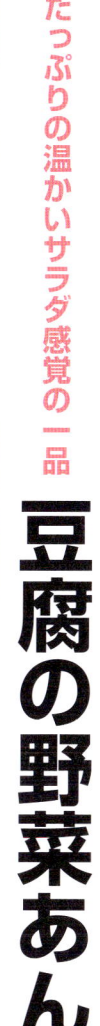

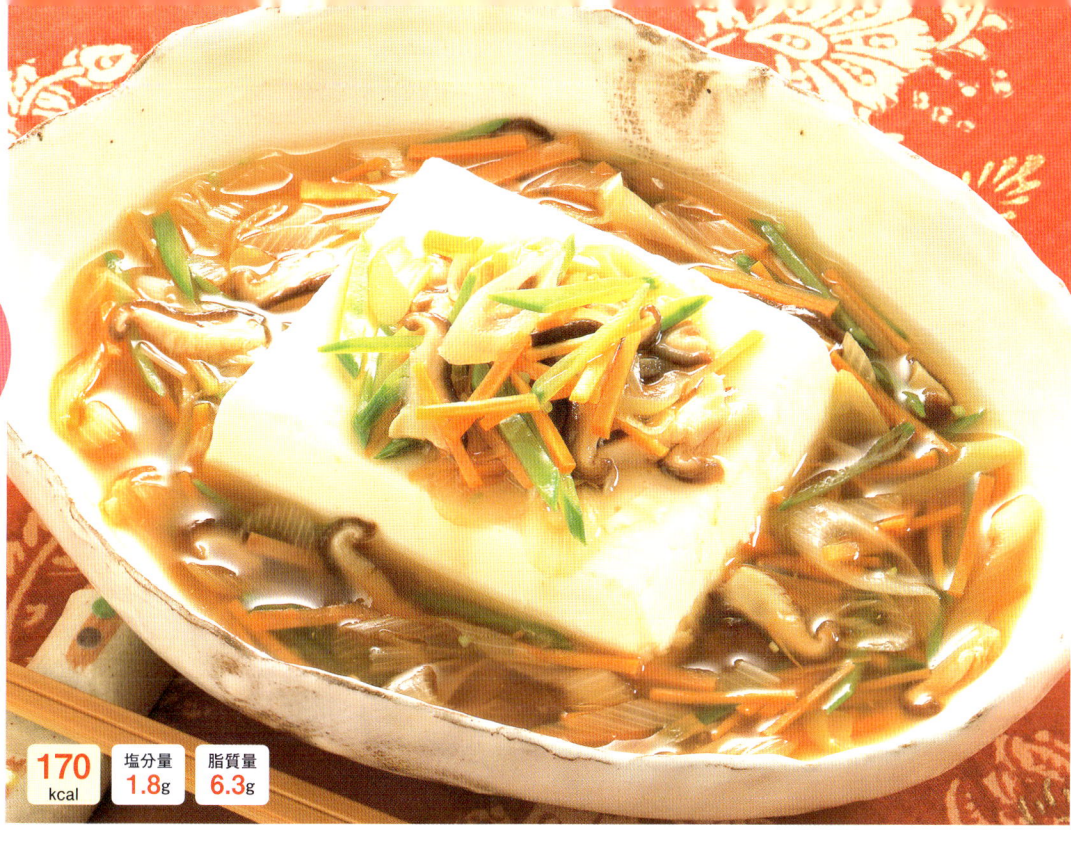

野菜あんたっぷりの温かいサラダ感覚の一品

豆腐の野菜あんかけ

170 kcal　塩分量 1.8g　脂質量 6.3g

材料(1人分)

絹ごし豆腐		150g
絹さや		3枚
長ねぎ		20g
にんじん		20g
生しいたけ		1個
A	だし汁	1/2カップ
	しょうゆ	小さじ2
	みりん	小さじ1 1/2
B	かたくり粉	小さじ1/2
	水	大さじ1

〈作り方〉

1. 絹さやは筋をとり、長ねぎとともに細い斜め切りにする。
2. にんじんは細めのせん切りにする。
3. 生しいたけは軸を切り落として笠を半分に切り、端から薄く切る。
4. 絹ごし豆腐は、鍋に沸かした熱湯で軽くゆでて温め、水けをきって器に盛る。
5. 鍋にAを入れて強火で煮立て、1と2、3を中火で煮る。
6. 5の野菜がやわらかくなったら、まぜ合わせたBを回し入れてとろみをつけ、4にかける。

参考メモ　冷めてもおいしいので、夏場にもおすすめの料理です。

ここがポイント　消化のよいタンパク質源である豆腐に、たっぷりの野菜を組み合わせた栄養バランスのよい一品です。煮汁にとろみをつけてあるので、のどごしよく食べることができます。

炒め煮にしてやわらかく仕上げる

もやしチャンプルー

140 kcal　塩分量 1.8g　脂質量 8.3g

材料（1人分）

木綿豆腐	100g
もやし	60g
にんじん	20g
絹さや	7枚
しょうゆ	小さじ1 1/2
塩	少々
だし汁	大さじ1
ごま油	小さじ1
削りがつお	小1/2パック

〈作り方〉

1. 木綿豆腐は耐熱皿にのせ、ラップをかけずに電子レンジで1分ほど加熱し、水分を抜く。
2. もやしはひげ根と芽をつみとる。
3. 絹さやは筋をとり、にんじんとともにせん切りにする。
4. フライパンにごま油を入れて強火で熱し、にんじん、絹さや、もやしの順に入れて炒め合わせ、①の豆腐を手でくずし入れて、さらによく炒める。
5. ④にだし汁を加えて材料がやわらかくなるまで中火で炒め煮にし、しょうゆと塩で味つけする。最後に削りがつおを加えてまぜ、火を止める。

アドバイス

もやしにはいろいろな種類がありますが、豆もやしは豆の部分がかたいので避けましょう。
ここでは、材料をやわらかくするために、炒めている途中でだし汁を加えて炒め煮にする方法をとり入れました。このほか、強い火力で短時間に加熱し、もやしなどのシャキシャキ感を生かす方法もあります。これも案外食べやすいので、試してみてください。
味が薄まらないよう、豆腐は必ず水分を抜いてから使います。

香味野菜を使った南仏風 あじのオーブン焼き

材料（1人分）

あじ（三枚におろしたもの）	70g
塩、こしょう	各少々
玉ねぎ	30g
じゃがいも	$\frac{1}{4}$個
トマト	$\frac{1}{4}$個
パン粉	大さじ2
おろしにんにく	小さじ$\frac{1}{2}$
パセリ（みじん切り）	小さじ1
A ┌ 塩	小さじ$\frac{1}{4}$
└ こしょう	少々
オリーブ油	小さじ1

〈作り方〉

1. 玉ねぎは薄切りにし、じゃがいもとトマトは2mm幅の薄切りにする。
2. パン粉を小さなボウルに入れ、おろしにんにくとパセリを加えてよくまぜておく。
3. あじの身側に塩とこしょうを軽く振る。
4. フライパンにオリーブ油を入れて熱し、1の玉ねぎとじゃがいもを強火でさっと炒め、Aを振って火を止める。
5. 耐熱容器に4を敷き、その上に1のトマトを均一に重ね、3を並べてのせる。2を全体に散らし、オーブントースターでこんがりと焼き色がつくまで7～8分ほど焼く。

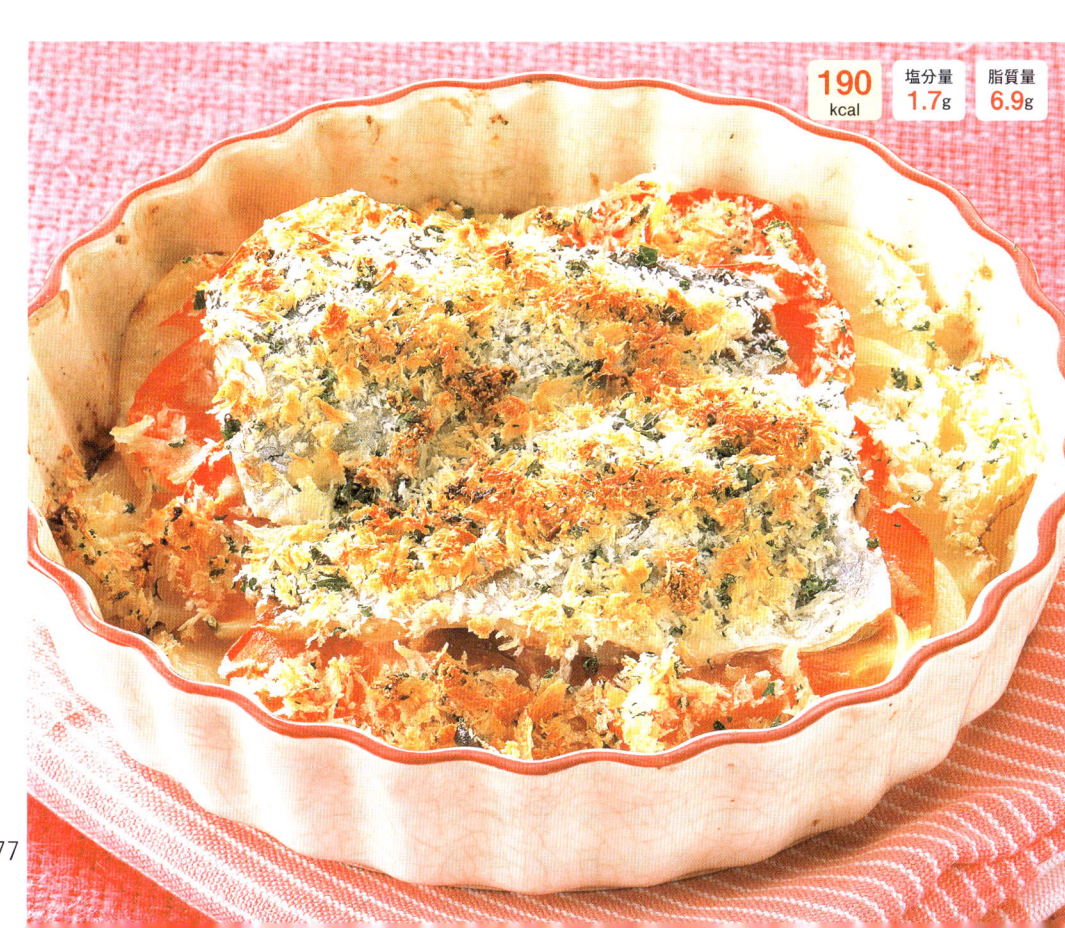

190 kcal　塩分量 1.7g　脂質量 6.9g

アドバイス　にんにくは刺激が強いことから使用を避けていましたが、後期に入ったら、様子を見ながら少量ずつ使ってみましょう。トマトの皮が気になるときは、皮を湯むきしてから使います。

主菜　後期　豆腐を使った料理／魚介を使った料理

いわしのつみれ鍋

魚を消化のよい形にした

材料（1人分）

いわし	1尾(100g)を手開きにしたもの
A みそ	小さじ1/3
A 塩、こしょう	各少々
A おろししょうが	小さじ1/2
A 万能ねぎ(小口切り)	小さじ1
大根	30g
にんじん	20g
しめじ	20g
長ねぎ	1/4本
三つ葉	1本
B だし汁	1カップ
B しょうゆ	大さじ1/2
B 日本酒	大さじ1/2
B みりん	小さじ1
B 塩	少々

170 kcal　塩分量 2.3g　脂質量 7.2g

〈作り方〉

1. いわしは頭側から薄皮をむき、身を包丁でこまかくたたいてから、すり鉢に入れてすりこ木でよくすりまぜる（またはフードプロセッサーにかける）。これにAを加え、さらになめらかにすり合わせてつみれの生地を作る。

2. 大根とにんじんは3mm厚さくらいの輪切りにし、鍋に沸かした熱湯でやわらかくゆでておく。しめじは根元を切り落として小分けにする。長ねぎは斜め切りにし、三つ葉はざく切りにする。

3. 土鍋にBを入れて強火にかけ、煮立ったら①をスプーンなどで一口大にまとめて入れていく。再び煮立ったら中火にし、アクをすくいとる。つみれが浮き上がってきたところで②の野菜を加え、一煮する。

参考メモ つみれは、いわしを消化のよい形にしたもの。手作りするのがたいへんなときは、市販のものを使ってもかまいません。大3～4個でほぼ同エネルギーです。

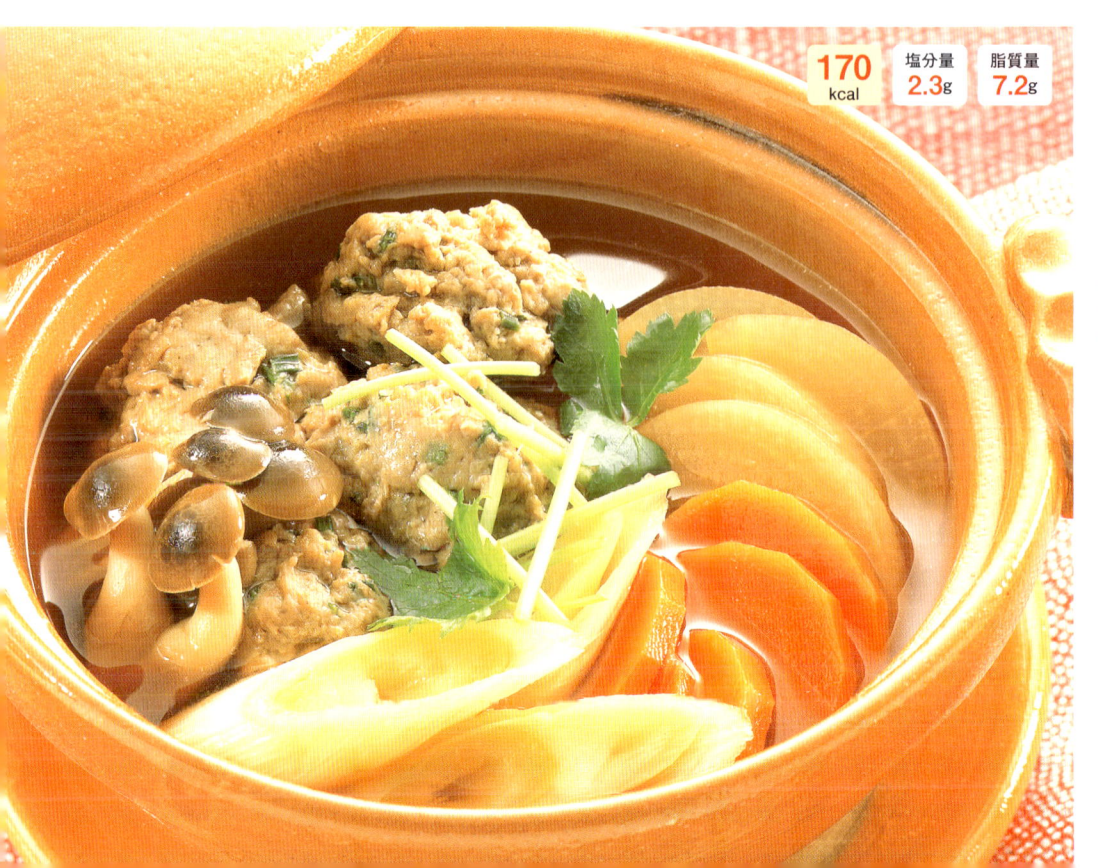

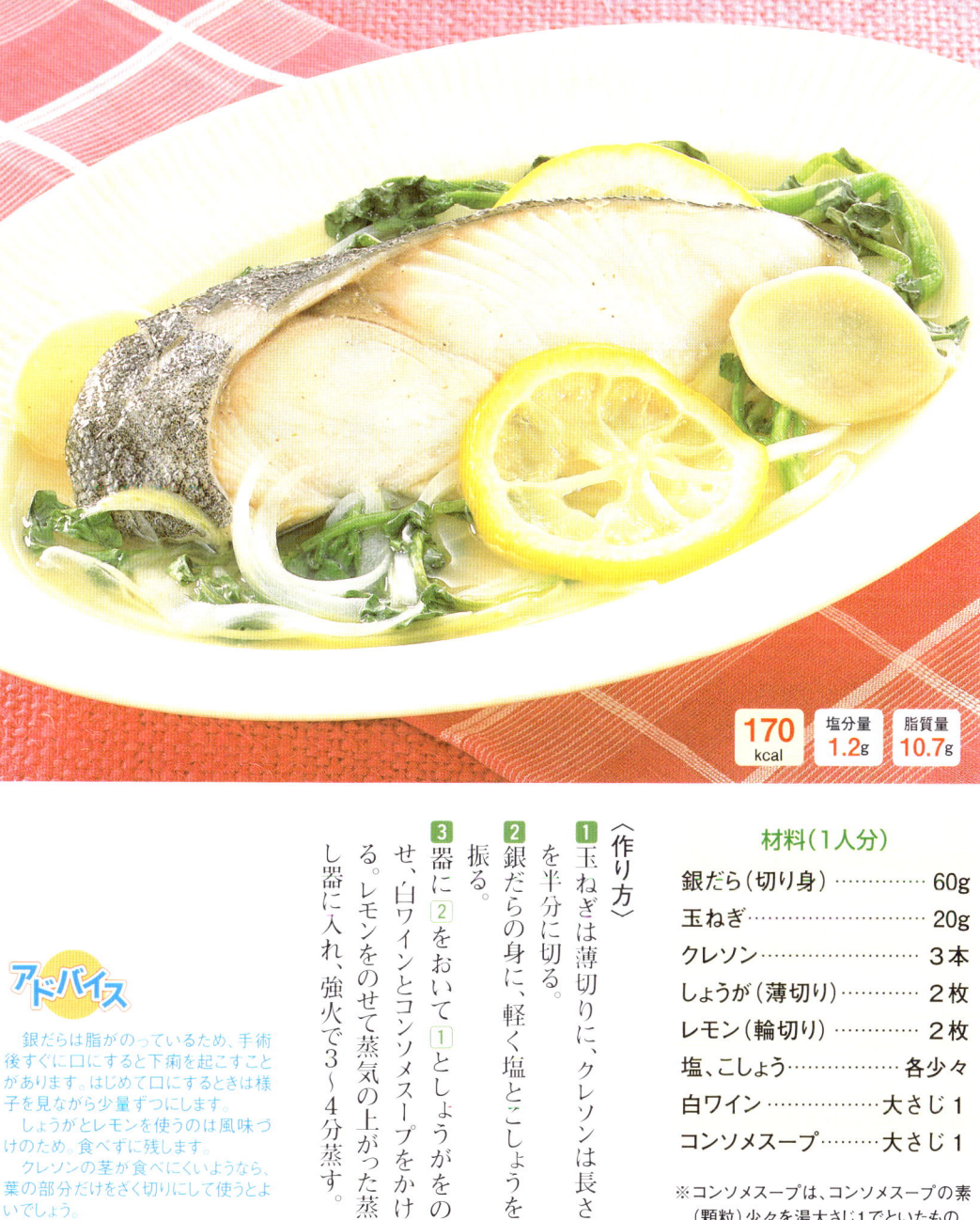

主菜 後期 魚介を使った料理

趣向を変えて洋風で味わう

銀だらの洋風野菜蒸し

170 kcal / 塩分量 1.2g / 脂質量 10.7g

材料(1人分)

銀だら(切り身)	60g
玉ねぎ	20g
クレソン	3本
しょうが(薄切り)	2枚
レモン(輪切り)	2枚
塩、こしょう	各少々
白ワイン	大さじ1
コンソメスープ	大さじ1

※コンソメスープは、コンソメスープの素(顆粒)少々を湯大さじ1でといたもの。

〈作り方〉

1. 玉ねぎは薄切りに、クレソンは長さを半分に切る。
2. 銀だらの身に、軽く塩とこしょうを振る。
3. 器に①としょうがをのせ、白ワインとコンソメスープをかける。レモンをのせて蒸気の上がった蒸し器に入れ、強火で3〜4分蒸す。

アドバイス

銀だらは脂がのっているため、手術後すぐに口にすると下痢を起こすことがあります。はじめて口にするときは様子を見ながら少量ずつにします。
しょうがとレモンを使うのは風味づけのため。食べずに残します。
クレソンの茎が食べにくいようなら、葉の部分だけをざく切りにして使うとよいでしょう。

煮汁に大根おろしを加えたさっぱり風味

さばのおろし煮

| 190 kcal | 塩分量 1.5g | 脂質量 9.4g |

材料（1人分）

さば（国産・切り身）	60g
塩	少々
A〔だし汁	1/3カップ
しょうゆ	小さじ1
みりん	小さじ1
日本酒	大さじ1〕
大根	80g
植物油	小さじ1/2
万能ねぎ（小口切り）	少々

〈作り方〉

1. さばは半分に切り、ざるにのせて両面に軽く塩を振る。このまま10分ほどおき、出てきた水分をペーパータオルでふきとる。
2. 大根はすりおろす。
3. フライパンを熱して植物油を入れ、①を両面とも中火でこんがりと焼く。
4. 鍋にAを入れて強火で煮立て、③を入れて中火で3〜4分煮る。ここに②を加えて一煮立ちさせ、火を止める。
5. ④を器に盛り、万能ねぎを散らす。

参考メモ
大根にはでんぷんの分解酵素であるアミラーゼが多く含まれるので、ご飯などでんぷんを多く含む食物の消化を助けます。ただし、加熱しすぎるとこの酵素の働きが失われるので、大根おろしを加えたらさっと温める程度にしましょう。
輸入もののさばを使う場合は、国産ものより脂肪分が多いので、使用量は40gになります。

アドバイス
魚の調理法で消化がよいのは「生」「煮る」「焼く」の順です。焼き魚を食べる前に、まず煮魚で慣らしておきましょう。

さばの塩焼き

焼き魚の定番メニュー

主菜　後期　魚介を使った料理

材料(1人分)

- さば(国産・切り身) ……… 60g
- 塩 ……………………… 少々

つけ合わせ
- 大根 …………………… 80g
- しょうゆ ……………… 小さじ$\frac{1}{2}$
- 青じそ ………………… 小2枚

〈作り方〉

1. さばはざるにのせ、両面に軽く塩を振って10分ほどおき、出てきた水分をペーパータオルでふきとる。
2. 大根はすりおろす。
3. 焼き網をよく熱して①をのせ、両面を中火でこんがりと焼く。
4. 器に青じそを敷き、③を盛りつける。水けを軽くしぼった②を添え、しょうゆをかける。

参考メモ

さばの脂肪には、コレステロールを下げ、血栓(血のかたまり)ができるのを防ぐIPA(イコサペンタエン酸)やDHA(ドコサヘキサエン酸)という不飽和脂肪酸が多く含まれ、また、血合い部分には鉄分やビタミンB群が豊富に含まれます。
輸入もののさばを使う場合は、国産ものより脂肪分が多いので、使用量は40gになります。

アドバイス

さばは脂がのっているため、手術後すぐに口にすると下痢を起こすことがあります。そんな事態をできるだけ避けるには、まずは少量から慣らしていくこと、さらには、ご飯などといっしょに食べてよくかむことがたいせつです。よくかむことで、脂の多い食品を受け入れる態勢が体にできてくるのです。

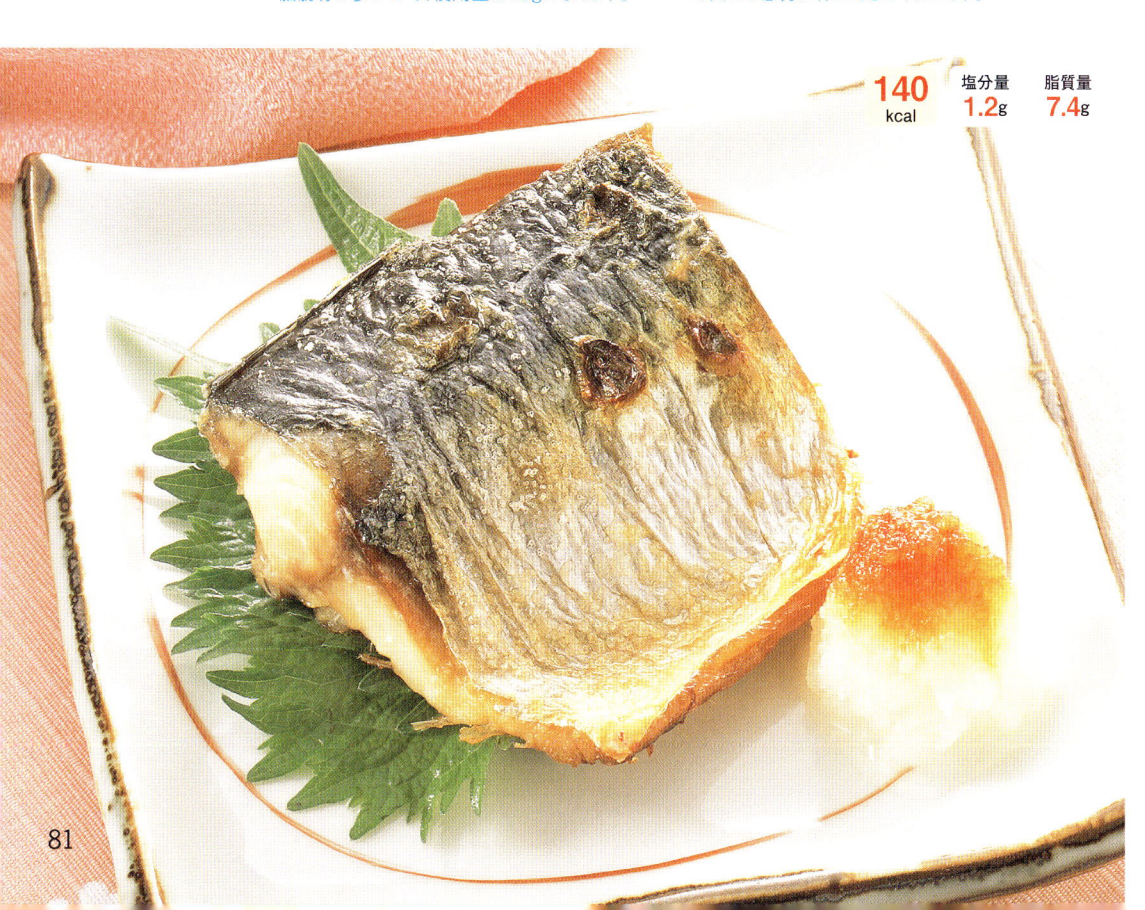

140 kcal　塩分量 **1.2**g　脂質量 **7.4**g

ぶり大根

あめ色にやわらかく煮込んだ

材料（1人分）

ぶり（切り身）	50g
大根	100g
しょうが	5g
だし昆布	5cm角1枚
水	1カップ
A しょうゆ	小さじ2
みりん	小さじ1
日本酒	小さじ1

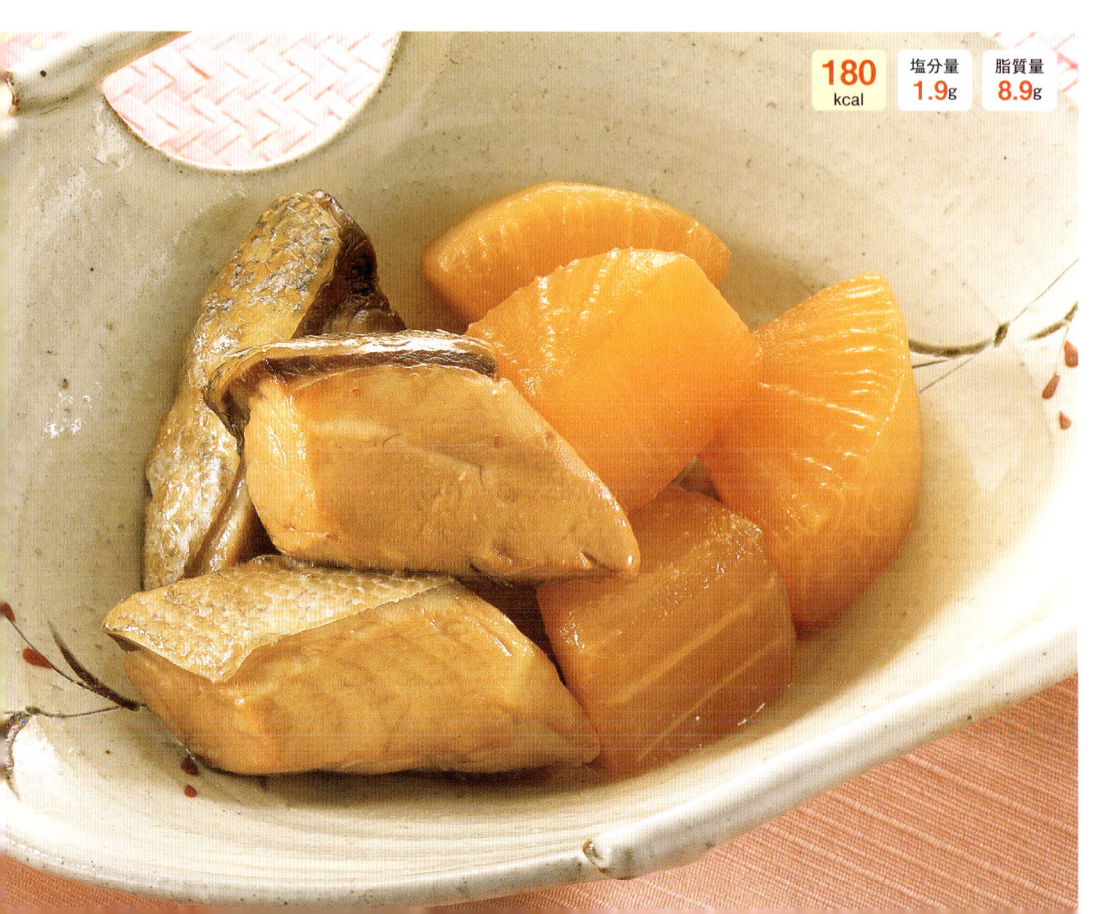

〈作り方〉

1 大根は2cm厚さのいちょう切りにし、鍋に入れてかぶるくらいの水を加え、強火にかける。煮立ったら中火にし、約10分ゆでてざるに上げる。

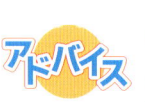

2 しょうがは薄切りにする。

3 ぶりは3つ〜4つに切る。

4 鍋に分量の水とだし昆布を入れて強火にかけ、沸騰直前にだし昆布をとり出して、Aを加える。

5 4 が煮立ったら、1 と 2 、3 を入れる。再び煮立ったら弱火にして落としぶたをし、煮汁が少なくなるまで煮込む。途中、煮汁をすくって全体にかけながら煮ていくと、味がよくしみ込むだけでなく、つやよく仕上がる。

アドバイス ぶりの血合いの部分には鉄分が多く含まれます。できれば、血合いのついた切り身を選ぶようにしましょう。大根を生で食べてみて、苦みを感じないようなら、あえて下ゆでをする必要はありません。生のまま 4 で煮始めて、10分煮たあとでぶりとしょうがを加えるようにします。

180 kcal　塩分量 1.9g　脂質量 8.9g

主菜 / 後期 / 魚介を使った料理

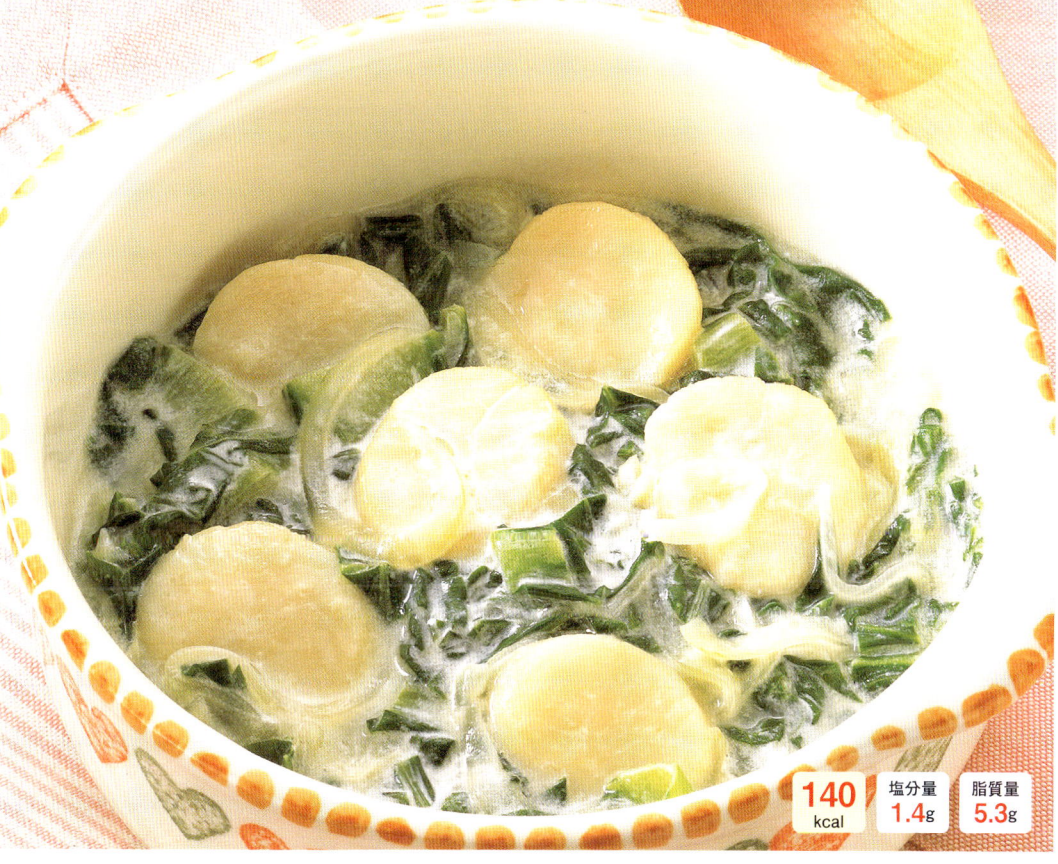

まろやかな味わい

ほたてのクリーム煮

140 kcal / 塩分量 1.4g / 脂質量 5.3g

材料（1人分）

ほたて貝柱（刺し身用）	60g
青梗菜の葉の部分（チンゲンサイ）	1/2株
玉ねぎ	20g
水	大さじ2
牛乳	1/4カップ
塩	小さじ1/5
こしょう	少々
バター	小さじ1
A かたくり粉	小さじ1/2
水	大さじ3

〈作り方〉

1. ほたて貝柱は、厚みを2〜3等分にスライスする。
2. 青梗菜の葉の部分は5mm幅に切り、玉ねぎは薄切りにする。
3. 鍋にバターを入れてとかし、玉ねぎを中火でサッと焼いてとり出す。次に1の両面を入れて軽く炒める。
4. 3に分量の水を加えて、野菜がしんなりするまで弱火で煮る。ほたて貝柱を戻し入れて牛乳を注ぎ、塩とこしょうで味をととのえる。
5. よくまぜ合わせたAを回し入れてとろみをつけ、火を止める。

アドバイス ほたて貝柱は貝の中でもやわらかくてかみやすいので、おすすめの食材です。ただし、加熱しすぎるとかたくなったり、縮んだり、うまみが逃げるので、できるだけ鮮度のよいものを使って、火はさっと通すことがおいしく仕上げるコツです。

ほたてのプロバンス風

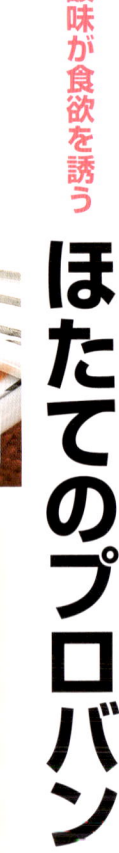

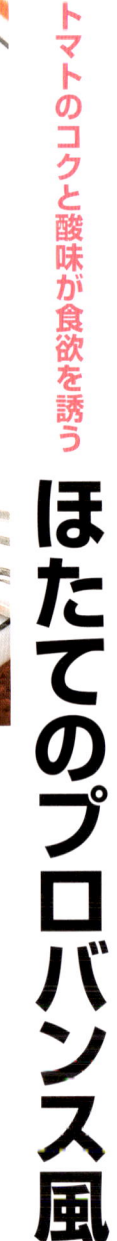

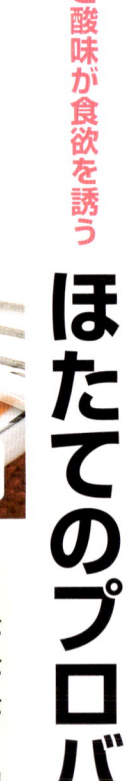

トマトのコクと酸味が食欲を誘う

140 kcal　塩分量 0.6g　脂質量 4.6g

材料（1人分）

ほたて貝柱（刺し身用）	70g
玉ねぎ	20g
トマトの水煮缶詰（ホール）	60g
ブラックオリーブの塩漬け（種抜き）	1個
にんにく（みじん切り）	小さじ1/2
塩、こしょう	各適量
レモン汁	小さじ1/2
砂糖	ひとつまみ
オリーブ油	小さじ1
パセリ（みじん切り）	少々

〈作り方〉

1 玉ねぎは薄切りにする。トマトは種を除いてざく切りにする。ブラックオリーブは輪切りにする。

2 ほたて貝柱は厚みを半分にし、軽く塩とこしょうを振っておく。

3 フライパンにオリーブ油の半量を入れて熱し、2を入れて両面を中火で軽く焼き、皿に盛る。

4 3のフライパンに残りのオリーブ油、にんにく、1の玉ねぎを入れて弱火で炒める。玉ねぎが透き通ってきたら1のトマトとブラックオリーブ、レモン汁、砂糖を加えて弱火で2～3分煮込み、塩とこしょうで味をととのえる。

5 3に4のソースをかけ、パセリを散らす。

アドバイス

ほたて貝柱は加熱しすぎるとかたくなったり、縮んだり、うまみが逃げたりします。刺し身用など、できるだけ鮮度のよいものを使って、中が半生程度に火をさっと通すのがおいしく仕上げるコツです。にんにくも、様子を見ながら少量ずつ使ってみましょう。

梅干しの酸味がさわやか
ささ身の梅しそ巻き

材料（1人分）

鶏ささ身	80g（約2本）
梅干し	6g
青じそ	4枚
塩、こしょう	各少々
小麦粉	小さじ$\frac{1}{3}$
植物油	小さじ1
大根	80g
しょうゆ	小さじ$\frac{1}{3}$

〈作り方〉

1. 梅干しは種をとり、包丁の背で果肉をこまかくたたいてペースト状にしておく。
2. 大根はすりおろす。
3. 鶏ささ身は切り目を浅く入れて白い筋を包丁でとり除く。1本の長さを2等分にしてから縦に切り目を入れ、塩とこしょうを振る。
4. ③の切り目に①の梅肉をはさみ、それに青じそを1枚ずつ巻きつけて、小麦粉を薄くまぶしつける。
5. フライパンに植物油を入れて熱し、④を巻き終わりを下にして入れ、両面に焼き色がつくまで中火で焼く。
6. ⑤を器に盛り、水けを軽くしぼった②をのせてしょうゆをかける。

参考メモ
梅干しには殺菌作用のほか、食欲増進作用もあるので、療養中の人にもおすすめの食品です。

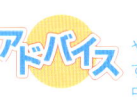

アドバイス
後期では、いよいよ肉料理が中心になります。それぞれに食べやすくするための工夫がこらされているので、参考にしながら少しずつ肉食にも慣れていきましょう。後期の段階まで進むと、初期と中期を含めたすべてのおかずの中から選べるので、選択の幅が広がります。ただ、回復力には個人差があるので、自分の体と相談しながら、体に負担をかけない献立を組むことがたいせつです。

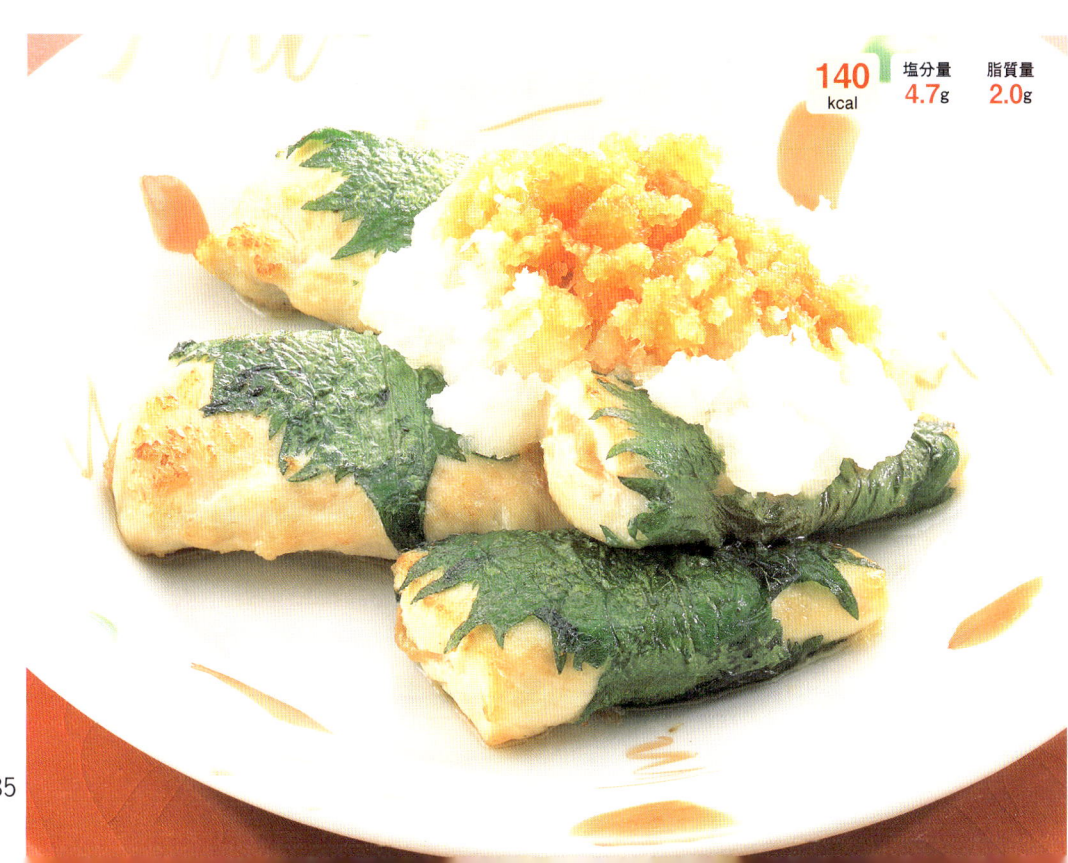

140 kcal　塩分量 4.7g　脂質量 2.0g

主菜　後期　魚介を使った料理／肉を使った料理（鶏肉）

鶏肉の照り焼き

たれをつやよくからめた

材料(1人分)

鶏もも肉（皮つき）	70g
しょうゆ	小さじ1½
みりん	小さじ1½
植物油	小さじ1
つけ合わせ	
さやいんげん	1〜2本

アドバイス

ここでは皮つきの鶏もも肉を使いましたが、皮が食べにくい場合は、皮なしのものを90g使いましょう。その場合、エネルギー量は170kcalで脂質は7.5gになります。

210 kcal　塩分量 1.4g　脂質量 13.8g

〈作り方〉

1 つけ合わせのさやいんげんは筋をとり、鍋に沸かした熱湯でやわらかくゆで、ざるに上げて水けをきり、長さを3等分に切る。

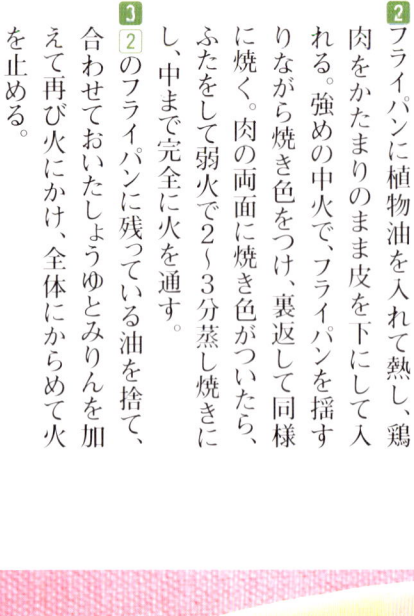

2 フライパンに植物油を入れて熱し、鶏肉をかたまりのまま皮を下にして入れる。強めの中火で、フライパンを揺りながら焼き色をつけ、裏返して同様に焼く。肉の両面に焼き色がついたら、ふたをして弱火で2〜3分蒸し焼きにし、中まで完全に火を通す。

3 2のフライパンに残っている油を捨て、合わせておいたしょうゆとみりんを加えて再び火にかけ、全体にからめて火を止める。

4 3を食べやすい大きさに切って器に盛り、1をつけ合わせる。

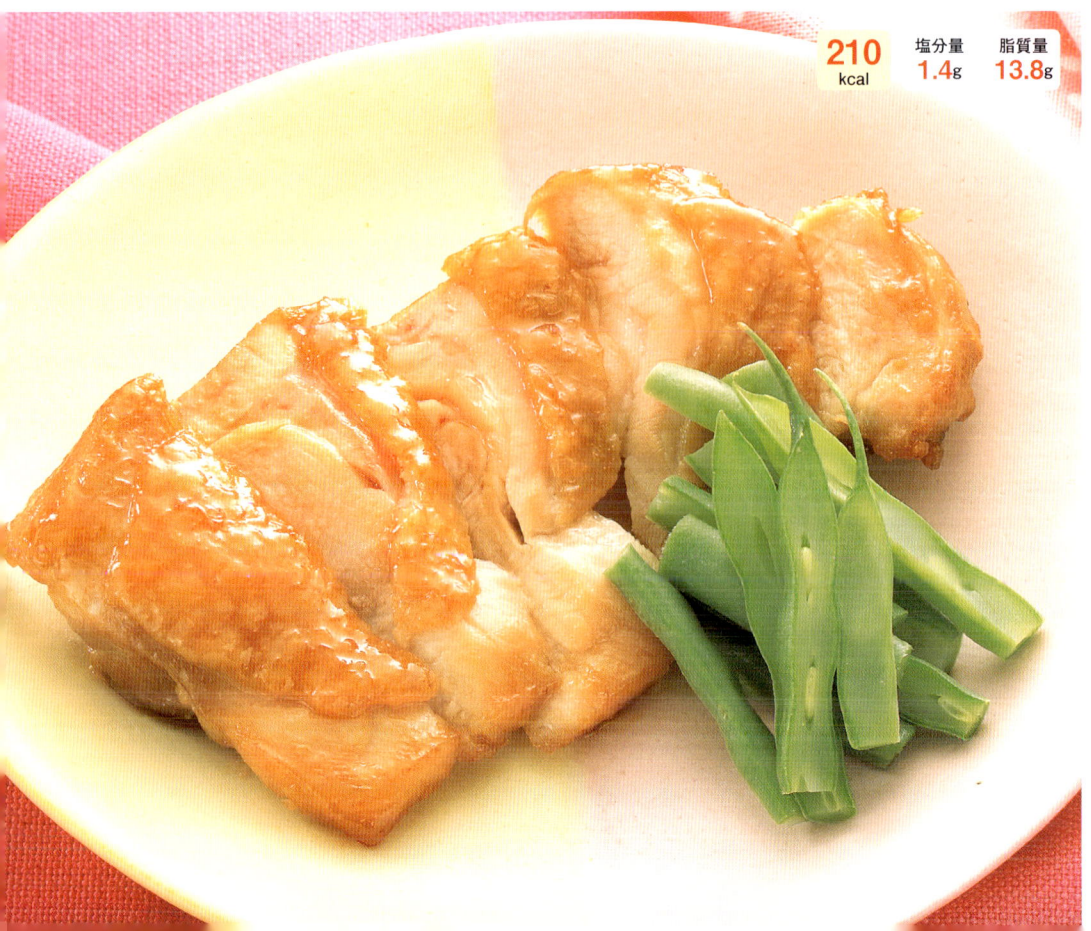

86

鶏の水炊き

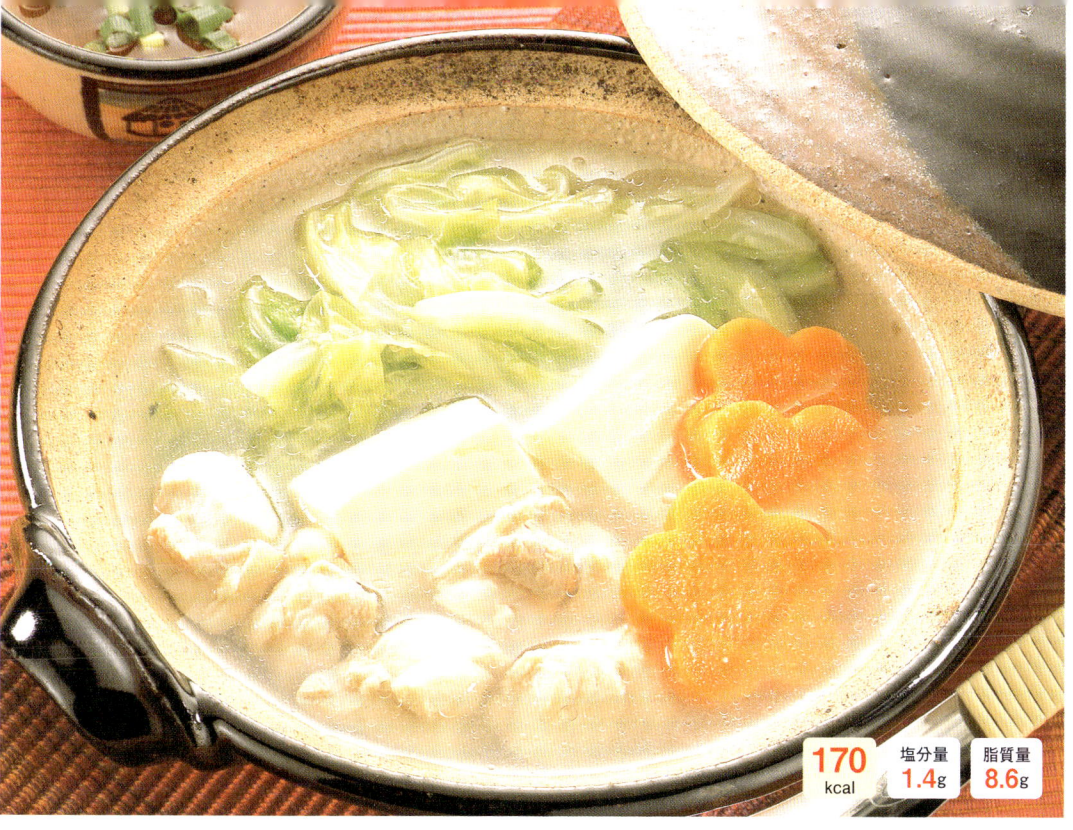

肉、豆腐、野菜をバランスよく食べる

主菜 / 後期 肉を使った料理（鶏肉）

170 kcal ／ 塩分量 1.4g ／ 脂質量 8.6g

材料（1人分）

鶏もも肉（皮つき）	50g
絹ごし豆腐	50g
にんじん	20g
白菜の葉先	1/2枚
水	2カップ
日本酒	小さじ2
しょうゆ	小さじ1 1/2
酢	小さじ1
大根	30g
あさつき（小口切り）	1/2本

〈作り方〉

1. 絹ごし豆腐は半分に切る。
2. にんじんは2～3mm厚さの輪切りにしてから花型で抜き、白菜の葉先はざく切りにする。
3. 大根はすりおろす。
4. 鶏もも肉は小さめのぶつ切りにする。
5. 小鍋に日本酒としょうゆを入れて弱火にかけ、煮立ったら火を止める。少し冷めたら酢を加えてポン酢しょうゆを作り、取り鉢に入れておく。
6. 土鍋に分量の水を入れて煮立て、②を入れて、野菜がやわらかくなるまで弱めの中火でことこと煮る。次に①と④を加えて火を通す。
7. 薬味の大根おろしとあさつきを⑤のポン酢しょうゆに添えて、それに煮えたものからつけて食べる。

アドバイス

ここでは皮つきの鶏もも肉を使いましたが、皮が食べにくい場合は、皮なしのものを80g使いましょう。絹ごし豆腐は、木綿豆腐にかえてもかまいません。その場合、総エネルギー量が約10kcalふえます。
また、白菜のかわりにキャベツを使ってもおいしくできます。
鶏肉などの肉類は火を通しすぎるとかたくなるので、煮すぎないように注意しましょう。

揚げずに、オーブントースターで焼く とんカツ風

| 270 kcal | 塩分量 1.4g | 脂質量 14.3g |

材料（1人分）

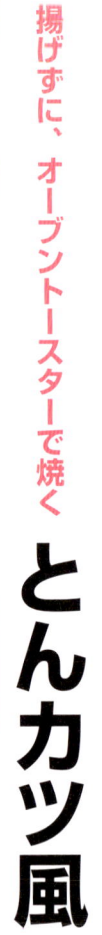

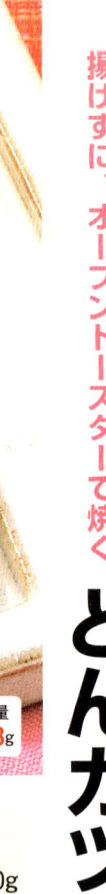

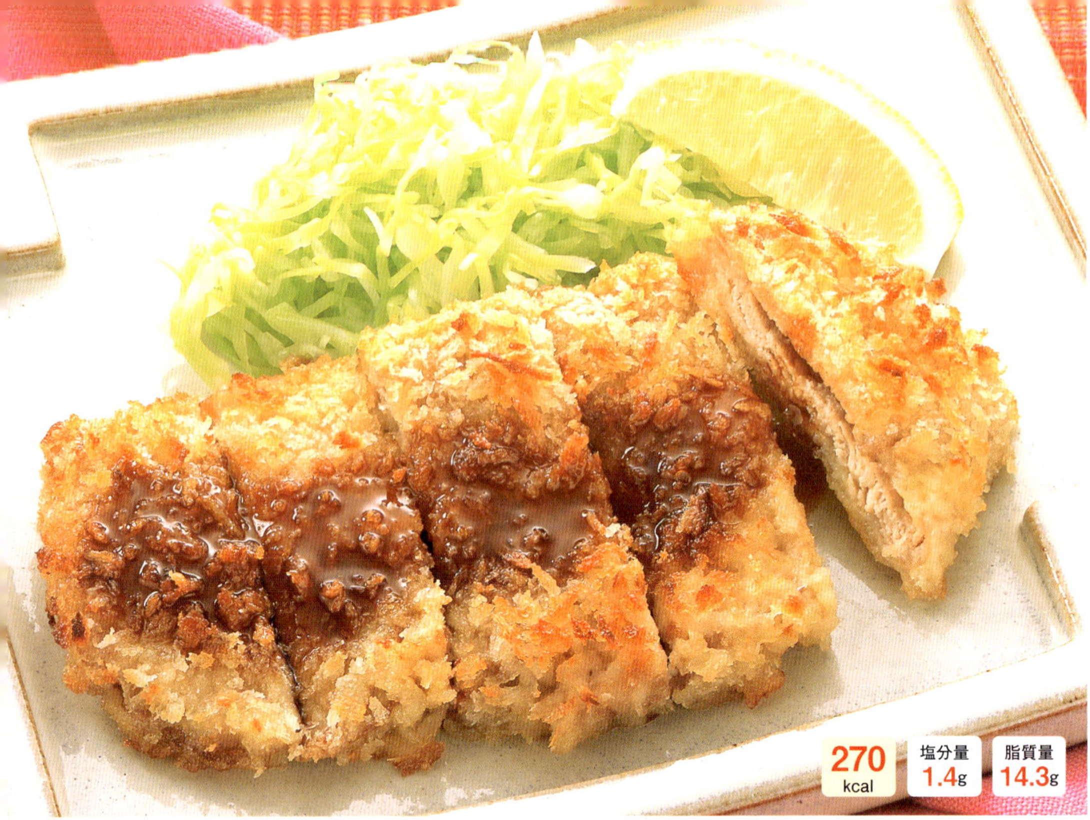

豚もも薄切り肉	70g
塩、こしょう	各少々
小麦粉	小さじ1
卵黄	1/2個分
パン粉	大さじ2 1/2
植物油	小さじ1 1/2
中濃ソース	大さじ1

つけ合わせ

キャベツ	1/2枚
レモン（くし形切り）	1切れ

〈作り方〉

1. 豚もも肉の薄切りは、まな板の上に1枚ずつ広げて重ね、両面に塩とこしょうを振る。
2. 小さなボウルにパン粉を入れ、植物油を加えてまぜる。
3. ①に、小麦粉、卵黄、②の順にフライ衣をつけ、オーブントースターで5分ほど焼く。
4. キャベツは鍋に沸かした熱湯でしんなりするまでゆで、水けをしぼってせん切りにする。
5. 器に④を盛ってレモンを添え、③を食べやすい大きさに切ってのせ、中濃ソースをかける。

アドバイス

手術後3カ月も過ぎると、家族の食べている揚げ物に食欲をそそられるようになるかもしれません。それは、体が回復してきたサイン。油脂を使った料理にも、体を少しずつ慣らしていきましょう。そんな時期におすすめなのが、この「とんカツ風」です。

炒め物を食べても下痢を起こさないようであれば、この料理を口にしても問題はないはずです。

ここがポイント

薄切り肉を重ねて、かみ切りやすくし、油をとりすぎることのないよう揚げずに、オーブントースターで焼く「とんカツ風」です。

つけ合わせのキャベツはゆでてやわらかくしてありますが、しっかりかむ習慣がついた人は生のままでもかまいません。

しゃぶしゃぶ用の薄切り肉を使った 豚肉のしょうが焼き

主菜 後期 肉を使った料理（豚肉）

材料（1人分）

豚ロース肉（しゃぶしゃぶ用）	50g
玉ねぎ	30g
しょうが	少々
しょうゆ	小さじ1
みりん	小さじ1
植物油	小さじ1
つけ合わせ	
キャベツ	1/2枚

180 kcal　塩分量 1.0g　脂質量 10.1g

〈作り方〉

1. 玉ねぎは薄切りにする。しょうがはすりおろす。
2. 豚ロース肉は、食べやすい大きさに切る。
3. フライパンに植物油を入れて熱し、中火で①の玉ねぎを炒める。玉ねぎがしんなりしたら、②と①のおろししょうがを加えて強火で炒め合わせる。
4. ③の豚肉の色が変わったら弱火にし、まぜ合わせたしょうゆとみりんを加えて全体にからめ、火を止める。
5. キャベツは鍋に沸かした熱湯でしんなりするまでゆで、水けをしぼってせん切りにする。
6. 器に④を盛り、⑤を添える。

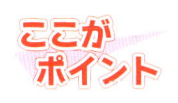

参考メモ
玉ねぎにはアリシンという臭気の強い成分が含まれています。このアリシンには、胃腸の粘膜を軽く刺激して胃腸の働きをよくし、消化酵素の分泌を促す作用もあり、胃や腸の摘出をした患者さんに有効に働きます。

ここがポイント
豚ロース肉は、かみ切りやすいようにしゃぶしゃぶ用のごく薄切りを使っています。よくかめるようになったら、普通の薄切りにかえてみましょう。
つけ合わせのキャベツはゆでてやわらかくしてありますが、しっかりかむ習慣がついた人は生のままでもかまいません。

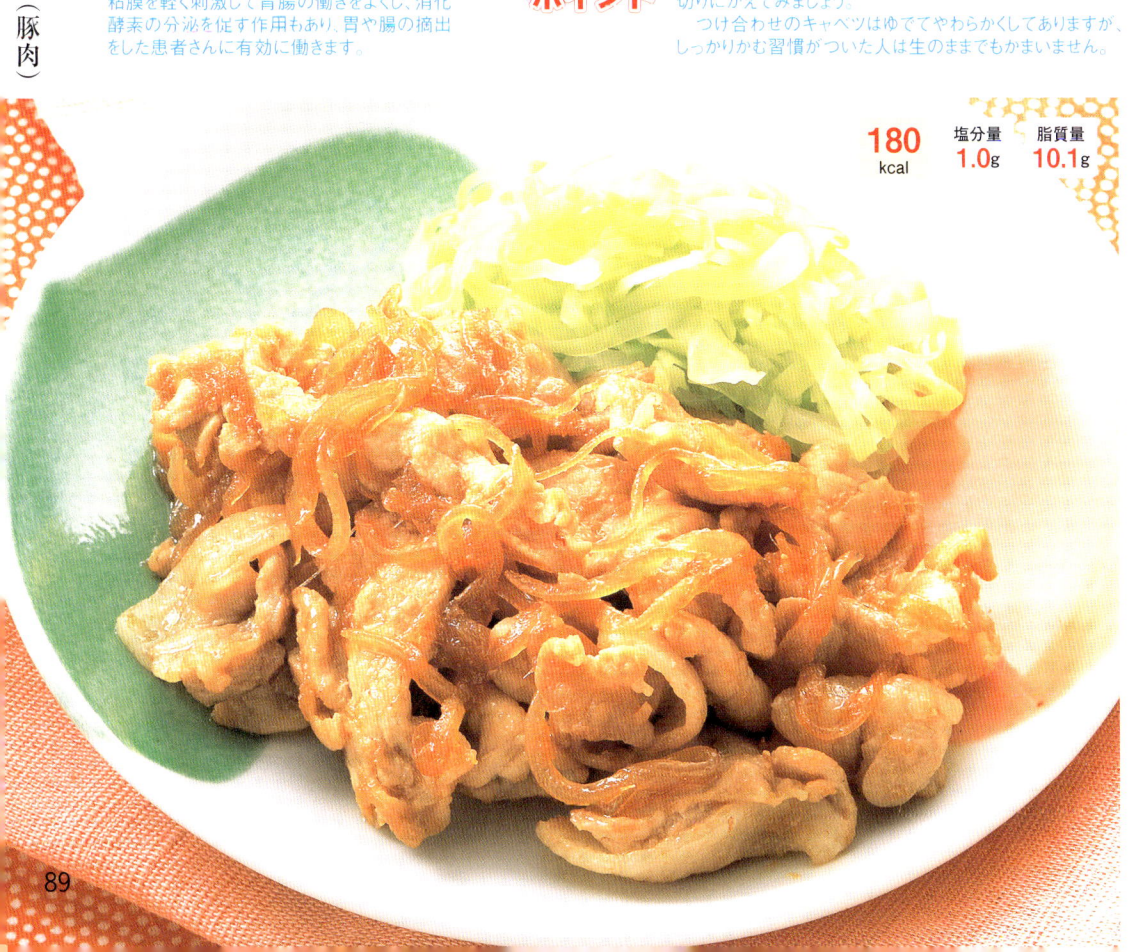

ゆで豚のごまだれかけ

コクのあるごまだれが食欲増進に

210 kcal ／ 塩分量 1.0g ／ 脂質量 14.6g

材料（1人分）

豚肩ロースかたまり肉（脂身なし）……………………………… 50g

A ┃ しょうが（薄切り）…… 5g
　 ┃ 長ねぎ（青い部分）… $\frac{1}{4}$ 本

B ┃ 練り白ごま …… 小さじ2
　 ┃ 酢 ………… 小さじ $\frac{1}{3}$
　 ┃ しょうゆ ……… 小さじ1
　 ┃ みりん ……… 小さじ $\frac{1}{2}$
　 ┃ だし汁 ………… 小さじ1

つけ合わせ

大根 ………………… 30g
きゅうり …………… $\frac{1}{3}$ 本

〈作り方〉

1. 鍋にたっぷりの湯を沸かし、Aの香味野菜と豚肩ロース肉をかたまりのまま入れる。沸騰したら弱火にしてアクをとり、豚肉に竹串を刺して澄んだ汁が出るまで20分ほどゆでる。

2. 1をゆで汁につけたまま冷まし、冷めたらとり出して2〜3mm厚さに切る。

3. Bを小さなボウルに入れてよくまぜ合わせ、ごまだれを作る。

4. つけ合わせの大根ときゅうりは、せん切りにして、さっくりと合わせておく。

5. 器に4をのせて2を盛り、3をかける。

アドバイス

ゆで豚は少量では作りにくいもの。家族の分も含め、300gくらいのかたまり肉で作りたいものです。その場合のゆで時間は30分程度です。

ゆでたあとは、ゆで汁につけたまま冷ますのがポイント。こうすると汁に流れ出たうまみが再び肉に戻ってぐっと味がよくなります。

ごまだれは、市販品を使ってもかまいません。その場合、大さじ2程度を使います。また、エネルギー量は減りますが、あっさりとしたポン酢しょうゆで食べてもよいでしょう。

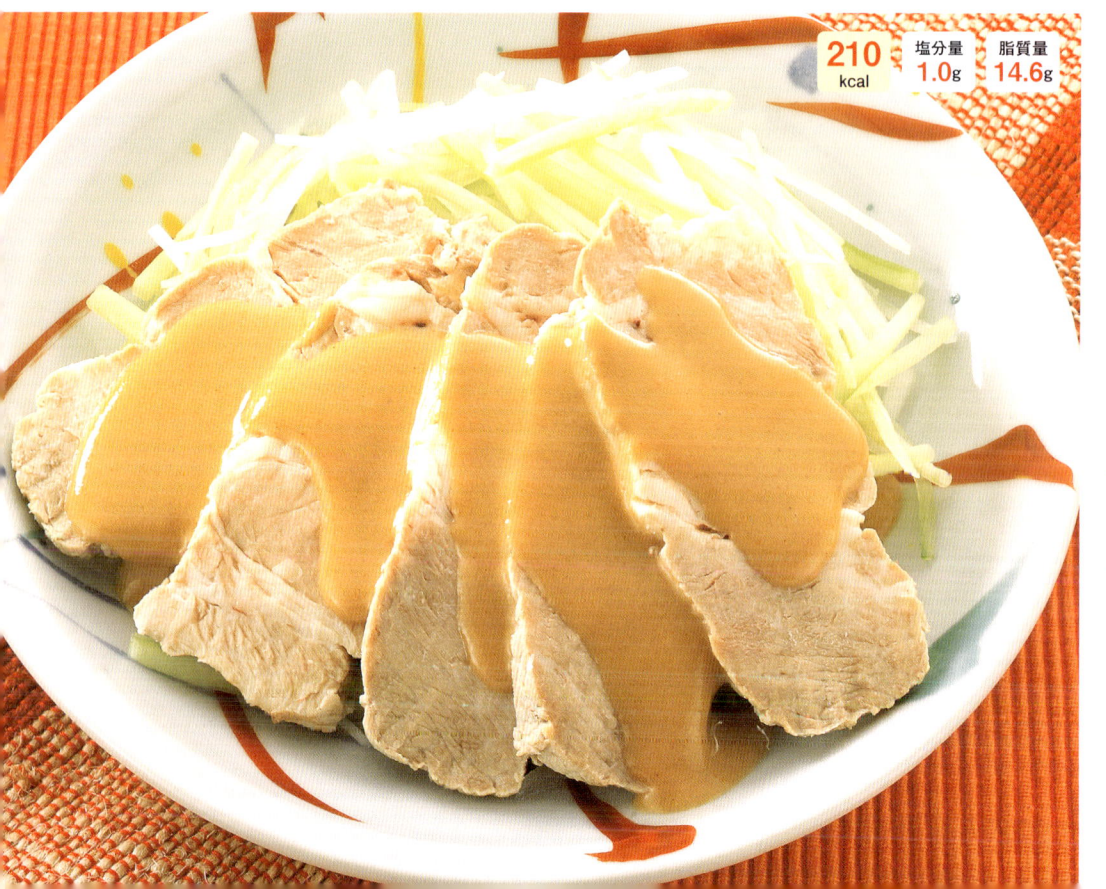

主菜 後期 — 肉を使った料理（豚肉・牛肉）

野菜を消化のよい形で炒め合わせた

牛肉と青梗菜（チンゲンサイ）のオイスター炒め

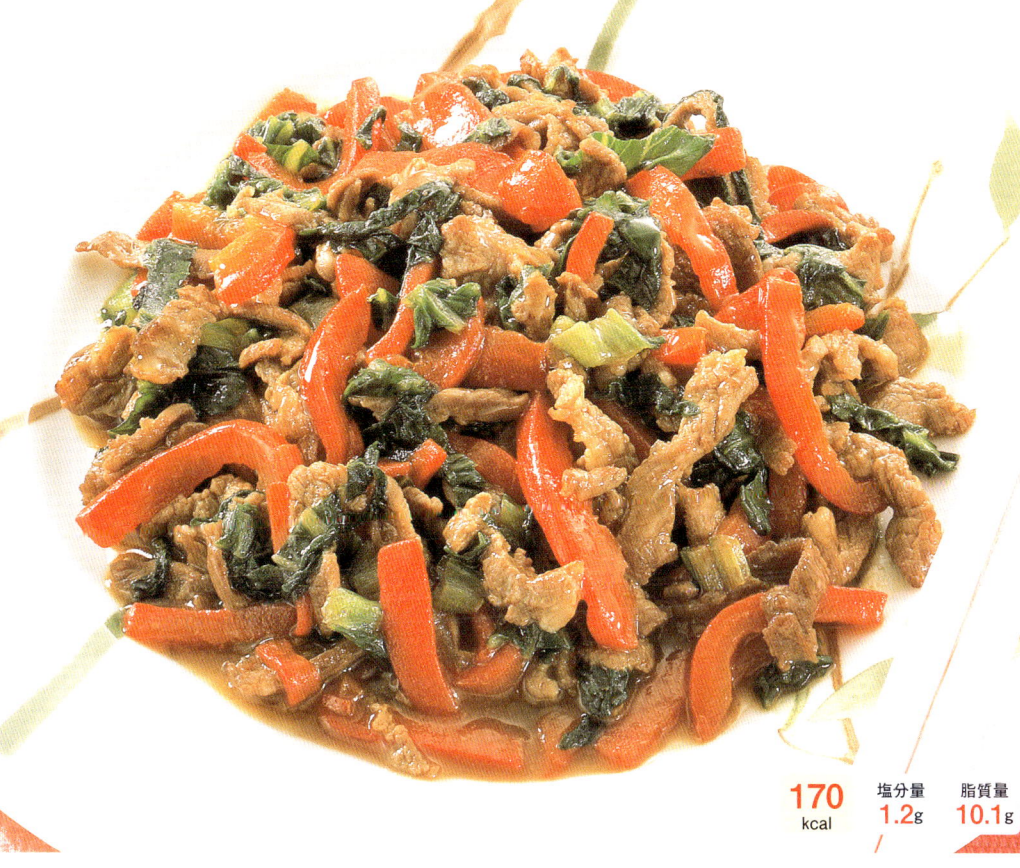

170 kcal　塩分量 1.2g　脂質量 10.1g

材料（1人分）

牛もも薄切り肉	60g
青梗菜の葉の部分	1/2株
赤パプリカ	1/3個
オイスターソース	大さじ1/2
植物油	小さじ1

〈作り方〉

1. 青梗菜の葉の部分は5mm幅に切って、鍋に沸かした熱湯でやわらかくゆで、水にとって水けをしぼる。
2. 赤パプリカも鍋に沸かした熱湯でしんなりするまでゆで、薄皮をむいて5mm幅くらいに切る。
3. 牛もも肉は5mm幅に切る。
4. フライパンに植物油を入れて熱し、3を強火で炒める。肉の色が変わったら、1と2も加えて炒め合わせ、全体に油が回ったらオイスターソースで味つけし、火を止める。

アドバイス

赤パプリカを使っているのは、彩りをよくすることもありますが、緑のピーマンより薄皮をむきやすいことがいちばんの理由です。よくかむ習慣がついた人は、皮をむかずに調理してかまいません。または緑のピーマンにかえてもいいのですが、薄皮の部分がかみ切りにくいので、気をつけて食べましょう。

煮くずれるくらいが最適

牛肉と野菜のスープ煮

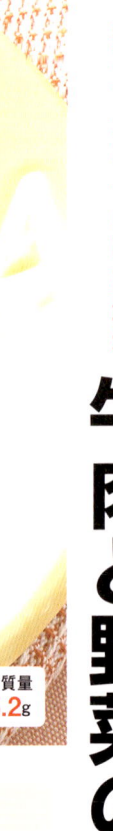

150 kcal　塩分量 2.2g　脂質量 5.2g

材料（1人分）

牛もも薄切り肉	50g
じゃがいも	1/2個
かぶ	1/2個
にんじん	20g
A｛水	1カップ
コンソメスープの素（固形）	1/2個
塩	小さじ1/5
こしょう	少々

〈作り方〉

1. じゃがいもは半分に切り、かぶは4つくらいのくし形切りに、にんじんは縦3等分に切る。
2. 牛もも肉は食べやすい大きさに切る。
3. 鍋にAを入れて強火で煮立て、1と2を入れて、材料がやわらかくなるまで弱火でことこと煮る。途中、アクが浮いてきたらすくいとる。
4. 3に塩とこしょうで味つけし、火を止める。

アドバイス

ふつう、じゃがいもやかぶ、にんじんは面取り（煮くずれないように切り口の角を薄くむきとること）をしますが、手術後は煮くずれたくらいのほうがやわらかくて食べやすいもの。療養中の人は、あえて面取りはしなくてもかまいません。じゃがいもも、比較的煮くずれしやすい男爵いもを選ぶとよいでしょう。

牛もも肉は、本来ならかたまり肉を使いたいところですが、やはり食べやすさを考慮して、ここでは薄切り肉を使います。箸でくずせるくらいまで時間をかけてゆっくり煮込めるようであれば、かたまり肉を使ってもかまいません。

また、牛肉をひき肉だんごにかえてもよいでしょう。その場合は、牛ひき肉40gを使ってだんごを作ってください。

肉豆腐風

野菜や豆腐に肉のうまみを利用

主菜 後期 肉を使った料理（牛肉）

200 kcal　塩分量 2.1g　脂質量 10.8g

材料(1人分)

牛肩ロースごく薄切り肉	30g
木綿豆腐	75g
はるさめ（乾燥）	5g
にんじん	20g
A　だし汁	1/2カップ
しょうゆ	小さじ2
みりん	小さじ1
塩	少々
万能ねぎ（小口切り）	1/2本分

〈作り方〉

1. はるさめはもどし、食べやすい長さに切る。
2. にんじんは薄い輪切りにする。
3. 木綿豆腐は3つくらいに切る。
4. 牛肩ロース肉は、食べやすい大きさに切る。
5. 鍋にAを入れて強火で煮立て、1と2を入れて、にんじんがやわらかくなるまで弱火で煮る。途中で3も加える。
6. 5に4を加えて中火で一煮し、肉の色が変わったら火を止める。
7. 6を器に盛り、万能ねぎを散らす。

ここがポイント

牛肉は、しゃぶしゃぶ用のような、できるだけ薄いものを使いましょう。牛肉を最後に加熱するのは、火を通しすぎるとかたくなってしまうからです。加熱時間が短いので、鮮度のよいものを選ぶこともたいせつです。

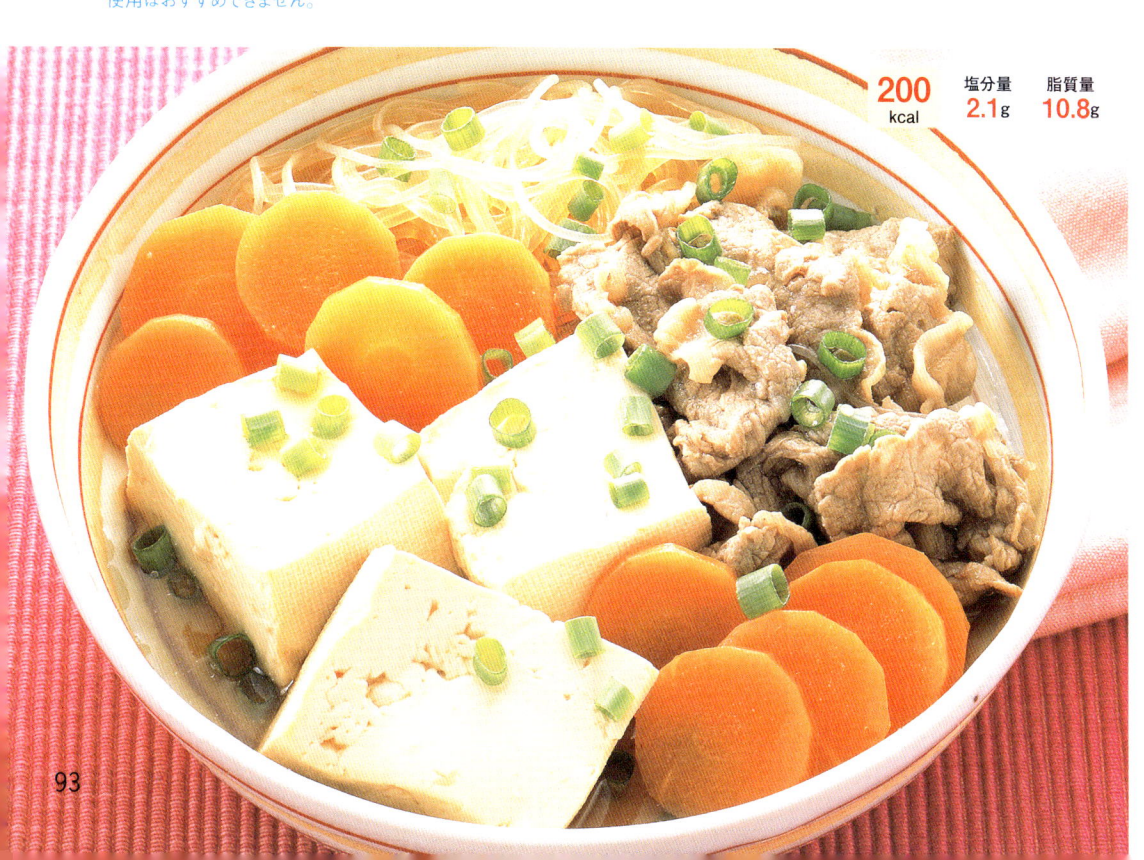

アドバイス

魚は自宅療養に入ってすぐに食べられますが、肉の食べ始めは魚より少し遅らせます。最初はひき肉から始め、鶏のささ身、牛や豚の赤身など脂身の少ない部位から食べるようにしましょう。手始めは、シチューのようにやわらかく煮込んだり、ひき肉を使ってあんかけにする料理もよいでしょう。

ここでは、糸こんにゃくやしらたきのかわりにはるさめを使っています。糸こんにゃくやしらたきは消化が悪いので、使用はおすすめできません。

レバーと野菜の炒め物

胃や腸を手術した人に特におすすめ

材料(1人分)

豚レバー	60g
もやし	60g
キャベツ	1/2枚
にんじん	20g
しょうが	少々
塩、こしょう	各少々
しょうゆ	小さじ1 1/2
植物油	小さじ1

140 kcal 　塩分量 1.7g 　脂質量 6.2g

ここがポイント

レバーは鉄分を多く含んでいるので、胃や腸の手術をした人には特におすすめの食材です。

〈作り方〉

1. 豚レバーは何度か水をかえながら1時間ほど水にさらして血抜きをする。

2. ①の水けをきって薄切りにし、もう一度水洗いして切り口から出た血を流し、ざるに上げて水けをきる。これをペーパータオルの上に並べ、上からもペーパータオルをかけて押さえ、水分をよくとる。

3. もやしはひげ根と芽をつみとり、キャベツは小さめのざく切り、にんじんは短冊切りにする。これらを鍋に沸かした熱湯でしんなりするまでゆで、ざるに上げて水けをきる。

4. しょうがはみじん切りにする。

5. フライパンに植物油を入れて熱し、④を弱火で炒めて香りを出す。ここに②を入れて強火で炒め、レバーの色が変わったら③を加えて炒め合わせ、塩とこしょう、しょうゆで味つけし、火を止める。

アドバイス

レバーの炒め物といえば「レバにら炒め」がおなじみですが、にらは繊維質が多いため、おすすめしにくい料理です。
豚レバーのかわりに、鶏レバーを使ってもよいでしょう。鶏レバーは、豚レバーより扱いが簡単で、クセも少ないので食べやすいといえます。鶏レバーの場合、血抜きにかける時間は10〜15分で大丈夫です。

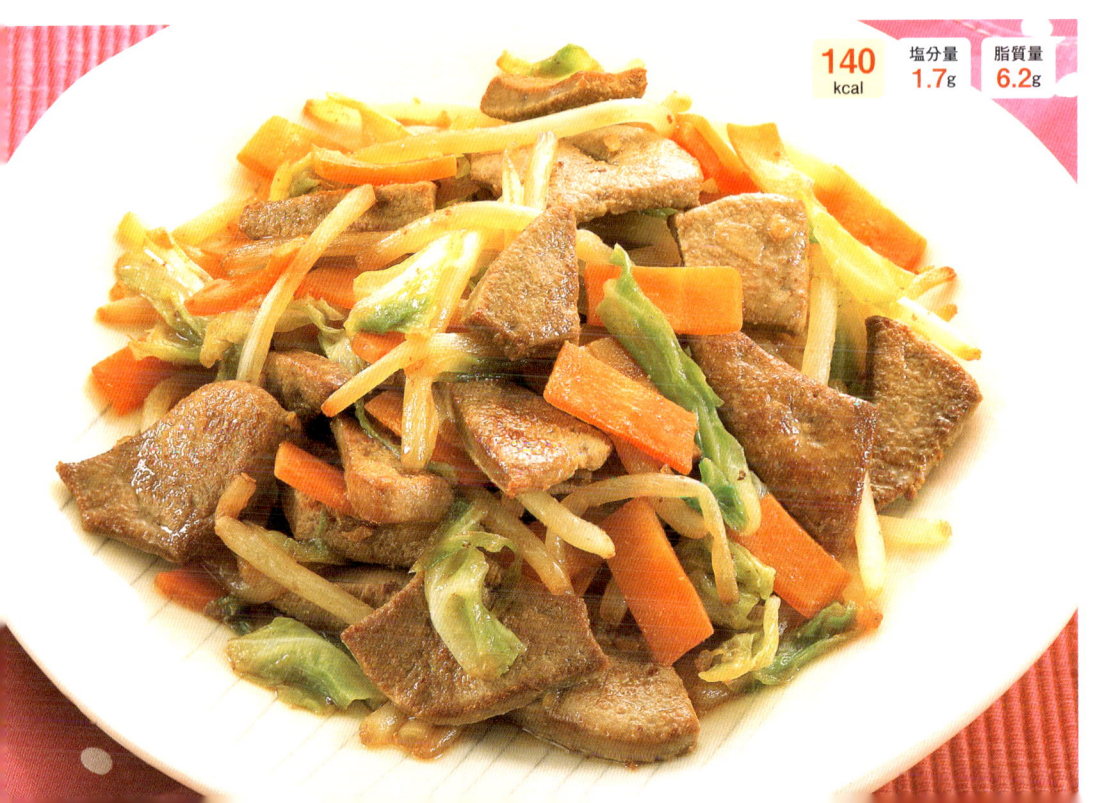

ビタミンやミネラルが豊富な野菜が中心

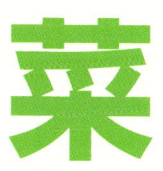

副　　菜

　副菜は、野菜を中心に、少量のタンパク質源食品も組み合わせたおかずです。主にビタミンやミネラルなどの供給源で、手術後の栄養のバランスをとるのに必要です。ここに紹介した副菜の中には、エネルギーや栄養を十分にとるために、副々菜や汁物などを加えた2品セットになっていることがあります。2品とも食べるのが原則ですが、食べきれない場合は無理をせず、1品は残してかまいません。
　手術直後は「主菜」も「副菜」も初期の中から選ぶようにし、体の回復状態に合わせて、徐々に中期、後期へと進めていきましょう。

- ●料理ごとに表示してあるエネルギー量、塩分量、脂質量などの栄養データはすべて1人分です。
- ●材料の分量は1人分です。特に指定のないものは原則として、使用量は正味量（野菜なら、へたや皮などを除いた、純粋に食べられる量）で表示してあります。
- ●材料は、特に指定のないものは原則として、水洗いをすませ、野菜などは皮をむくなどの下ごしらえをしたものを使います。
- ●材料欄にある「だし汁」とは、昆布と削りがつおでとった和風だしです。市販のだしの素を使う場合は、だしの素そのものに塩分が含まれていることが多いので、味つけに使う塩やしょうゆ、みそなどの分量を減らします。
- ※手術後は胃酸による殺菌効果が低下したりなくなったりします。あまり火を通さないで食べる食材を使うときは、鮮度のよいものを選びましょう。
- ※野菜は、手術後しばらくは葉のやわらかい部分を使って、小さく切ったり、くたくたになるまで煮て食べるようにします。よくかめるようになったら、徐々にかたい茎の部分も使うようにしましょう。

春菊のごまあえ

80 kcal　塩分量 0.5g　脂質量 5.5g

材料(1人分)
春菊の葉の部分50g　A【練り白ごま小さじ1$\frac{1}{2}$　しょうゆ小さじ$\frac{1}{2}$　砂糖小さじ1　だし汁小さじ2】

〈作り方〉
1. 春菊の葉の部分は鍋に沸かした熱湯でしんなりするまでゆで、水にとって冷まし、水けをしぼってこまかく切る。
2. ボウルにAを合わせてよくまぜ、あえ衣を作る。
3. 1を2に入れてあえ、器に盛る。

アドバイス　手術後1~2カ月は、野菜は、生野菜よりも、やわらかく煮たり、ゆでたりしてとるようにしましょう。
春菊のほかに、同量のほうれんそうや小松菜を使ってもかまいません。

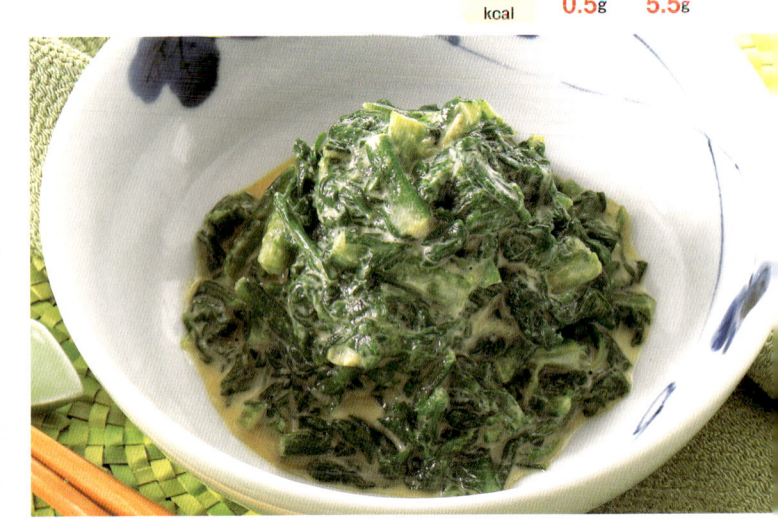

長いもの梅肉あえ／かぶの煮びたし

合計エネルギー量 70kcal　合計塩分量 2.5g　合計脂質量 0.3g

30kcal　1.0g　0.1g

40kcal　1.5g　0.2g

材料(1人分)
長いもの梅肉あえ
長いも60g　梅干しの果肉$\frac{1}{2}$個分　しょうゆ小さじ$\frac{1}{2}$　だし汁小さじ1
かぶの煮びたし
かぶ1個　A【だし汁$\frac{1}{4}$カップ　しょうゆ小さじ1　みりん小さじ$\frac{1}{3}$】

〈作り方〉
長いもの梅肉あえ
1. 梅干しの果肉は包丁でこまかくたたく。
2. 1をボウルに入れ、しょうゆとだし汁を加えてまぜる。
3. 長いもはせん切りにする。
4. 3を2であえ、器に盛る。

かぶの煮びたし
1. かぶは皮をむいて、薄い半月切りにする。
2. 鍋にAを入れて煮立て、1をやわらかくなるまで弱火で煮る。

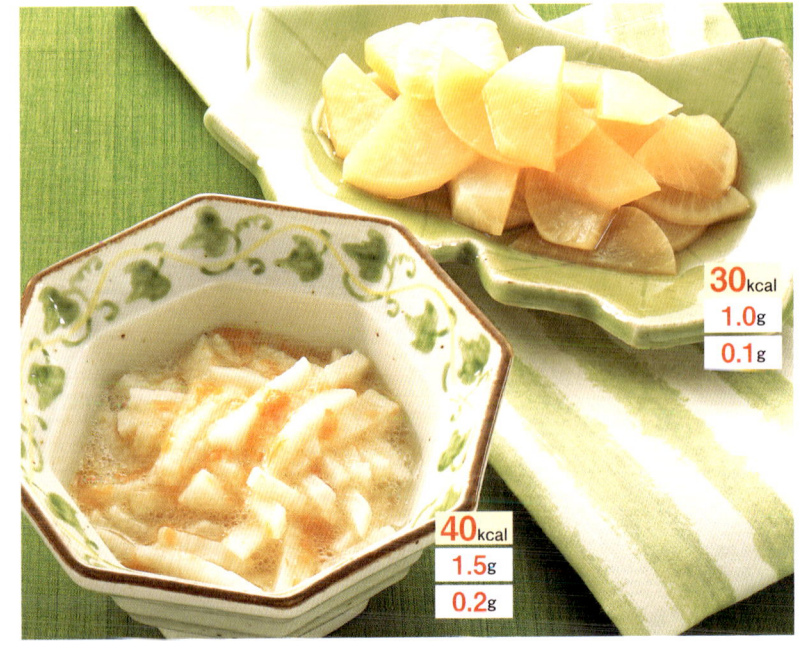

アドバイス　梅干しには殺菌作用のほか、食欲増進作用もあるので、手術後の患者さんにもおすすめの食品です。
かぶは、手術後間もない場合は皮をむいて使いましょう。おかずを全部食べきれないようなら、「かぶの煮びたし」は残してかまいません。

副菜 初期

ほうれんそうとにんじんの白あえ

90kcal　塩分量0.7g　脂質量5.6g

材料（1人分）
ほうれんそうの葉の部分1$\frac{1}{2}$株分　にんじん20g
木綿豆腐50g　A【練り白ごま小さじ1　しょうゆ、砂糖各小さじ$\frac{1}{2}$　塩少々　だし汁小さじ2】

〈作り方〉
1. ほうれんそうの葉の部分は鍋に沸かした熱湯でしんなりするまでゆで、水にとって冷まし、水けをしぼってこまかく切る。
2. にんじんは薄い短冊切りにし、鍋に沸かした熱湯でやわらかくゆで、ざるに上げて水けをきる。
3. 豆腐は耐熱皿にのせ、ラップをかけずに電子レンジで1分加熱して水分を出す。
4. 3が少し冷めたらすり鉢に入れてすり、Aを加えてさらによくすりまぜる。
5. 1と2を4であえ、器に盛る。

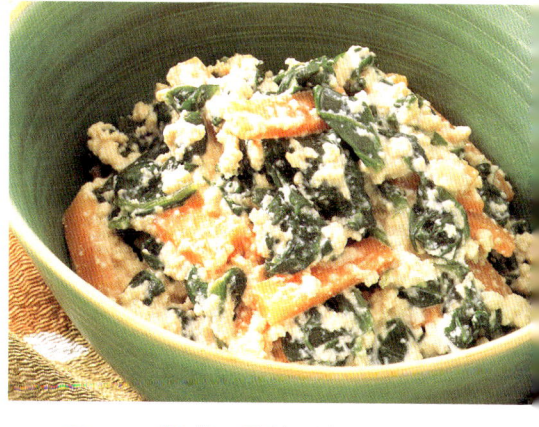

アドバイス
練りごまは、風味をよくするだけでなく、エネルギーを上げる目的もあって使います。下痢の症状がない人は、もう少し使用量をふやしてもよいでしょう。ほうれんそうのほかに、同量の春菊や小松菜を使ってもかまいません。

モロヘイヤと長いものあえ物／かぶのみそ汁

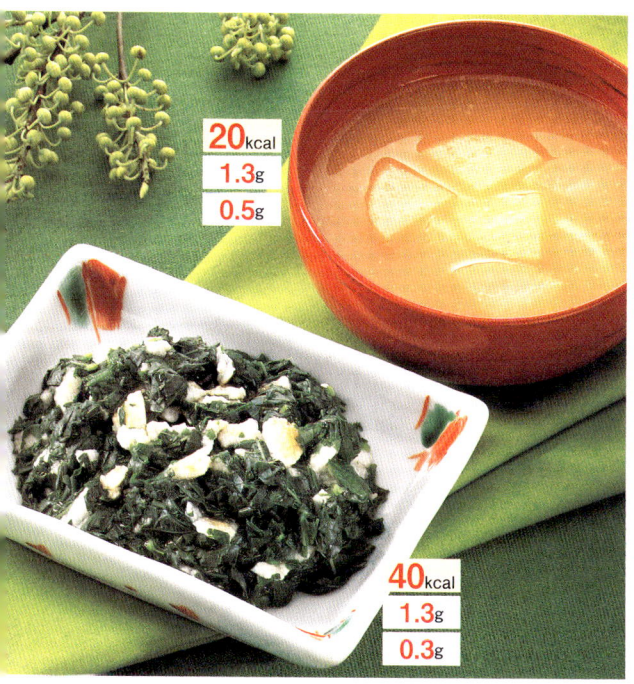

合計エネルギー量60kcal　合計塩分量2.6g　合計脂質量0.8g

20kcal　1.3g　0.5g

材料（1人分）
モロヘイヤと長いものあえ物
モロヘイヤ（太い茎は除く）30g
長いも30g　しょうゆ小さじ1$\frac{1}{2}$
だし汁小さじ1
かぶのみそ汁
かぶ$\frac{1}{2}$個　だし汁$\frac{3}{4}$カップ
みそ大さじ$\frac{1}{2}$

アドバイス
みそ汁などの液体ものを先にとると、すぐおなかがいっぱいになってしまいます。食事の際は液体ものはあと回しにするか、のどを湿らす程度にして、おかずやご飯などの固形物を先にゆっくり食べましょう。

〈作り方〉
モロヘイヤと長いものあえ物
1. モロヘイヤは鍋に沸かした熱湯でやわらかくゆで、水にとって冷まし、水けをしぼってこまかく刻む。
2. 長いもは皮をむいてすり鉢に入れ、あらくつぶす。
3. 1と2をボウルに入れ、しょうゆとだし汁を加えてあえる。

かぶのみそ汁
1. かぶは皮をむいて、薄いいちょう切りにする。
2. 鍋にだし汁と1を入れて強火にかけ、煮立ったら弱めの中火にする。かぶがやわらかく煮えたら、みそをとき入れる。

40kcal　1.3g　0.3g

コーンスープ

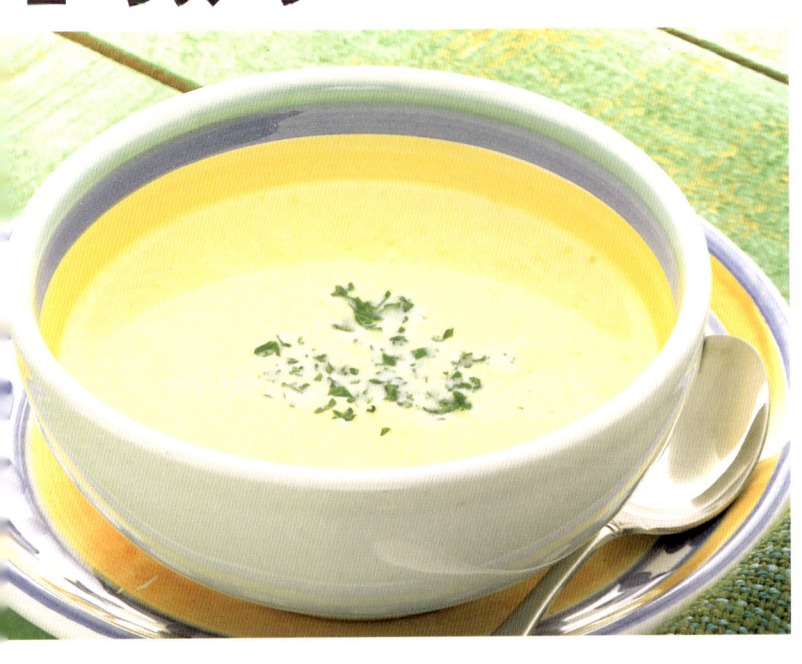

180 kcal　塩分量 **1.3g**　脂質量 **6.3g**

材料（1人分）
スイートコーン缶詰（クリームタイプ）60g
牛乳 $\frac{3}{4}$ カップ　コンソメスープの素（顆粒）少々　塩、こしょう各少々　パセリ（みじん切り）少々

〈作り方〉
1. 鍋にスイートコーン、牛乳、コンソメスープの素を入れて中火にかけ、煮立てる。
2. 1に塩とこしょうを加えて味をととのえ、火を止める。
3. 2を器に盛り、パセリを浮かす。

アドバイス　牛乳を $\frac{3}{4}$ カップ使用しているので、1日にとりたい牛乳・乳製品（140ページ参照）の量を減らしてもかまいません。また、副菜としてではなく、間食の一品としてとってもよいでしょう。

そら豆のすり流し

90 kcal　塩分量 **0.6g**　脂質量 **0.4g**

材料（1人分）
そら豆（さやから出したもの）60g　だし汁 $\frac{1}{2}$ カップ　西京みそ小さじ $1\frac{1}{2}$　A【かたくり粉小さじ $\frac{1}{2}$　水小さじ1】

〈作り方〉
1. そら豆は、お歯黒と呼ばれる豆の黒い部分の反対側に少し切り目を入れて、鍋に沸かした熱湯でやわらかくなるまで中火でゆでる。
2. 1の皮をとり、すり鉢でなめらかにするか裏ごしする。
3. 鍋に2とだし汁を入れて中火にかけ、煮立ったらみそをとき入れる。まぜ合わせたAを回し入れ、とろみをつけて火を止める。

アドバイス　そら豆のすり流しは、目先を変えたみそ汁の一種です。そら豆をよくすりつぶして使うので、食べやすく、また吸収もよくなります。

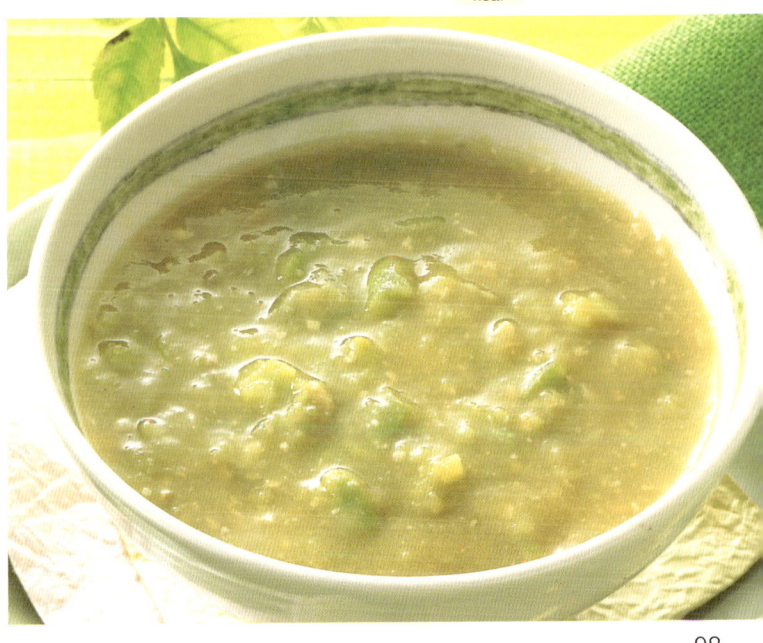

とろろ汁

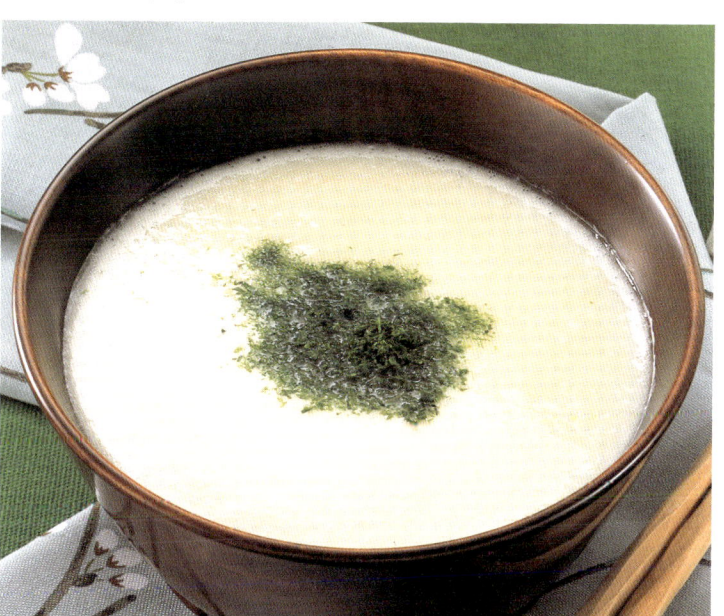

100 kcal　塩分量 1.5g　脂質量 0.2g

材料（1人分）
やまといも70g　だし汁½カップ　薄口しょうゆ小さじ1½　日本酒小さじ1　青のり少々

〈作り方〉
1. やまといもは皮をむいておろし金ですりおろし、さらにすり鉢に入れてよくする。
2. 1にだし汁を少しずつ加えてすりのばしていく。
3. 2を鍋に入れ、薄口しょうゆと日本酒を加えてまぜ、中火で一煮する。
4. 3を器に盛り、青のりを振る。

ここがポイント　本来、とろろは山いもをすってそのまま食べますが、ここでは殺菌のため加熱してあります。

アドバイス　間食用のメニューとしてもおすすめの一品です。

ほうとう風汁

80 kcal　塩分量 1.7g　脂質量 1.6g

材料（1人分）
木綿豆腐20g　かぼちゃ30g　大根20g
にんじん20g　だし汁1カップ　みそ小さじ2

〈作り方〉
1. かぼちゃ、大根、にんじんは薄いいちょう切りにする。
2. 鍋にだし汁を入れて強火にかけ、煮立ったら1を入れて、やわらかくなるまで弱火で煮る。
3. 2に、木綿豆腐を手でくずし入れ、中火で一煮したらみそをとき入れて火を止める。

アドバイス　かぼちゃの皮が気になる場合は、大根やにんじんと同様にむいたものを使います。汁物をとるうえでたいせつなのは、汁よりも具です。具だけでも食べるようにしましょう。

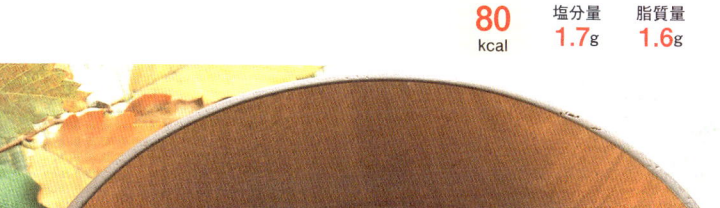

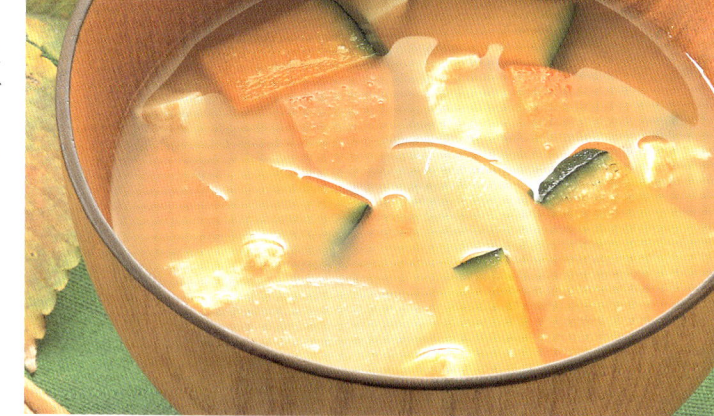

副菜　初期

野菜スープ／しらすのおろしあえ

合計エネルギー量 70kcal　合計塩分量 1.8g　合計脂質量 0.3g

材料（1人分）

野菜スープ
キャベツ 1/2 枚　じゃがいも 1/2 個　玉ねぎ 20g
にんじん 10g　A【水1カップ強　コンソメスープの素（固形）1/2 個　塩、こしょう各少々】

しらすのおろしあえ
しらす干し大さじ 1/2　大根 30g　しょうゆ小さじ 1/3

〈作り方〉

野菜スープ

1. キャベツは1cm角、じゃがいもは7〜8mm角、玉ねぎとにんじんはあらいみじん切りにする。
2. 鍋にAを入れて強火で煮立て、1を入れて野菜が舌でつぶせるくらいにやわらかくなるまで弱火で煮る。
3. 2の味をみて、塩とこしょうでほどよく調味する。

しらすのおろしあえ

1. 大根はすりおろして器に盛る。
2. 1にしらす干しをのせ、しょうゆをかける。

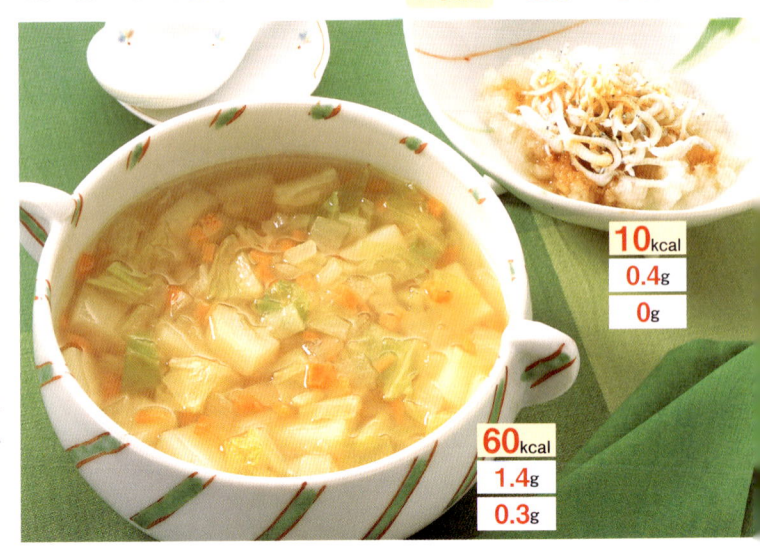

10kcal　0.4g　0g

60kcal　1.4g　0.3g

アドバイス「野菜スープ」は、汁をとるというよりは、やわらかく煮た野菜を食べていただきたいメニューです。汁は残してもかまいません。

えびしんじょう／モロヘイヤのおひたし

合計エネルギー量 80kcal　合計塩分量 1.3g　合計脂質量 0.4g

材料（1人分）

えびしんじょう
芝えび（むき身）50g　塩少々　A【卵白 5g　かたくり粉小さじ1　しょうが汁小さじ1】　B【だし汁大さじ2　しょうゆ小さじ 1/2　みりん小さじ 1/2】
C【かたくり粉小さじ 1/3　水小さじ1】　ゆずの皮少々

モロヘイヤのおひたし
モロヘイヤ（太い茎は除く）30g　A【しょうゆ小さじ 1/2　だし汁小さじ1】

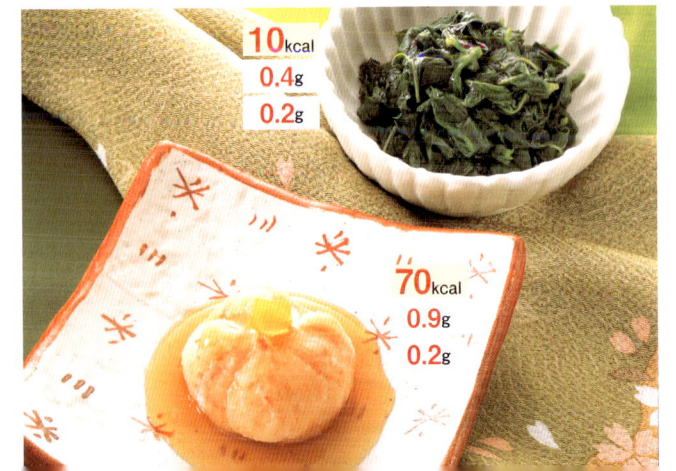

〈作り方〉

えびしんじょう

1. 芝えびは背わたをとって、塩を加えてフードプロセッサーにかけるかすり鉢でよくすり、すり身にする。
2. 1にAを加え、もったりとするまでよく練りまぜ、ラップで茶巾にしぼる。これを蒸気の上がった蒸し器に入れ、強火で9〜10分ほど蒸す。
3. 小鍋にBを入れて強火で煮立て、Cを回し入れてとろみをつけ、火を止める。
4. 2のラップをはずして器に盛り、3のあんをかけ、ゆずの皮を飾る。

モロヘイヤのおひたし

1. モロヘイヤは鍋に沸かした熱湯でやわらかくなるまで強火でゆで、水にとって冷まし、水けをしぼってこまかく刻む。
2. 1を器に盛り、まぜ合わせたAをかける。

10kcal　0.4g　0.2g

70kcal　0.9g　0.2g

アドバイス　えびしんじょうがかたく感じる場合は、卵白の量をふやしてみましょう。

100

副菜 初期

さつまいものオレンジ煮

110 kcal　塩分量 0g　脂質量 0.1g

材料（1人分）
さつまいも60g　オレンジジュース（果汁100％のもの）$\frac{1}{4}$カップ　砂糖小さじ1

〈作り方〉
1. さつまいもは厚さ1cmの輪切りにし、皮をむく。
2. 鍋に1を重ならないように入れ、オレンジジュースと砂糖を加えて強火にかける。煮立ったら弱火にして、さつまいもがやわらかくなるまで煮る。

アドバイス　さつまいもは食べすぎるとおなかが張ったり、胸やけの原因になりやすいので、様子を見ながら少しずつ食べるようにします。間食用のメニューとしてもおすすめの一品です。

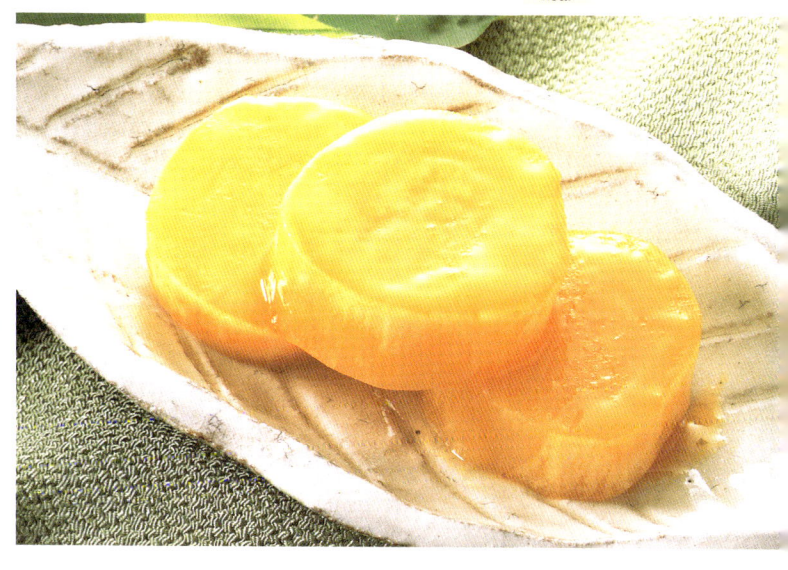

里いもの煮ころがし

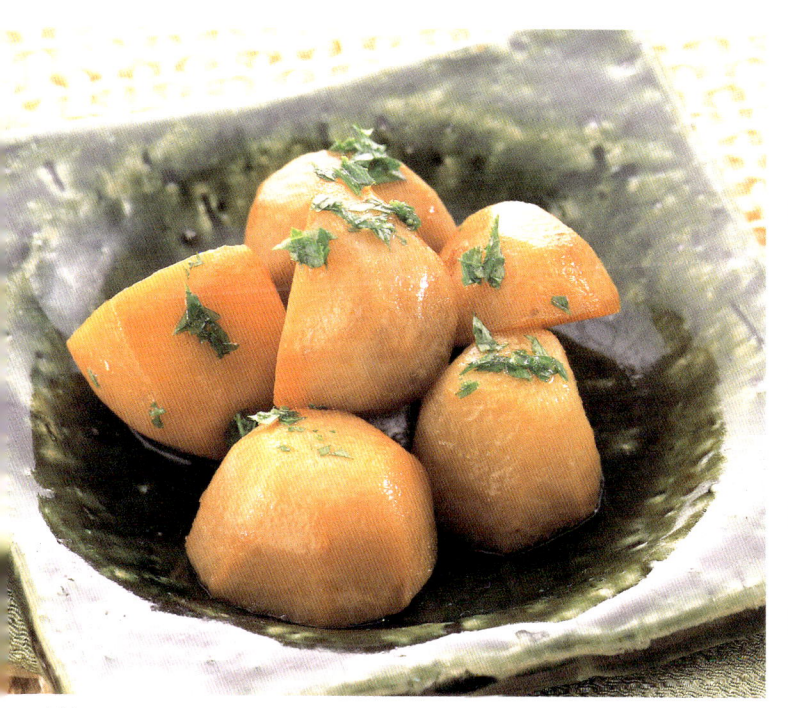

80 kcal　塩分量 1.4g　脂質量 0.1g

材料（1人分）
里いも100g　A【だし汁$\frac{1}{2}$カップ　砂糖、日本酒各小さじ1　しょうゆ小さじ$1\frac{1}{2}$　木の芽2枚

〈作り方〉
1. 里いもは皮をむいて一口大の乱切りにする。塩少々を振って手でよくもみ、ぬめりを出して水で洗う。鍋にたっぷりの水とともに入れて強火にかけ、ブクブクと泡が出るまで下ゆでしたら、水にとって洗い、ざるに上げる。
2. 鍋にAを入れて強火で煮立て、1を入れて落としぶたをし、弱火でことことと煮る。煮汁が少なくなったら火を強め、鍋を揺すっていもを転がし、照りよく煮上げる。
3. 2を器に盛り、みじん切りにした木の芽を散らす。

アドバイス　木の芽のかわりに、ゆずの皮のすりおろしや青のりを散らしてもよいでしょ

じゃがいものマッシュ

130 kcal　塩分量 0.6g　脂質量 7.7g

材料(1人分)
じゃがいも$\frac{1}{2}$個　にんじん10g　ツナ缶詰(フレーク・ノンオイルタイプ)10g　A【マヨネーズ小さじ2　塩、こしょう各少々　砂糖小さじ$\frac{1}{2}$】

〈作り方〉
1. じゃがいもは洗って皮つきのままラップに包み、電子レンジで2分ほど加熱する。竹串がすっと通るようになったらとり出し、皮をむいて、熱いうちにポテトマッシャー(いもをつぶす調理器具)またはすりこ木などでつぶす。
2. にんじんはあらいみじん切りにし、鍋に沸かした熱湯でやわらかくゆで、ざるに上げて水けをきる。
3. ボウルに1と2、ツナを入れてまぜ、Aを加えて味つけする。

アドバイス　じゃがいものマッシュがパサパサしてのどにつまるようなら、牛乳を大さじ1程度加えてみてください。また、温かいうちにバターを大さじ1加えてもよいでしょう。

煮やっこ／さやいんげんの当座煮

合計エネルギー量 100kcal　合計塩分量 2.1g　合計脂質量 4.2g

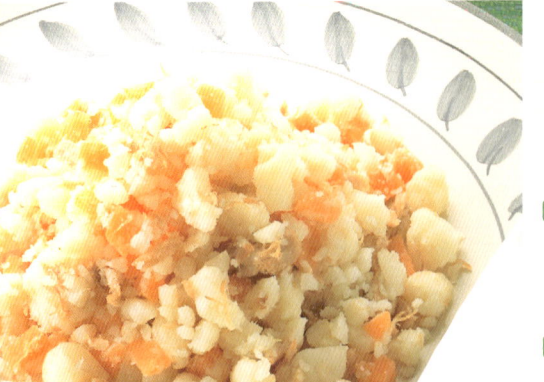

材料(1人分)

煮やっこ
木綿豆腐100g　A【だし汁$\frac{1}{2}$カップ　しょうゆ小さじ$1\frac{1}{2}$　みりん小さじ$\frac{1}{2}$】　万能ねぎ少々

さやいんげんの当座煮
さやいんげん3本　A【だし汁$\frac{1}{2}$カップ　しょうゆ小さじ$\frac{2}{3}$　日本酒小さじ1】

〈作り方〉

煮やっこ
1. 木綿豆腐は食べやすい大きさに切る。
2. 万能ねぎは小口切りにする。
3. 鍋にAを入れて強火にかけ、煮立ったら1を入れて、弱火でことこと煮含める。
4. 3を器に盛り、2を散らす。

さやいんげんの当座煮
1. さやいんげんは筋をとって長さを3〜4等分に切る。
2. 鍋にAを入れて強火にかけ、煮立ったら1を入れて、くたくたになるまで弱火で煮る。

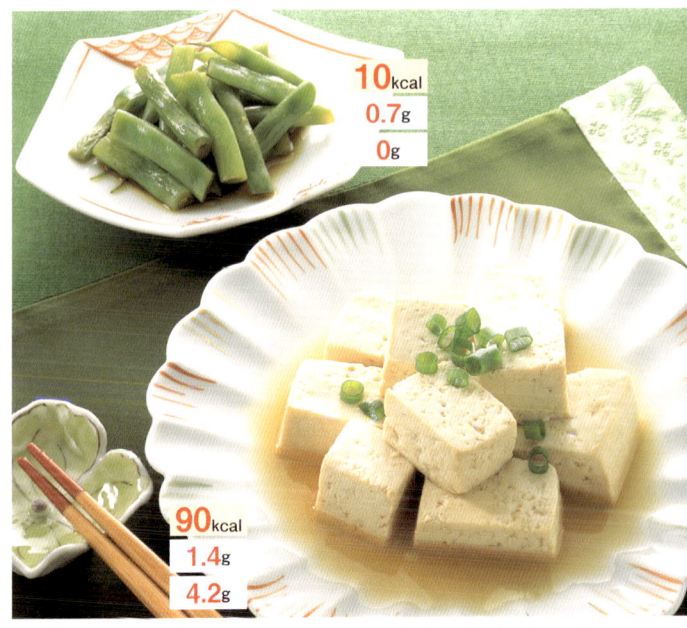

10kcal　0.7g　0g

90kcal　1.4g　4.2g

アドバイス　夏は、「煮やっこ」を冷ややっこにかえてもかまいません。ただし、最初は冷やしすぎたものより、少し常温にもどしたもののほうが安心です。その場合、Aは使わず、しょうゆだけで食べます。

にんじんのグラッセ

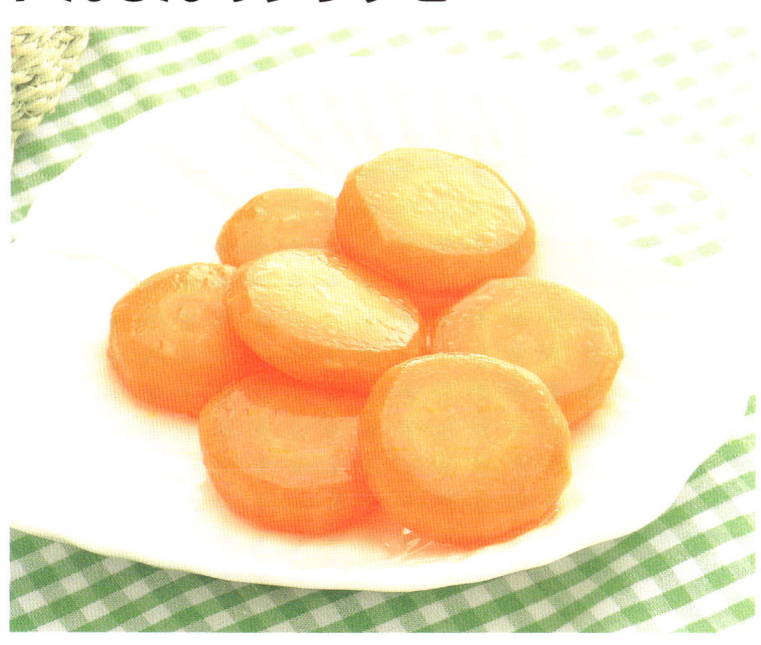

70 kcal　塩分量 0.8g　脂質量 3.4g

材料(1人分)
にんじん80g　A【水1/2カップ　コンソメスープの素(固形)1/4個　砂糖小さじ1/3　バター小さじ1】

〈作り方〉
1. にんじんは7～8mm厚さの輪切りにし、面取り(切り口の角を薄くむきとること)をする。
2. 鍋にAを入れて強火にかけ、コンソメスープの素と砂糖がとけたら①を入れ、弱火でことこと煮る。汁けがほぼなくなり、にんじんに竹串が通るようになったら火を止める。

参考メモ　にんじんはカロテンの宝庫。カロテンは油といっしょにとると体への吸収がよくなります。洋風の主菜料理のつけ合わせにもなる一品です。

麩の煮物

60 kcal　塩分量 1.5g　脂質量 0.4g

材料(1人分)
焼き麩10個(8g)　春菊の葉の部分20g
にんじん20g　A【だし汁1カップ
しょうゆ小さじ1 1/2　みりん小さじ1/2】

〈作り方〉
1. 春菊の葉の部分は短めのざく切りにする。
2. にんじんは薄めのいちょう切りにする。
3. 焼き麩は水につけてもどす。
4. 鍋にAを入れて強火にかけ、煮立ったら①と②を入れて、やわらかくなるまで弱火で煮る。
5. ④に、水けをしぼった③を加え、焼き麩が煮汁を吸ったら火を止める。

アドバイス　焼き麩は好みのものを使ってかまいません。のりや青のりを渦巻き状に入れて焼いた観世麩でもよいでしょう。肉厚な車麩もありますが、これは中心部がかたいのでよくかんで食べてください。

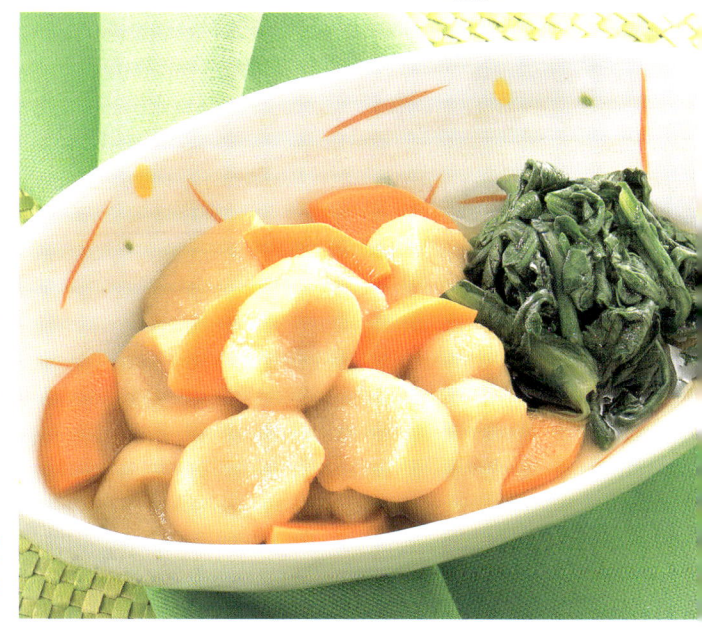

ふろふき大根

100kcal　塩分量 1.6g　脂質量 4.0g

材料(1人分)
大根100g　鶏ひき肉15g　だし汁適量　A【だし汁 $\frac{1}{4}$ カップ　みそ小さじ2　みりん小さじ1　植物油小さじ $\frac{1}{2}$】B【かたくり粉小さじ $\frac{1}{3}$　水小さじ2】　ゆずの皮少々

〈作り方〉
1. 大根は片面に、厚みの半分まで十字に切り込みを入れておく(隠し包丁といい、火の通りをよくし、味のしみ込みもよくする)。
2. 鍋に①を入れてかぶるくらいのだし汁を注ぎ、強火にかける。煮立ったら弱火にし、竹串がすっと通るようになるまで気長に煮る。
3. 大根を煮ている間にそぼろあんを作る。小鍋に植物油を入れて熱し、鶏ひき肉を強火で炒める。ひき肉の色が変わってポロポロしてきたら中火にし、よくまぜ合わせたAを加えて味つけし、Bを回し入れてとろみをつける。
4. 器に②を盛って③をかけ、せん切りにしたゆずの皮をのせる。

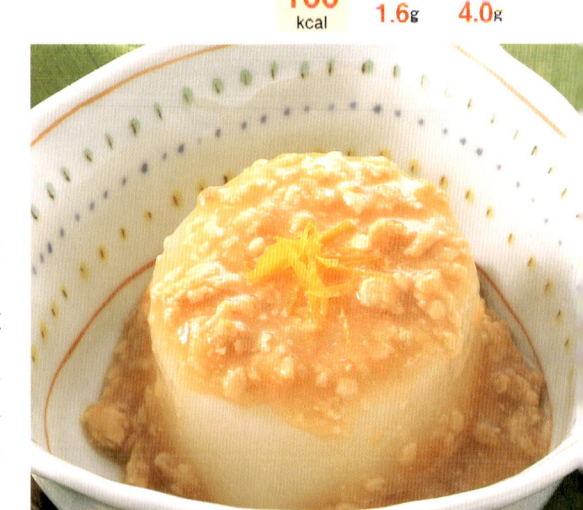

卵豆腐／小松菜とはんぺんのすまし汁

合計エネルギー量 70kcal　合計塩分量 1.8g　合計脂質量 2.8g

30kcal　1.1g　0.2g

40kcal　0.7g　2.6g

材料(1人分)
卵豆腐
卵 $\frac{1}{2}$ 個　A【だし汁 $\frac{1}{4}$ カップ　しょうゆ、塩各少々】
三つ葉の葉先少々
小松菜とはんぺんのすまし汁
はんぺん小 $\frac{1}{4}$ 枚　小松菜の葉の部分10g
A【だし汁 $\frac{2}{3}$ カップ　しょうゆ小さじ $\frac{1}{2}$　塩少々】

〈作り方〉
卵豆腐
1. ボウルに卵をときほぐし、Aを加えてよくまぜ合わせ、一度こし器を通してこす。
2. ①を水でぬらした流し缶(固めるための型)に静かに流し入れ、表面にできた泡をスプーンですくいとる。
3. 蒸気の上がった蒸し器に②を入れ、最初2分は強火、そのあと弱火にして12～13分蒸す。竹串を刺してみて、澄んだ汁が出てきたら火を止め、冷やす。
4. 三つ葉は鍋に沸かした熱湯でやわらかくゆで、水にとって冷まし、水けをしぼってこまかく刻む。
5. ③を器に盛り、④をのせる。

小松菜とはんぺんのすまし汁
1. 小松菜の葉の部分は短めのざく切りにし、はんぺんは一口大の角切りにする。
2. 鍋にAを入れて強火にかけ、煮立ったら小松菜を入れて、やわらかくなるまで弱火で煮る。
3. ②にはんぺんを加えて中火で一煮し、椀に盛る。

副菜 初期

茶わん蒸し／キャベツのゆかりあえ

合計エネルギー量 **90kcal**　合計塩分量 **1.6g**　合計脂質量 **2.8g**

材料（1人分）

茶わん蒸し
卵 $\frac{1}{2}$ 個　芝えび（むき身）10g　鶏ささ身 $\frac{1}{3}$ 本
にんじん10g　絹さや2～3枚　A【だし汁 $\frac{1}{2}$ カップ
薄口しょうゆ、みりん各小さじ $\frac{1}{2}$ 　塩少々】

キャベツのゆかりあえ
キャベツ $\frac{1}{2}$ 枚　ゆかり少々

〈作り方〉

茶わん蒸し

1. 鶏ささ身は小さく切る。
2. にんじんは輪切りにして花型で抜き、鍋に沸かした熱湯で軽くゆでる。絹さやは筋をとり、鍋に沸かした熱湯で軽くゆでておく。
3. ボウルに卵をときほぐし、Aを加えてよくまぜ合わせ、一度こし器を通してこす。
4. 器に①と背わたをとった芝えび、②を入れて、③を流し入れる。
5. 蒸気の上がった蒸し器に④を入れ、最初の1～2分は強火で、そのあとは弱火にして13～15分蒸す。竹串を刺してみて、澄んだ汁が出てきたら蒸し上がり。

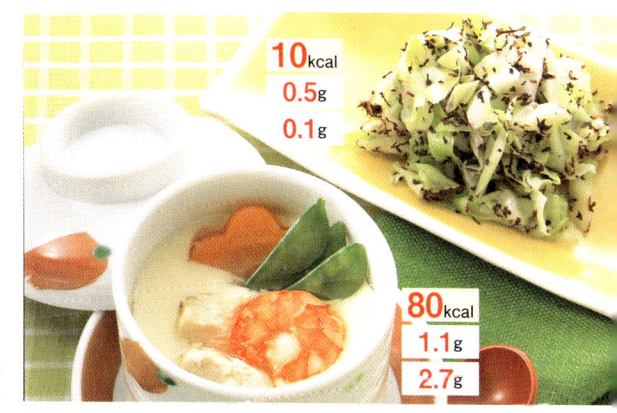

キャベツのゆかりあえ

1. キャベツは鍋に沸かした熱湯でやわらかくゆで、ざるに上げて水けをきり、小さめのざく切りにする。
2. ①をボウルに入れ、ゆかりを加えてあえる。

（10kcal　0.5g　0.1g）
（80kcal　1.1g　2.7g）

かぼちゃのチーズ焼き／ブロッコリーのコンソメ煮

合計エネルギー量 **130kcal**　合計塩分量 **1.7g**　合計脂質量 **5.3g**

材料（1人分）

かぼちゃのチーズ焼き
かぼちゃ50g　とけるチーズ（スライス）1枚　塩少々

ブロッコリーのコンソメ煮
ブロッコリー50g　A【水 $\frac{1}{2}$ カップ　コンソメスープの素（固形） $\frac{1}{4}$ 個】　塩、こしょう各少々

〈作り方〉

かぼちゃのチーズ焼き

1. かぼちゃは薄いいちょう切りにし、鍋に沸かした熱湯で軽くゆで、ざるに上げて水けをきる。
2. ①を耐熱皿に並べて塩を振り、とけるチーズをのせて、オーブントースターで焼き色がつくまで焼く。

ブロッコリーのコンソメ煮

1. ブロッコリーは小房に切り分ける。
2. 鍋にAを入れて煮立て、①を入れてやわらかくなるまで弱火で煮る。味をみて、塩とこしょうで味をととのえる。

（20kcal　1.0g　0.4g）
（110kcal　0.7g　4.9g）

アドバイス　かぼちゃの皮がかたいようなら、皮をむいて調理するか、食べずに残しましょう。また手術後間もない時期で、固形物を口にするのがまだ心配なときは、皮をむいてゆでたかぼちゃをつぶして耐熱皿に入れ、とけるチーズをちぎってのせて、電子レンジでチーズがとけるまで加熱して食べてください。

カリフラワーとブロッコリーのミニグラタン

110 kcal　塩分量 0.7g　脂質量 7.5g

材料（1人分）
カリフラワー40g　ブロッコリー15g　にんじん10g　バター大さじ$\frac{1}{2}$　小麦粉小さじ1　牛乳$\frac{1}{4}$カップ　水大さじ$1\frac{1}{3}$　塩、こしょう各少々

〈作り方〉
1. カリフラワーとブロッコリーは小房に切り分け、鍋に沸かした熱湯でゆで、ざるに上げて水けをきっておく。
2. にんじんは小さめの乱切りにし、鍋に沸かした熱湯でゆで、ざるに上げて水けをきる。
3. フライパンにバターを入れて弱火にかけ、バターがとけたら小麦粉を振り入れて炒める。小麦粉がしっとりしたら、牛乳と分量の水を加えてかたまりができないようにかきまぜてのばし、塩とこしょうを加える。
4. グラタン皿に1と2を入れ、3をかけて、温めておいたオーブントースターで7～8分、焼き色がつくまで焼く。

月見豆腐／小松菜のおひたし

合計エネルギー量 **100 kcal**　合計塩分量 1.5g　合計脂質量 4.5g

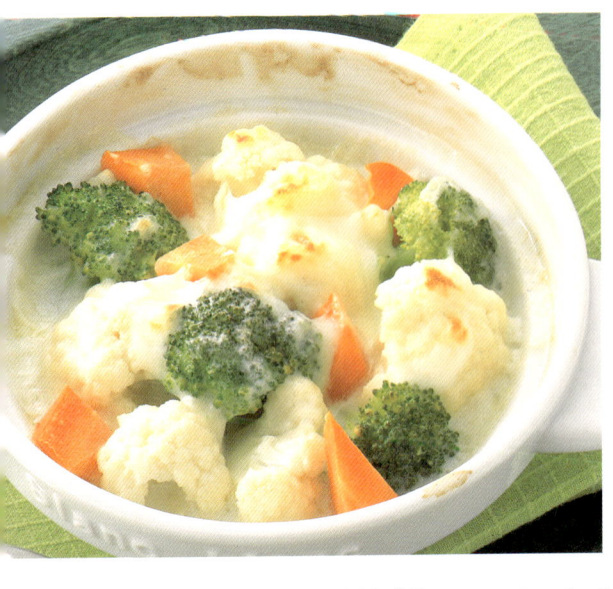

材料（1人分）

月見豆腐
木綿豆腐75g　うずら卵1個　A【だし汁大さじ1　しょうゆ小さじ1　みりん小さじ$\frac{1}{2}$】　青じそ小2枚

小松菜のおひたし
小松菜の葉の部分50g　A【しょうゆ小さじ$\frac{2}{3}$　みりん小さじ$\frac{1}{3}$　だし汁小さじ1】

〈作り方〉

月見豆腐
1. 木綿豆腐は真ん中を、うずら卵が入るくらいの大きさにスプーンで浅くくりぬく。
2. 1のくりぬいた部分にうずら卵を割り入れ、耐熱皿にのせ、ラップをかけずに電子レンジで2分加熱する。
3. 小鍋にAを入れて火にかけ、煮立ったら火を止める。
4. 青じそを敷いた器に2を盛り、3をかける。

小松菜のおひたし
1. 小松菜の葉の部分は鍋に沸かした熱湯でやわらかくゆで、水にとって冷まし、水けをしぼってこまかく刻む。
2. 小さなボウルにAを合わせ、よくまぜる。
3. 1を器に盛り、2をかける。

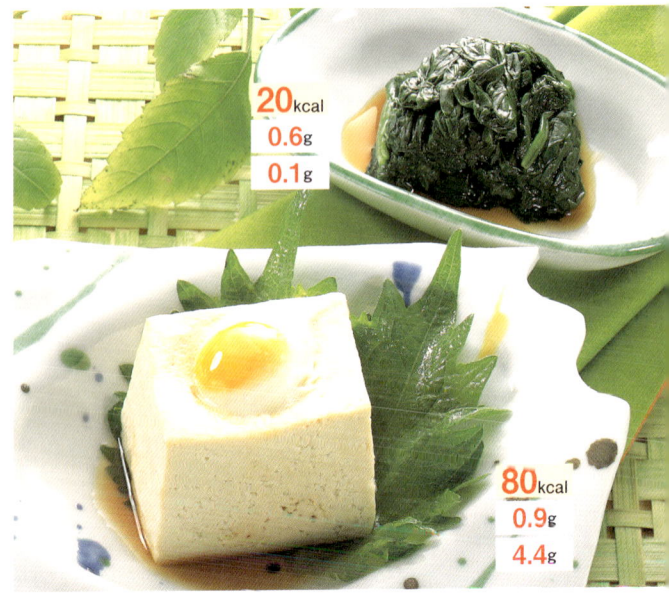

20 kcal　0.6g　0.1g

80 kcal　0.9g　4.4g

アドバイス　「月見豆腐」は、タンパク質の豊富な豆腐とうずら卵を組み合わせた、消化のよいメニューです。Aのだしじょうゆを作るのが面倒な場合は、しょうゆだけをかけて食べてもかまいません。

さやいんげんのピーナッツあえ

60 kcal　塩分量 **0.5**g　脂質量 **3.8**g

副菜　中期

材料（1人分）
さやいんげん5本　ピーナッツバター小さじ1$\frac{1}{2}$　しょうゆ、砂糖各小さじ$\frac{1}{2}$

〈作り方〉
1. さやいんげんは筋をとり、鍋に沸かした熱湯でやわらかくなるまで中火でゆでる。ざるに上げて水けをきり、3～4cm長さに切る。
2. ボウルにピーナッツバターを入れ、しょうゆと砂糖を加えてよくまぜ合わせる。
3. ①を②であえ、器に盛る。

アドバイス　ピーナッツバターは、粒がまじっていないペーストタイプを使用します。粒入りの場合は、ペースト状になるまですって使いましょう。また、ピーナッツバターを、同量の練りごまにかえてもかまいません。

春菊としらすのあえ物／ささ身のお吸い物

合計エネルギー量 **50**kcal　合計塩分量 **1.5**g　合計脂質量 **0.5**g

材料（1人分）

春菊としらすのあえ物
春菊（太い茎の部分は除く）60g　しらす干し大さじ1強　しょうゆ小さじ$\frac{1}{2}$　だし汁小さじ1

ささ身のお吸い物
鶏ささ身$\frac{1}{2}$本　三つ葉の葉先少々　かたくり粉適量
A【だし汁$\frac{2}{3}$カップ　しょうゆ小さじ$\frac{1}{2}$　塩少々】

〈作り方〉

春菊としらすのあえ物
1. 春菊は鍋に沸かした熱湯でやわらかくゆで、水にとって冷まし、水けをしぼってこまかく刻む。
2. ①としらす干しをボウルに入れ、しょうゆとだし汁を加えてあえる。

ささ身のお吸い物
1. 鶏ささ身は薄いそぎ切りにし、全体に薄くかたくり粉をまぶす。
2. 三つ葉の葉先は短めのざく切りにする。
3. 鍋にAを入れて強火にかけ、煮立ったら①と②を入れて中火で煮、肉に火が通ったら火を止める。

30kcal　**0.7**g　**0.2**g

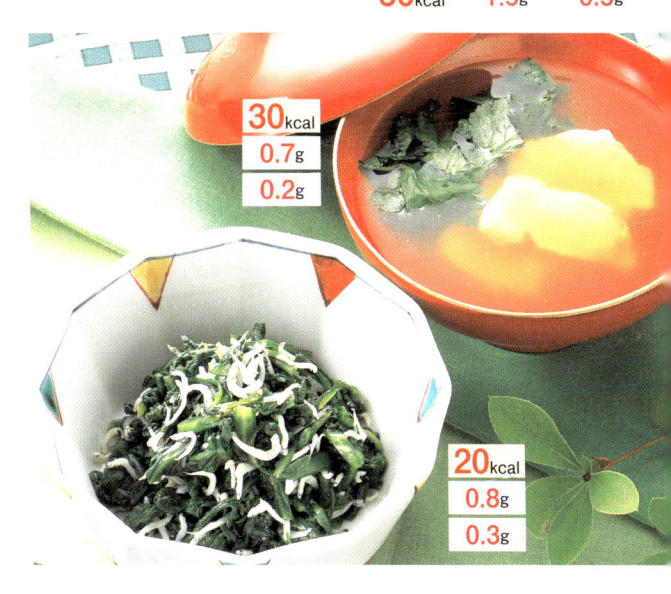

20kcal　**0.8**g　**0.3**g

アドバイス　春菊は、ほうれんそうにかえてもかまいません。しらす干しはカルシウムの補給を目的に使っているので、できるだけ残さずに食べましょう。牛乳が苦手な患者さんには、カルシウムを補うメニューとして特におすすめです。その場合は、もう少ししらす干しをふやすようにしましょう。

ずんだ里いも

100 kcal　塩分量 0.7g　脂質量 1.0g

材料(1人分)
里いも小3個　枝豆(ゆでてさやから出したもの)25g
A【西京みそ小さじ1$\frac{1}{2}$　塩少々　みりん小さじ$\frac{1}{2}$
だし汁小さじ1】

〈作り方〉
1. 里いもは皮をむいて乱切りにし、塩少々を振って手でもんでぬめりを出し、水で洗う。
2. 鍋に①とかぶるくらいの水を入れて強火にかけ、煮立ったら弱めの中火にして里いもがやわらかくなるまでゆでる。
3. 枝豆はすり鉢に入れてなめらかにすり、Aを加えてすりまぜる。
4. 水けをきった②を③であえ、器に盛る。

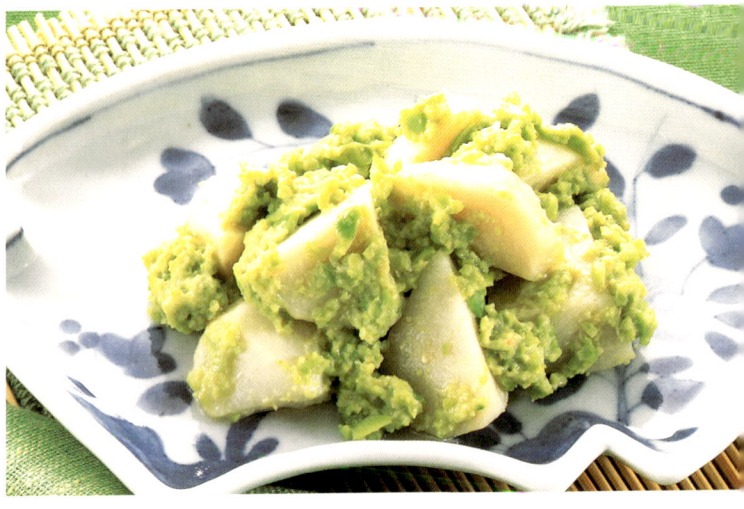

ここがポイント　里いものぬめりはムチンという食物繊維の一種で、このムチンには消化を助け、胃腸の粘膜を保護して潰瘍を予防する働きがあります。こうした効用を得るには、ぬめりはできるだけとらないで使うこと。本来なら、塩でもんだあと、さらに下ゆでしてぬめりをとってから使うのですが、ここではそれを省き、できるだけぬめりを残す調理法にしてあります。

青梗菜(チンゲンサイ)と鶏のごまあえ

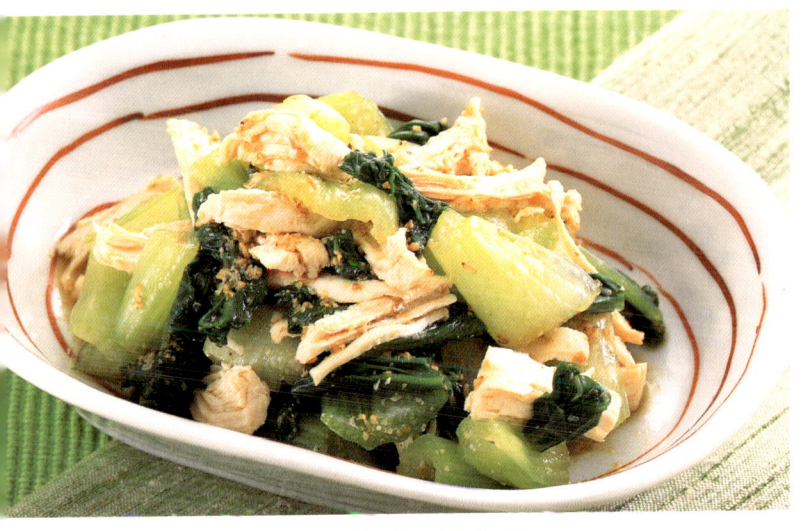

80 kcal　塩分量 1.0g　脂質量 3.3g

材料(1人分)
青梗菜80g　鶏胸肉(皮なし)30g
A【すり白ごま小さじ1　しょうゆ小さじ1
砂糖小さじ$\frac{1}{2}$】

〈作り方〉
1. 青梗菜はざく切りにし、茎の部分から先に鍋に沸かした熱湯に入れ、中火でやわらかくゆでる。しんなりしたらざるに上げ、水けをきる。
2. 鶏胸肉はラップに包み、電子レンジで1分ほど加熱する。色が白く変わったらとり出し、手でこまかく裂く。
3. ボウルにAを合わせ、砂糖がとけるまでよくまぜる。
4. ③に①と②を入れてあえ、器に盛る。

アドバイス　鶏肉は、胸肉のかわりに、同量の皮なしもも肉やささ身肉を使ってもかまいません。青梗菜も、同量の白菜やほうれんそうにかえてもよいでしょう。また、ごまのかわりにすったくるみなどを使うと違った風味が楽しめます。

副菜 中期

菜の花のからしマヨネーズあえ

80 kcal　塩分量 0.5g　脂質量 5.8g

材料（1人分）
菜の花（かたい茎の部分は除く）60g
A【マヨネーズ小さじ1$\frac{1}{2}$　練りがらし少々
しょうゆ小さじ$\frac{1}{3}$】

〈作り方〉
1. 菜の花は、鍋に沸かしたたっぷりの熱湯でやわらかくゆでる。ざるに上げて広げて冷まし、水けをしぼって食べやすい長さに切る。
2. ボウルにAを合わせてよくまぜ、これで1をあえる。

ここがポイント

野菜類は、手術後間もない時期は、葉の部分だけを使い、くたくたになるまでやわらかく煮て、こまかく刻むのが原則です。手術後時間が経過して、よくかむ習慣がついてきたら、徐々に茎の部分も使うようにし、煮る時間も家族と同じ程度にしていきましょう。切り方もしだいに普通の大きさに変えていきます。
練りがらしは刺激が強いので、少量から使い始めるようにします。

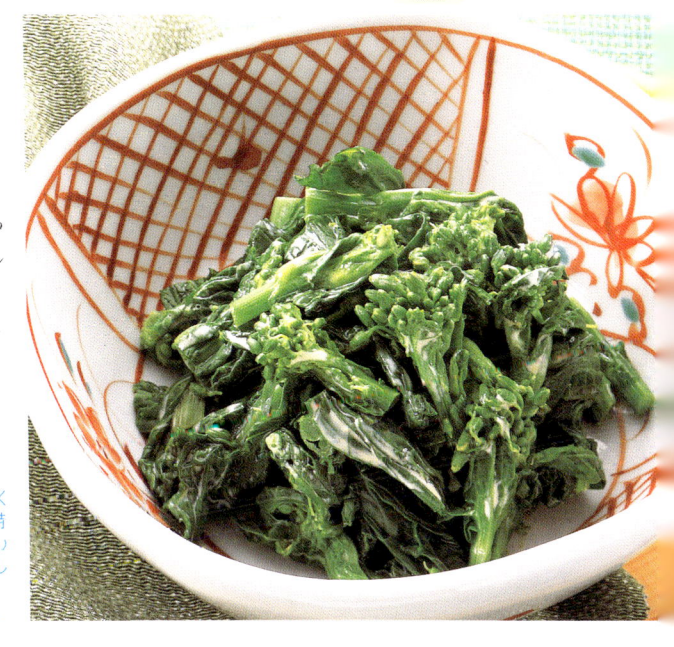

にんじんのくるみあえ

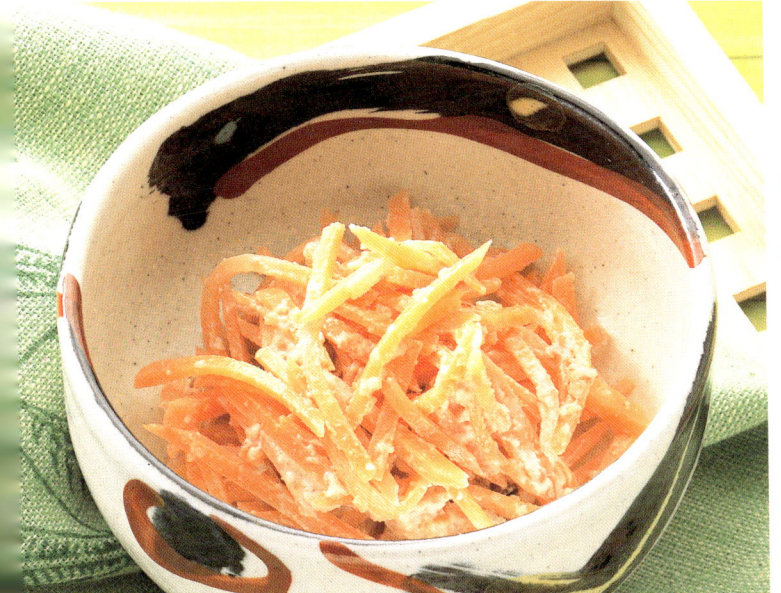

90 kcal　塩分量 1.0g　脂質量 7.2g

材料（1人分）
にんじん40g　くるみ5g　マヨネーズ、しょうゆ各小さじ1

〈作り方〉
1. にんじんはせん切りにして、鍋に沸かした熱湯でやわらかくゆで、ざるに上げて水けをきる。
2. くるみをすり鉢に入れてよくすり、これにマヨネーズとしょうゆを加えてまぜる。
3. 1を2であえ、器に盛る。

参考メモ

にんじんには、β-カロテンが多く含まれています。β-カロテンには粘膜や肌を丈夫にしてくれる働きがあるほか、病気に対する抵抗力を高めたり、活性酸素を除去してガン細胞の発生を防ぐという抗酸化作用もあります。毎日の食卓で、心がけてとりたい野菜のひとつです。
また、くるみには、動脈硬化の予防に有効な不飽和脂肪酸のオレイン酸やリノール酸が含まれており、抗酸化作用のあるビタミンEも多く含まれます。

ブロッコリーとツナのからしじょうゆあえ
トマトのコンソメスープ

合計エネルギー量 **50**kcal　合計塩分量 **1.8**g　合計脂質量 **0.6**g

10kcal
1.1g
0.1g

40kcal
0.7g
0.5g

材料（1人分）
ブロッコリーとツナのからしじょうゆあえ
ブロッコリー40g　ツナ缶詰（フレーク・ノンオイルタイプ）30g
A【しょうゆ小さじ$\frac{1}{2}$　だし汁小さじ1　練りがらし少々】
トマトのコンソメスープ
トマト$\frac{1}{4}$個　A【水$\frac{2}{3}$カップ　コンソメスープの素（固形）$\frac{1}{4}$個】
塩少々　パセリ少々

〈作り方〉
ブロッコリーとツナのからしじょうゆあえ
1 ブロッコリーは小房に切り分け、鍋に沸かした熱湯でやわらかくゆで、ざるに上げて水けをきる。
2 ボウルにAを合わせてよくまぜ、ここに1とツナを入れてあえる。
トマトのコンソメスープ
1 トマトは皮を湯むきして種をとり、小さめの乱切りにする。
2 鍋にAを入れて強火で煮立て、1を加えて一煮する。塩で味をととのえ、器に盛って、パセリを浮かす。

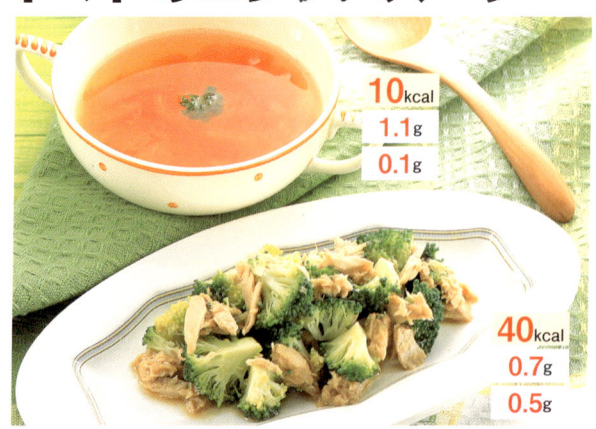

アドバイス
練りがらしは刺激が強いので、はじめは風味がつく程度のごく少量から使い始めましょう。
食事のはじめに、スープなどの液体ものを一気に飲むと、それだけでおなかがいっぱいになってしまいます。食事の際は液体ものはあと回しにするか、のどを湿らす程度にして、おかずやご飯などの固形物を先に食べましょう。

トマトとモッツァレラチーズのサラダ
アスパラと玉ねぎのコンソメスープ

合計エネルギー量 **100**kcal　合計塩分量 **1.4**g　合計脂質量 **6.1**g

材料（1人分）
トマトとモッツァレラチーズのサラダ
トマト小$\frac{1}{2}$個　モッツァレラチーズ20g　フレンチドレッシング（市販品・乳化タイプ）小さじ1
アスパラと玉ねぎのコンソメスープ
グリーンアスパラガスの穂先10g　玉ねぎ20g　A【水$\frac{2}{3}$カップ　コンソメスープの素（固形）$\frac{1}{4}$個】　塩、こしょう各少々

〈作り方〉
トマトとモッツァレラチーズのサラダ
1 トマトは皮を湯むきして2〜3mm厚さの輪切りにし、種をとり除く。
2 モッツァレラチーズは薄い半月切りにする。
3 1と2を交互に重ねて器に盛り、フレンチドレッシングをかける。
アスパラと玉ねぎのコンソメスープ
1 グリーンアスパラガスの穂先は斜め切り、玉ねぎは薄切りにする。
2 鍋にAを入れて強火で煮立て、1を入れて弱火でやわらかくなるまで煮る。塩とこしょうで味をととのえ、器に盛る。

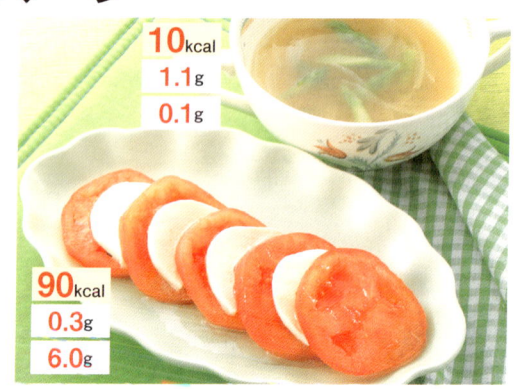

10kcal
1.1g
0.1g

90kcal
0.3g
6.0g

ここがポイント
「トマトとモッツァレラチーズのサラダ」は、本来ならオリーブ油と塩をかけて食べますが、ここではフレンチドレッシングの乳化タイプ（白濁していて、2層に分かれていないもの）を使います。油脂類をたくさんとると下痢を起こすことがありますが、乳化されている油脂類は消化がよいので、その心配はほとんどありません。

副菜 中期

かき玉汁／たたききゅうりの梅あえ

合計エネルギー量 **60kcal** 合計塩分量 **2.1g** 合計脂質量 **2.7g**

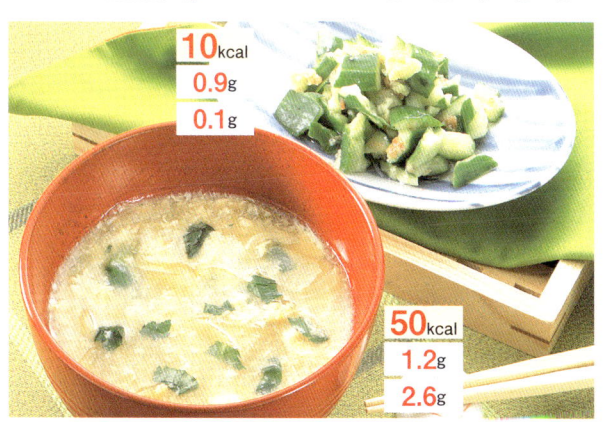

10kcal
0.9g
0.1g

50kcal
1.2g
2.6g

材料（1人分）
かき玉汁
卵 $\frac{1}{2}$ 個　玉ねぎ20g　A【だし汁 $\frac{3}{4}$ カップ　薄口しょうゆ小さじ $\frac{2}{3}$ 　塩少々】　B【かたくり粉小さじ $\frac{1}{3}$ 　水小さじ1】
三つ葉の葉先少々

たたききゅうりの梅あえ
きゅうり $\frac{1}{2}$ 本　梅干しの果肉3g　だし汁小さじ1　塩少々

〈作り方〉
かき玉汁
1. 卵はときほぐしておく。
2. 玉ねぎは薄切りに、三つ葉の葉先は小さく切る。
3. 鍋にAを入れて強火で煮立て、2の玉ねぎを入れて弱火でやわらかくなるまで煮る。
4. 3に、よくまぜ合わせたBを回し入れてとろみをつけ、1を細く流し入れてかき玉にし、2の三つ葉を加えて一煮する。

たたききゅうりの梅あえ
1. きゅうりはポリ袋に入れてすりこ木などで上からたたき、ひび割れを入れる。このポリ袋に塩を振り入れてきゅうりにまぶし、しんなりしたら一口大くらいに手でちぎる。
2. 梅干しの果肉は包丁でよくたたき、ボウルに入れて、だし汁を加えてのばす。
3. 1を2であえる。

三平汁

120kcal　塩分量 **1.9g**　脂質量 **2.3g**

材料（1人分）
生鮭（切り身）40g　じゃがいも $\frac{1}{3}$ 個
大根40g　にんじん10g　長ねぎ3cm
だし汁 $1\frac{1}{2}$ カップ　日本酒小さじ1
みそ小さじ2

〈作り方〉
1. じゃがいもは小さめの乱切りにする。大根とにんじんは5mm厚さのいちょう切りにし、長ねぎは小口切りにする。
2. 生鮭は一口大に切る。
3. 鍋にだし汁を入れてじゃがいもと大根、にんじんを入れ、中火で3分ほど煮る。
4. 3に2を加え、アクをとりながらさらに弱めの中火で3分煮、日本酒を加えて、みそをとき入れる。
5. 4を椀に盛り、長ねぎをのせる。

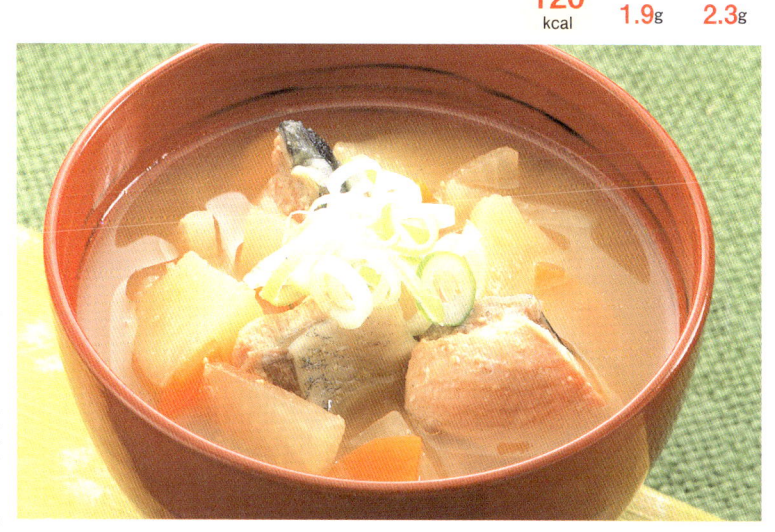

アドバイス
長ねぎが食べにくい場合はみじん切りにします。または、生鮭を加えるときにいっしょに入れ、火を通してやわらかくするのも手です。
汁を先に飲むとおなかがいっぱいになってしまうので、まず具を食べて、余裕があれば汁を飲むようにします。

ミネストローネ

110kcal　塩分量 1.4g　脂質量 2.9g

材料(1人分)

じゃがいも$\frac{1}{3}$個　玉ねぎ20g　キャベツ$\frac{1}{2}$枚　にんじん15g
にんにく少々　スパゲッティ(乾燥)5g　トマトの水煮缶詰
(ホール)40g　A【水1カップ　コンソメスープの素(固形)$\frac{1}{3}$
個】　塩、こしょう各少々　バター小さじ$\frac{1}{2}$　粉チーズ小さじ1

〈作り方〉

1. じゃがいもと玉ねぎ、キャベツ、にんじんは1cm角に切る。
2. にんにくはみじん切りにする。
3. スパゲッティは1.5cm長さに折る。
4. 鍋にバターをとかして②を弱火で軽く炒め、香りが出たら①を加えて強火で炒め合わせる。
5. ④にAを加え、③とこし器でこしたトマトの水煮も入れて、弱火で野菜がくたくたにやわらかくなるまで煮る。
6. 塩とこしょうで味をととのえて、器に盛り、粉チーズを振る。

アドバイス　食事のはじめにスープなどの液体ものを一気に飲むと、それだけでおなかがいっぱいになってしまいます。食事の際は液体ものはのどを湿らす程度にして、おかずやご飯などの固形物を先に食べましょう。

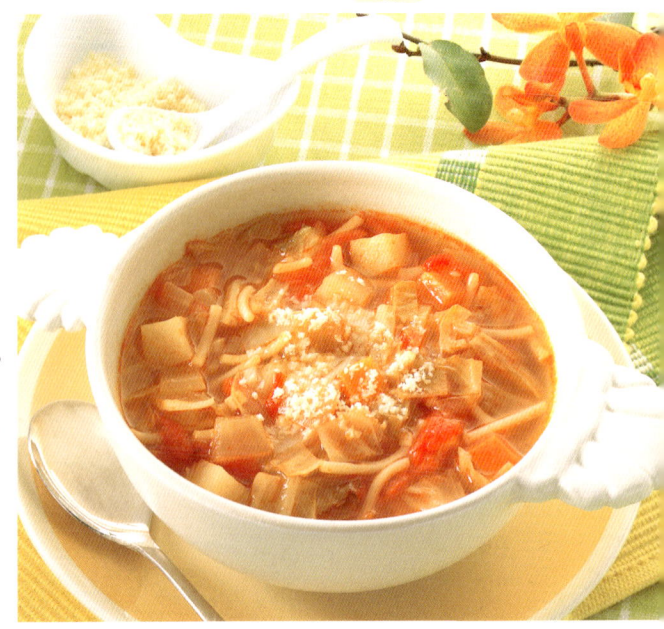

かにときゅうりの酢の物／かぼちゃのみそ汁

合計エネルギー量 90kcal　合計塩分量 2.6g　合計脂質量 0.9g

60kcal　1.4g　0.7g

30kcal　1.2g　0.2g

材料(1人分)

かにときゅうりの酢の物
かにの水煮缶詰20g　きゅうり$\frac{1}{2}$本　塩少々
A【酢小さじ1　砂糖小さじ$\frac{1}{2}$　しょうゆ小さじ$\frac{2}{3}$】

かぼちゃのみそ汁
かぼちゃ30g　玉ねぎ20g　だし汁$\frac{3}{4}$カップ　みそ小さじ2弱

〈作り方〉

かにときゅうりの酢の物

1. きゅうりは薄い小口切りにしてボウルに入れ、塩を振る。しんなりしたら、水けをしぼる。
2. 別のボウルにAを入れてよくまぜ、合わせ酢を作る。
3. ②に、①とかにの水煮を入れてあえる。

かぼちゃのみそ汁

1. かぼちゃは薄い短冊切りに、玉ねぎは薄切りにする。
2. 鍋にだし汁と①を入れて強火にかけ、煮立ったら弱火にして野菜がやわらかくなるまで煮る。
3. ②にみそをとき入れ、椀に盛る。

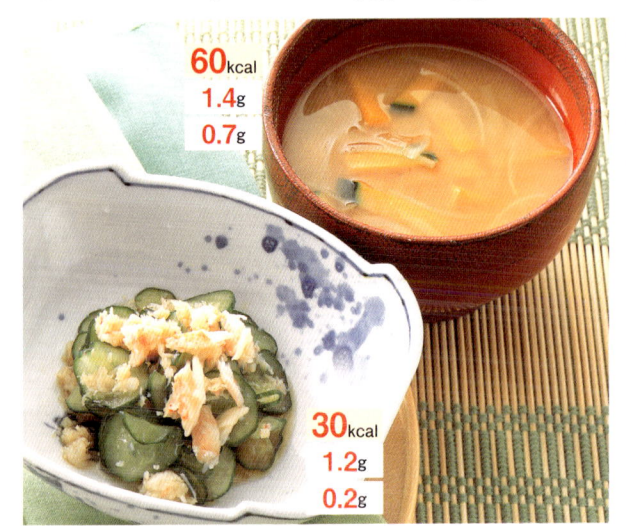

アドバイス　酢には殺菌作用があり、胃酸のかわりを果たしてくれます。ときどきは酢の物料理も食卓にのせるようにしましょう。きゅうりは薄い小口切りにしたものを、さらにせん切りにするとこまかくなって食べやすくなります。

副菜 中期

カキと白菜の煮物

80kcal　塩分量 2.0g　脂質量 1.2g

材料(1人分)
カキ(生食用)5個　白菜の葉先100g
A【だし汁$\frac{1}{2}$カップ　しょうゆ、日本酒各小さじ1　みりん小さじ$\frac{1}{2}$】

〈作り方〉
1. 白菜の葉先は、小さめのざく切りにする。
2. カキは目のあらいざるに入れ、薄い塩水の中で軽く振り洗いして汚れを落とす。水けをきって、さらに水でさっと洗い、ペーパータオルで水けをふきとる。
3. 鍋にAを入れて強火にかけ、煮立ったら1を入れて弱火でやわらかくなるまで煮る。
4. 3に2を加え、カキがぷっくりしたらすぐ火を止める。

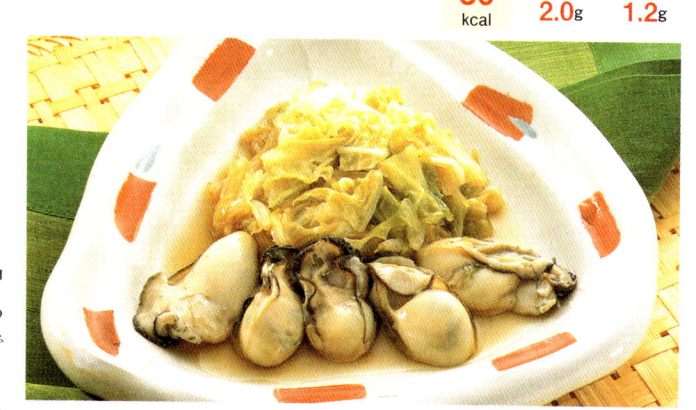

アドバイス　カキはほかの貝類にくらべて消化がよく、栄養も豊富な食品です。カルシウム、鉄分、ビタミンB_{12}などを多く含んでいるので、特に胃・腸切除後の人におすすめの食品でもあります。カキは煮すぎるとかたくなるので、火を通しすぎないように注意しましょう。
白菜の芯は繊維が多いので、ここでは葉先だけを使いました。うまくかみきれるようになったら、白菜の芯もこまかく切って使いたいものです。

かぶのクリーム煮／でんぶ

合計エネルギー量 110kcal　合計塩分量 1.5g　合計脂質量 3.0g

50kcal　0.7g　0.1g

60kcal　0.8g　2.9g

〈作り方〉
かぶのクリーム煮
1. かぶは皮をむいて薄い半月切りにし、かぶの葉は5mm幅に刻む。
2. 鍋にバターをとかして1を中火で炒め、全体にバターがなじんだらAを加えて、弱火でかぶがやわらかくなるまで煮る。
3. 2に牛乳を加えて一煮し、器に盛る。

でんぶ
1. 生だらは、鍋に沸かした熱湯で色が白くなるまで中火でゆで、ペーパータオルで水けをふいて、身をこまかくほぐす。
2. フライパンを弱火にかけて1を入れ、繊維状になるまでからいりする。Aを加えて味つけし、ぱらりとするまでさらにいりつける。

材料(1人分)
かぶのクリーム煮
かぶ1個　かぶの葉20g　A【水$\frac{1}{4}$カップ　コンソメスープの素(固形)$\frac{1}{3}$個】
牛乳大さじ2　バター小さじ1
でんぶ
生だら(切り身)30g　A【日本酒小さじ$\frac{1}{2}$　薄口しょうゆ小さじ$\frac{2}{3}$　砂糖小さじ2】

アドバイス　牛乳を飲むと下痢をしてしまう人でも、加熱して料理に使うと大丈夫なことがあります。それでも下痢をしてしまう場合は、牛乳を使わずにコンソメ煮にしてください。

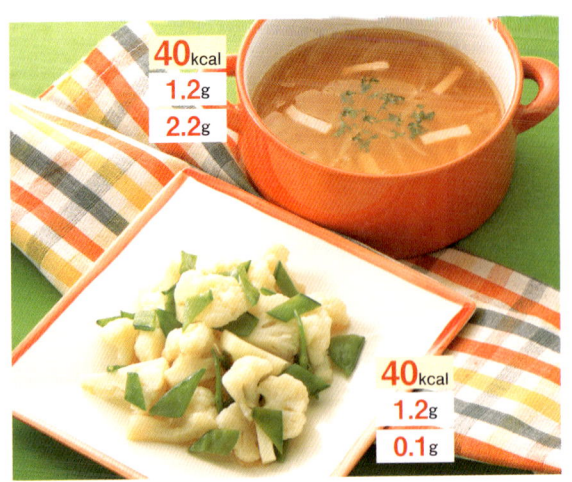

カリフラワーの甘酢煮 オニオンスープ

合計エネルギー量	合計塩分量	合計脂質量
80kcal	2.4g	2.3g

40kcal / 1.2g / 2.2g

40kcal / 1.2g / 0.1g

材料（1人分）

カリフラワーの甘酢煮
カリフラワー60g　絹さや2枚　A【だし汁$\frac{1}{4}$カップ　酢小さじ2　砂糖、しょうゆ各小さじ1　塩少々】

オニオンスープ
玉ねぎ30g　ロースハム$\frac{1}{4}$枚　A【水$\frac{3}{4}$カップ　コンソメスープの素（固形）$\frac{1}{3}$個】　塩、こしょう各少々　バター小さじ$\frac{1}{2}$　パセリ（みじん切り）少々

〈作り方〉

カリフラワーの甘酢煮

1. カリフラワーはごく小さな小房に切り分け、水に10分ほどつける。
2. 1を、鍋に沸かした熱湯でやわらかくゆで、ざるに上げる。
3. 絹さやは筋をとり、鍋に沸かした熱湯でしんなりするまでゆで、斜め切りにする。
4. 鍋にAを入れて煮立て、2を入れて中火で一煮する。3を加えて一煮立ちしたら、器に盛る。

オニオンスープ

1. 玉ねぎは薄切りにし、ロースハムは小さな短冊切りにする。
2. 鍋にバターをとかして玉ねぎをきつね色になるまで弱火でじっくり炒める。
3. 2にAを入れて強火で煮立て、ハムを加えて中火で一煮し、塩とこしょうで味をととのえる。
4. 3を器に盛り、パセリを散らす。

キャベツのコンソメ煮／のりのつくだ煮

合計エネルギー量	合計塩分量	合計脂質量
50kcal	1.9g	1.6g

10kcal / 0.6g / 0.1g

40kcal / 1.3g / 1.5g

材料（1人分）

キャベツのコンソメ煮
キャベツ（かたい軸の部分は除く）1$\frac{1}{2}$枚　コンビーフ10g　A【水1カップ　コンソメスープの素$\frac{1}{3}$個】　塩、こしょう各少々

のりのつくだ煮
のりのつくだ煮（市販品）10g　青じそ1枚

〈作り方〉

キャベツのコンソメ煮

1. キャベツはざく切りにする。
2. コンビーフはあらくほぐす。
3. 鍋にAを入れて煮立て、1と2を入れて弱火でキャベツがやわらかくなるまで煮る。
4. 3に塩とこしょうを加えて味をととのえ、火を止める。

のりのつくだ煮

器に青じそを敷き、のりのつくだ煮を盛る。

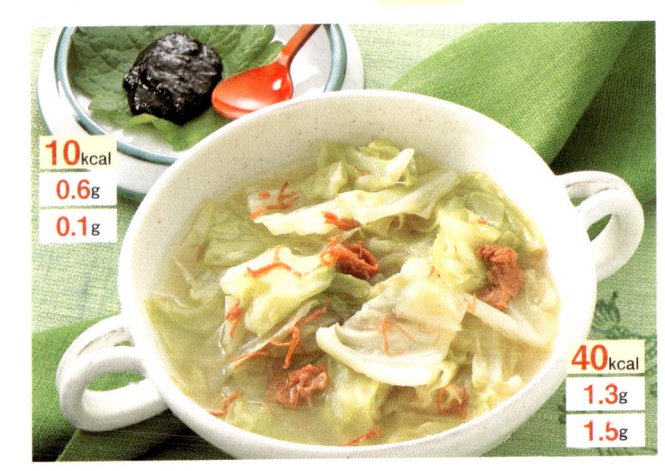

アドバイス　「キャベツのコンソメ煮」は、コンビーフを加えて味に深みをもたせたメニューです。コンビーフには塩分があるので、調味用の塩は控えます。キャベツのかわりに、かぶや白菜の葉の部分を使ってもよいでしょう。「のりのつくだ煮」は、おかゆに入れたり、ご飯にのせて食べましょう。のりの風味と甘辛味が、食欲を刺激してくれます。

副菜 中期

高野豆腐と野菜の煮物

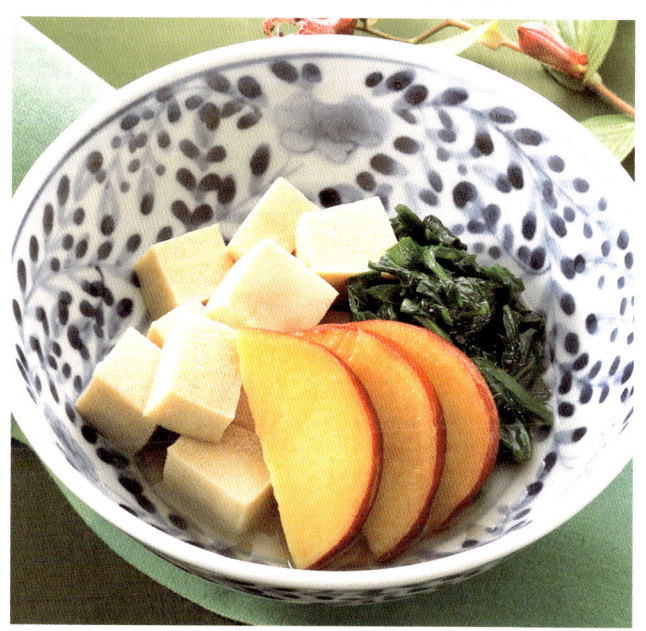

160 kcal　塩分量 **1.7g**　脂質量 **5.5g**

材料（1人分）
高野豆腐1枚　小松菜（根元は除く）30g　さつまいも30g　A【だし汁$\frac{1}{2}$カップ　薄口しょうゆ小さじ$1\frac{1}{2}$　みりん、日本酒各小さじ1】

〈作り方〉

1. 高野豆腐はふっくらともどし、水けをしぼって1.5cm角くらいに切る。
2. 小松菜は短めのざく切りにし、さつまいもは5mm厚さの半月切りにする。
3. 鍋にAを入れて煮立て、さつまいもを入れて弱火で煮る。さつまいもにほぼ火が通ったら小松菜と高野豆腐を加え、中火で小松菜がしんなりするまで煮る。

アドバイス　胃や腸の全部または一部を切除する手術を受けると、貧血を起こすことがあります。これは、胃や腸がなくなって、鉄分が吸収されにくくなるために起こると考えられています。鉄分の不足を補うためにも、小松菜など鉄分の多い食品を選んで積極的に食べるようにしましょう。

青梗菜と豆腐の中華煮
（チンゲンサイ）

70 kcal　塩分量 **1.3g**　脂質量 **3.4g**

材料（1人分）
青梗菜の葉の部分50g　絹ごし豆腐75g　A【水$\frac{1}{2}$カップ　中華スープの素（顆粒）小さじ$\frac{2}{3}$　しょうゆ小さじ$\frac{1}{3}$】　ごま油少々　B【かたくり粉小さじ$\frac{1}{2}$　水小さじ1】

〈作り方〉

1. 青梗菜の葉の部分は5mm幅くらいに切る。
2. 絹ごし豆腐は食べやすい大きさに切る。
3. 鍋にAを入れて煮立て、1を入れて弱火でくたくたにやわらかくなるまで煮る。
4. 3に2を加えて中火で一煮し、ごま油を落として風味づけする。最後に、よくまぜ合わせたBを回し入れ、とろみをつけて火を止める。

アドバイス　胃には、口からとった食べ物を一時的にためておく部位があります。胃を切除すると、その部位がなくなったり小さくなったりするので、なるべく少量で栄養価の高いものを選ぶのが賢明です。その意味では、絹ごし豆腐より木綿豆腐のほうがおすすめです。ここでは絹ごし豆腐を使いましたが、木綿豆腐にかえてももちろんかまいません。

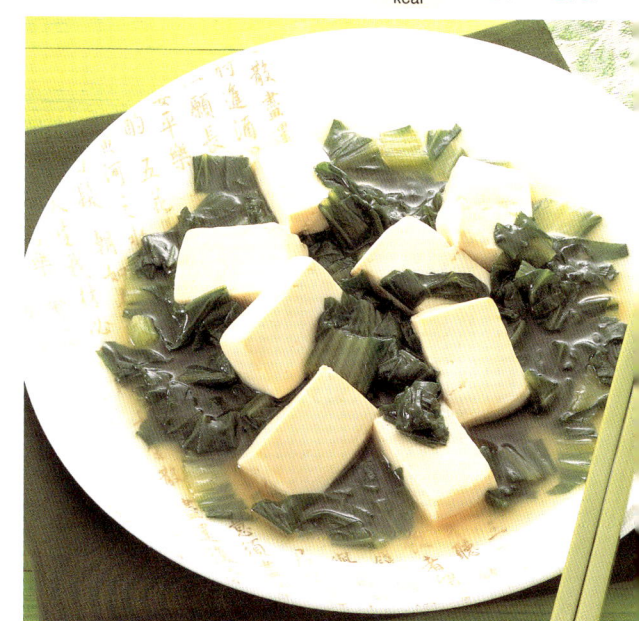

えびととうがんのくず煮

70 kcal　塩分量 1.5g　脂質量 0.2g

材料(1人分)
芝えび(むき身)30g　とうがん80g　A【だし汁 $\frac{3}{4}$ カップ　しょうゆ小さじ1　塩少々　日本酒、砂糖各小さじ1】
B【かたくり粉小さじ $\frac{2}{3}$　水大さじ1】　オクラ1本

〈作り方〉
1. とうがんは種とわたを除いて一口大に切り、皮をむいて面取り(切り口の角を薄くむきとる)をする。
2. 芝えびは背わたをとり、2つ〜3つに切る。
3. 鍋にAと①を入れて強火にかけ、煮立ったらごく弱火にし、とうがんがやわらかくなるまでゆっくりと煮含める。
4. ③に②を加えて中火で一煮し、よくまぜ合わせたBを回し入れてとろみをつけ、火を止める。
5. オクラは塩少々をまぶして産毛を指でこすり落とし、鍋に沸かした熱湯でやわらかくゆで、小口切りにする。
6. ④を器に盛り、⑤を添える。

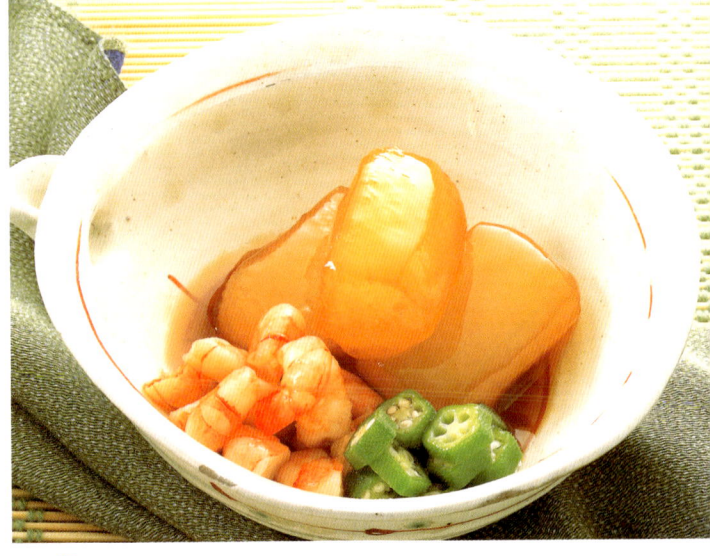

アドバイス　とうがんは皮の近くはかたいので、皮を厚めにむきましょう。

豆腐と青菜の梅煮

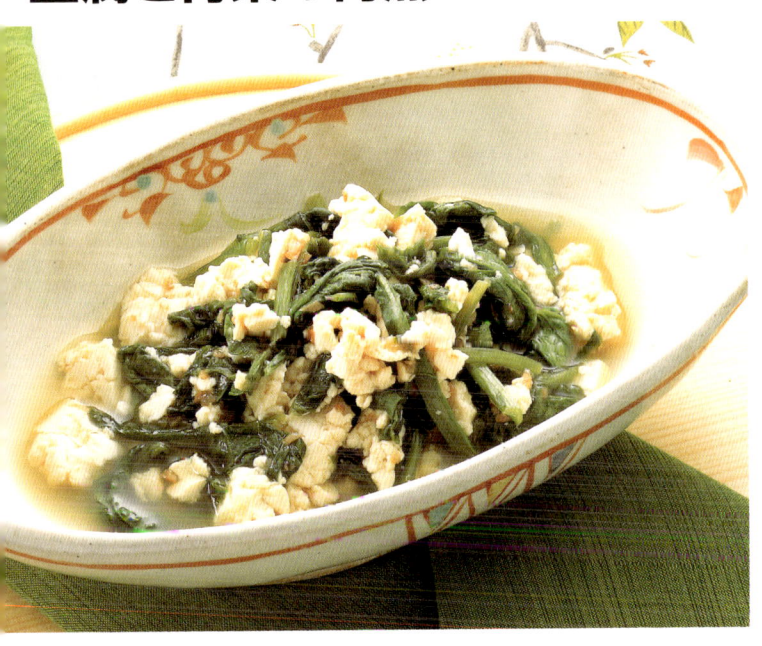

60 kcal　塩分量 1.6g　脂質量 2.2g

材料(1人分)
木綿豆腐50g　小松菜(根元は除く)50g
A【だし汁 $\frac{1}{4}$ カップ　しょうゆ、みりん各小さじ $\frac{1}{2}$】　梅干しの果肉5g

〈作り方〉
1. 小松菜は短めのざく切りにする。
2. 梅干しの果肉は、包丁でよくたたく。
3. 鍋にAを入れて煮立て、②を加える。
4. ③に①の小松菜を入れて弱火でくたくたになるまでやわらかく煮、豆腐を手でくずし入れて中火で一煮し、火を止める。

アドバイス　小松菜は茎の部分も使うので、家族の分より少し時間をかけて加熱し、やわらかく食べやすいように調理しましょう。小松菜は、ほうれんそうにかえてもかまいません。
梅干しには殺菌作用のほか、食欲増進作用もあるので、療養中の人にもおすすめの食品です。

副菜 中期

ほうれんそうとツナの煮びたし

50 kcal　塩分量 1.1g　脂質量 0.5g

材料（1人分）
ほうれんそう3株　ツナ缶詰（フレーク・ノンオイルタイプ）20g
A【だし汁1/4カップ　しょうゆ、日本酒各小さじ1　みりん小さじ1/2】

〈作り方〉
1. ほうれんそうは鍋に沸かした熱湯でやわらかくゆで、水にとって冷まし、水けをしぼって短めのざく切りにする。
2. 鍋にAを入れて強火にかけ、煮立ったら1とツナを入れて弱めの中火で一煮する。

アドバイス
ほうれんそうや小松菜は葉先から使い始め、よくかめるようになったら茎の部分も使うようにします。
ごぼうやたけのこ、セロリ、白菜の軸といった特に繊維の多い野菜や、ピーマンやきのこのようなかたいもの、消化の悪いものはこまかく刻んで使いましょう。
ほうれんそうは、同量の小松菜にかえてもかまいません。

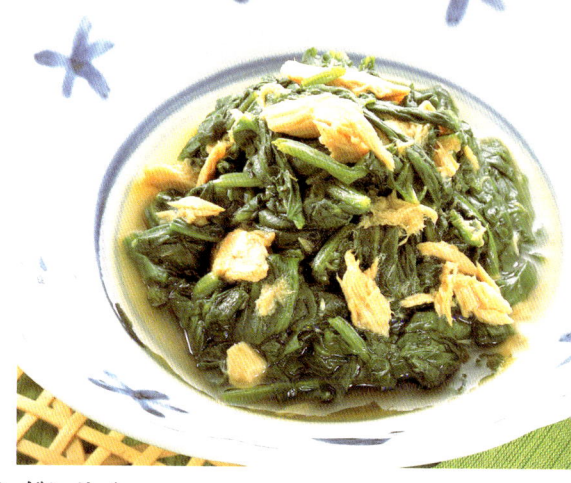

焼きなすのごまだれかけ／青梗菜（チンゲンサイ）とハムの中華スープ

合計エネルギー量 110kcal　合計塩分量 2.2g　合計脂質量 6.1g

20kcal　1.3g　1.1g

90kcal　0.9g　5.0g

材料（1人分）
焼きなすのごまだれかけ
なす1 1/2個　A【練り白ごま小さじ1 1/2　しょうゆ、砂糖、だし汁各小さじ1】　青じそ2枚
青梗菜とハムの中華スープ
青梗菜の葉の部分50g　ロースハム1/2枚　A【水1カップ　中華スープの素（顆粒）小さじ1/2　しょうゆ小さじ1/3　こしょう少々】

〈作り方〉
焼きなすのごまだれかけ
1. なすはへたを切り落とし、皮に縦の方向に1cm間隔に浅く切り目を入れる。
2. よく熱した焼き網に1をのせ、ときどき転がしながら皮が焦げるくらいまで焼く。冷水にとってすぐ水けをふき、へたの切り口から皮を縦にむく。
3. 2を食べやすい大きさに縦に裂き、長さを半分に切る。
4. 小さなボウルにAを合わせ、よくまぜ合わせる。
5. 器に青じそを敷いて3を盛り、4をかける。

青梗菜とハムの中華スープ
1. 青梗菜の葉の部分は1cm幅に切り、ロースハムはせん切りにする。
2. 鍋にAを入れて煮立て、1の青梗菜を入れて弱火でやわらかくなるまで煮る。
3. 2にロースハムを加えて中火で一煮し、しょうゆとこしょうで味をととのえ、火を止める。

参考メモ　ごまには、傷の回復に役立つ亜鉛や老化防止に効果があるビタミンEなどが多く含まれます。

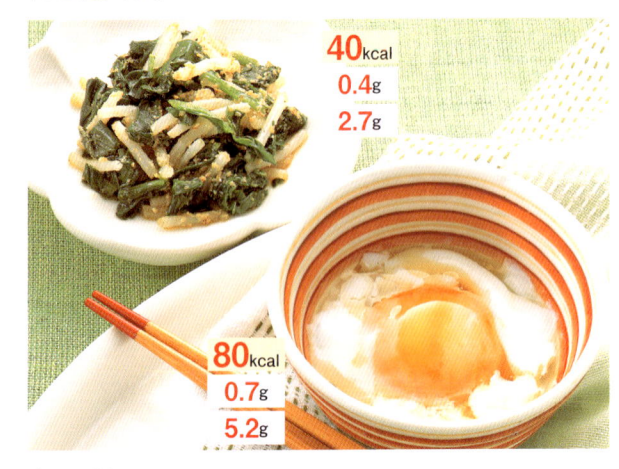

温泉卵／ほうれんそうともやしのナムル

合計エネルギー量 **120kcal** 　合計塩分量 **1.1g** 　合計脂質量 **7.9g**

40kcal／0.4g／2.7g

80kcal／0.7g／5.2g

材料（1人分）

温泉卵
卵1個　A【だし汁小さじ2　薄口しょうゆ小さじ$\frac{1}{2}$】
ほうれんそうともやしのナムル
ほうれんそう1$\frac{1}{2}$株　もやし20g　A【しょうゆ、ごま油各小さじ$\frac{1}{2}$　すり白ごま少々】

3. 2を器に割り入れ、まぜ合わせたAをかける。

ほうれんそうともやしのナムル
1. ほうれんそうは鍋に沸かした熱湯でやわらかくゆで、水にとって冷まし、水けをしぼってざく切りにする。
2. もやしはひげ根と芽をつみとって、鍋に沸かした熱湯でやわらかくゆで、ざるに上げて冷ます。
3. ボウルにAを合わせてよくまぜ、1と水けをしぼった2を入れてあえる。

〈作り方〉
温泉卵
1. 卵は冷蔵庫から出して、常温にもどしておく。
2. どんぶりに1を入れ、熱湯をかぶるくらいに注いでふたをし、8～9分おく。

アドバイス　卵料理で最も消化がよいのは半熟卵です。温泉卵やポーチドエッグ、いり卵などはほぼ半熟なので、おすすめのメニューといえます。一方、生卵は、消化に時間がかかるのであまりおすすめできません。

ホワイトアスパラのかにあんかけ

60kcal　塩分量 **1.8g**　脂質量 **0.2g**

材料（1人分）

ホワイトアスパラガス水煮缶詰の穂先7本　かに風味かまぼこ2本　絹さや1枚　A【だし汁$\frac{1}{4}$カップ　しょうゆ小さじ$\frac{2}{3}$　日本酒小さじ1　みりん小さじ$\frac{1}{2}$】　B【かたくり粉小さじ$\frac{1}{3}$　水小さじ2】

〈作り方〉
1. かに風味かまぼこは、縦に細く裂く。
2. 絹さやは筋をとって細切りにする。
3. 鍋にAを入れて煮立て、1と2を入れて絹さやがやわらかくなるまで弱火で煮る。
4. 3に、よくまぜ合わせたBを回し入れてとろみをつけ、かにあんを作る。
5. ホワイトアスパラガスの穂先を器に盛り、4をかける。

ここがポイント　薄味のあんをかけるので、口当たりものどの通りもなめらかな料理です。
缶詰のホワイトアスパラガスはとてもやわらかくて食べやすく、調理の手間も不要なので作り手にも手軽な食材です。

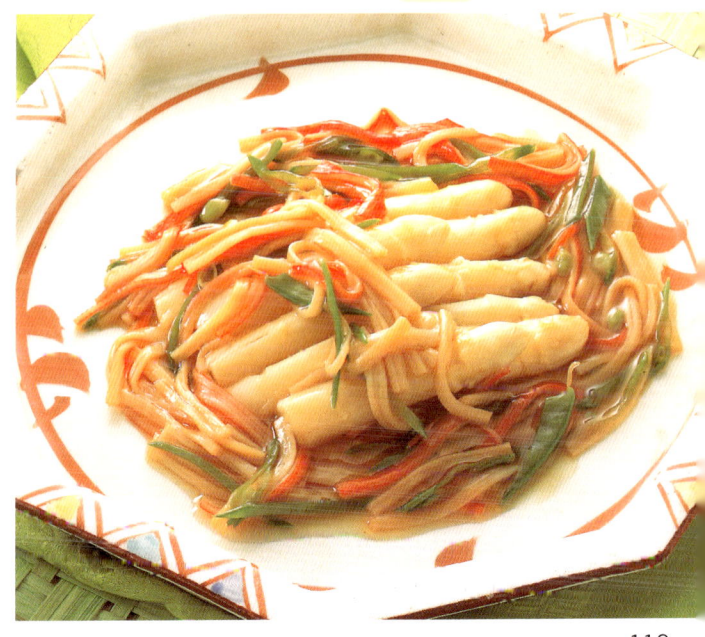

副菜 後期

野菜とひき肉の炒め物

90 kcal　塩分量 0.8g　脂質量 6.4g

材料（1人分）
キャベツ40g　玉ねぎ20g　にんじん15g　ピーマン5g　豚ひき肉15g　塩、こしょう各少々　植物油小さじ1

〈作り方〉
1. キャベツは軸の部分を除いて2～3cm角に切り、玉ねぎはくし形に切ってから長さを半分に切る。にんじんは薄い正方形に切り、ピーマンは乱切りにする。
2. フライパンに植物油を入れて熱し、豚ひき肉をほぐしながら強火で炒める。ひき肉の色が変わったら、1を玉ねぎ、にんじん、キャベツ、ピーマンの順に加えて手早く炒め合わせる。
3. 2の野菜がしんなりしたら塩とこしょうで味つけし、火を止める。

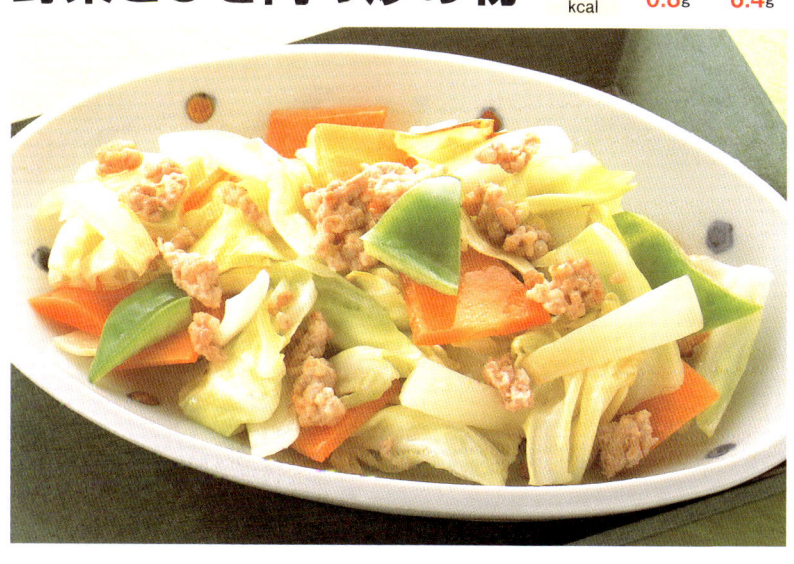

アドバイス　ピーマンは初期のころは薄皮をむいて使いますが、慣れてきたら皮をむかずに使い、よくかんで食べるようにします。野菜がかたくて食べにくいようなら、一度下ゆでしてから炒めましょう。

そら豆のサラダ

110 kcal　塩分量 0.6g　脂質量 5.8g

材料（1人分）
そら豆（さやから出したもの）40g　トマト$\frac{1}{4}$個　A【マヨネーズ小さじ$1\frac{1}{2}$　マスタード、塩各少々　砂糖小さじ$\frac{1}{3}$】

〈作り方〉
1. そら豆は、お歯黒と呼ばれる黒い部分の反対側に少し切り目を入れ、鍋に沸かした熱湯でやわらかくなるまで中火でゆで、皮をむく。
2. トマトは皮を湯むきして種もとり除き、そら豆の大きさに合わせた乱切りにする。
3. ボウルにAを合わせてよくまぜ、これで1と2をあえる。

アドバイス　脂肪が多い食品を食べると下痢を起こすことがあります。マヨネーズは、油脂分が乳化されているので消化吸収されやすく、下痢を起こしにくいので、脂肪が多い食品の中ではおすすめです。

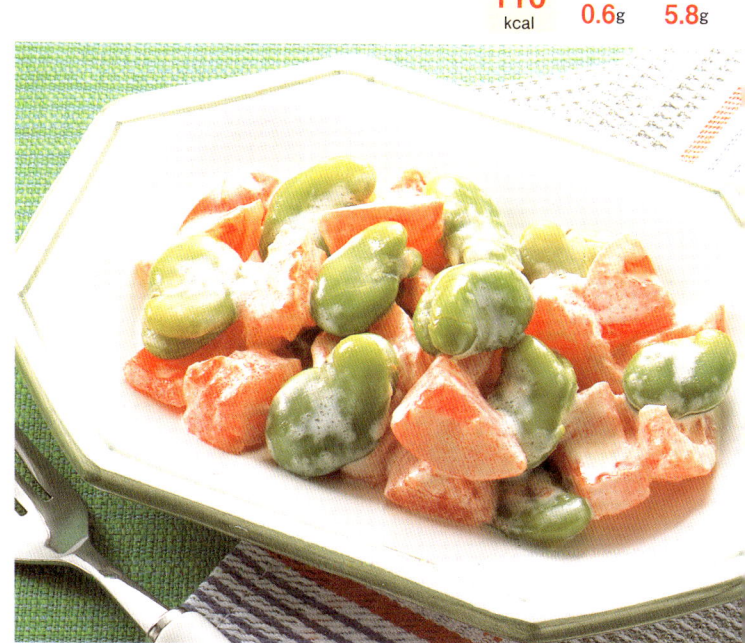

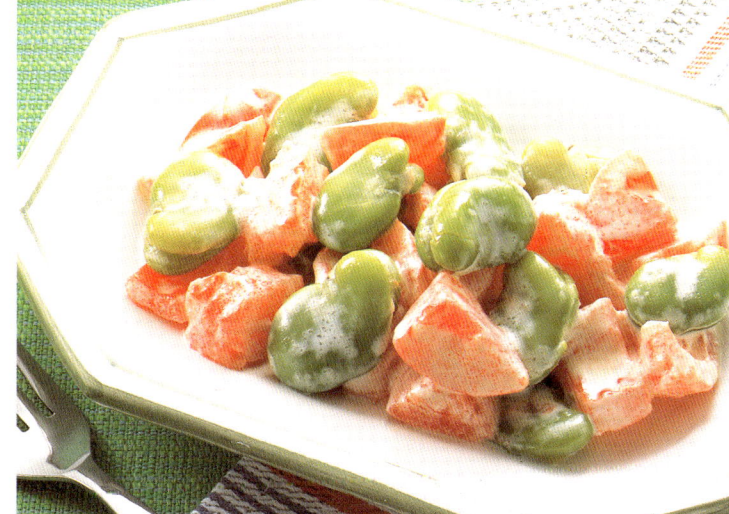

大根サラダ

90 kcal　塩分量 0.7g　脂質量 7.6g

材料（1人分）
大根50g　トマト20g　貝割れ菜5g　A【マヨネーズ小さじ2　塩、こしょう各少々　砂糖小さじ$\frac{1}{2}$】

〈作り方〉
1. 大根はせん切りにしてボウルに入れ、Aであえる。
2. トマトは皮を湯むきして種もとり除き、あらいみじん切りにする。
3. 貝割れ菜は根元を切り落とし、長さを2〜3等分に切る。
4. 器に1を盛って3を散らし、2を彩りよく添える。

アドバイス
マヨネーズの脂肪は乳化されているので、消化吸収されやすく、下痢もほとんど起こしません。その点で、植物油だけのドレッシングより安心して使えます。
　食事が思うようにとれないときは、体調をみながらマヨネーズをふやして、エネルギーを上げるのも一法です。

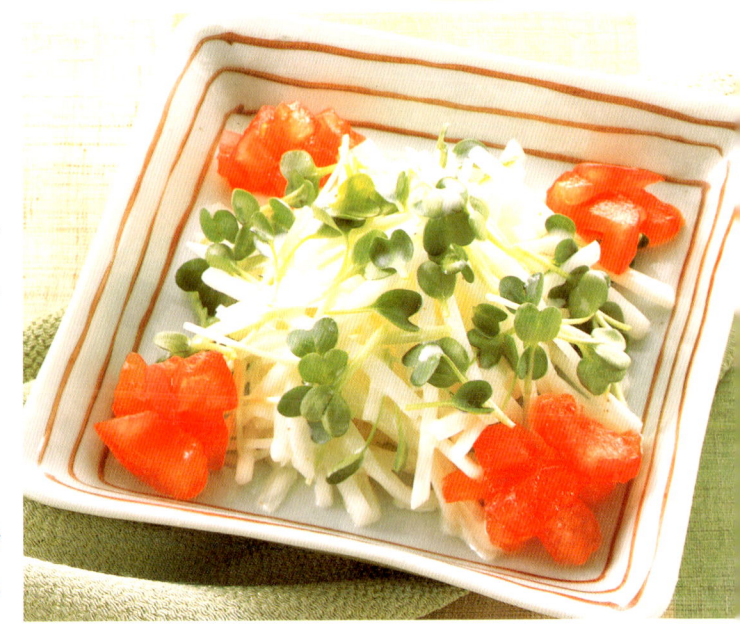

ミモザサラダ

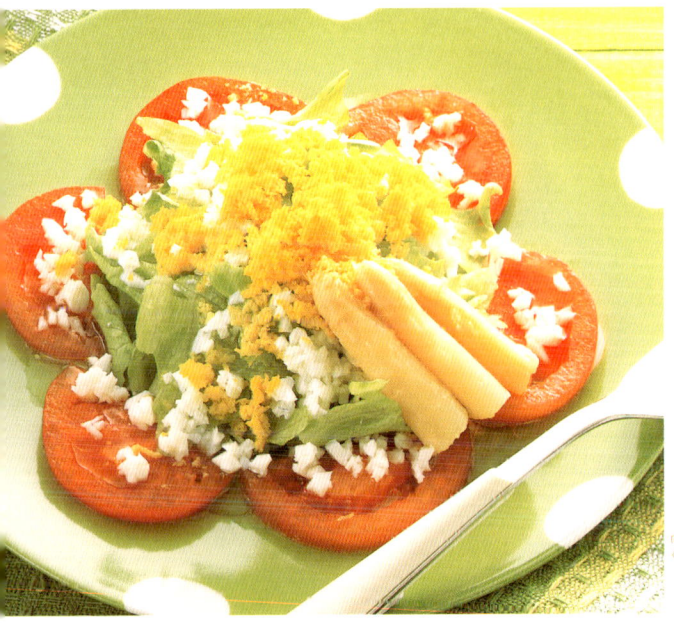

90 kcal　塩分量 0.5g　脂質量 6.8g

材料（1人分）
ゆで卵$\frac{1}{2}$個　トマト$\frac{1}{4}$個　レタス1枚　ホワイトアスパラガス水煮缶詰の穂先10g　フレンチドレッシング（市販品・乳化タイプ）小さじ2

〈作り方〉
1. ゆで卵は、白身はみじん切りにし、黄身は裏ごしする。
2. トマトは皮を湯むきして種もとり除き、薄い半月切りにする。
3. レタスは手で小さくちぎるか、細切りにする。
4. 器に2のトマトをぐるりと並べ、真ん中に3のレタスを盛って、1を上から散らす。
5. ホワイトアスパラガス水煮の穂先を4に添え、フレンチドレッシングをかける。

アドバイス
フレンチドレッシングは、乳化タイプ（白濁していく、2層に分かれていないもの）を使います。油脂類をたくさんとると下痢を起こすことがありますが、乳化されている油脂類は消化がよいので、その心配はほとんどありません。

副菜 後期

具だくさんのみそ汁風

90 kcal　塩分量 **1.2**g　脂質量 **3.8**g

材料(1人分)
大根30g　にんじん20g　里いも20g　長ねぎ(小口切り)10g　油揚げ10g　だし汁$\frac{1}{2}$カップ　みそ大さじ$\frac{1}{2}$

〈作り方〉
1. 大根は3〜4mm厚さのいちょう切り、にんじんは同じ厚さの半月切りにし、鍋に沸かした熱湯でいっしょに1〜2分中火でゆで、ざるに上げる。
2. 里いもは2〜3mm厚さの輪切りにし、鍋に沸かした熱湯で1〜2分中火でゆで、水にとってぬめりを洗い流し、ざるに上げる。
3. 油揚げはざるにのせて熱湯をかけ、油抜きして、短冊切りにする。
4. 鍋にだし汁を入れて煮立て、1と2を入れて、野菜がやわらかくなるまで弱火で煮、3を加える。
5. 4にみそをとき入れ、長ねぎを加えて中火で一煮し、火を止める。
6. 5を椀に盛り、好みで七味とうがらしを振る。

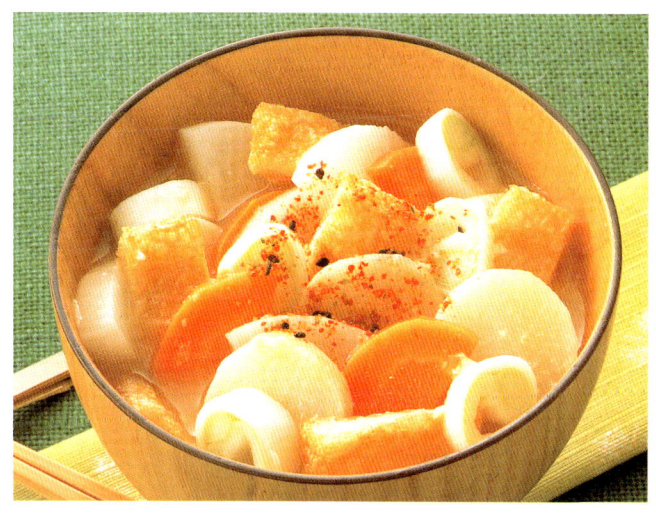

とん汁

110 kcal　塩分量 **1.7**g　脂質量 **3.2**g

材料(1人分)
豚もも薄切り肉20g　木綿豆腐30g
大根20g　にんじん10g　玉ねぎ20g
里いも小1個　だし汁1カップ　みそ小さじ2

〈作り方〉
1. 大根とにんじんは、薄いいちょう切りにする。玉ねぎはくし形切りにして長さを半分に切る。
2. 里いもは4〜5mm厚さの輪切りにし、塩少々を振って手でよくもんでぬめりを出し、水で洗う。
3. 豚もも肉は1cm幅に切る。
4. 鍋にだし汁と1、2を入れて強火にかけ、煮立ったら弱火にして野菜がやわらかくなるまで煮る。
5. 4に3を加え、木綿豆腐も手でくずし入れて中火で一煮し、みそをとき入れて火を止める。

アドバイス　肉や豆腐、野菜がたくさん入った、具だくさんで栄養価の高いみそ汁です。食欲がないときは、よくかんで、この汁だけでもとりましょう。

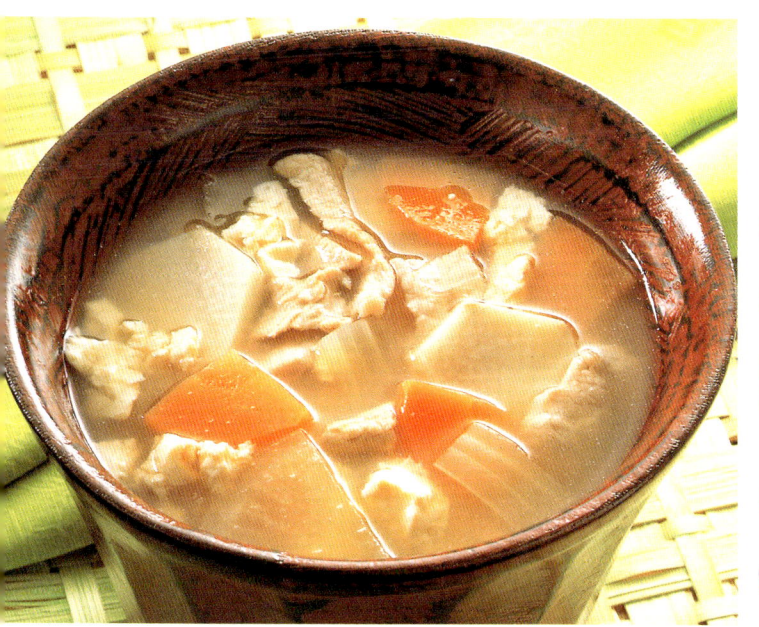

のっぺい汁

100 kcal　塩分量 1.5g　脂質量 2.5g

材料（1人分）
里いも1個　大根、にんじん各20g　さやいんげん1本　干ししいたけ1個　焼き豆腐または木綿豆腐40g　だし汁1$\frac{1}{2}$カップ　A【しょうゆ、日本酒各小さじ$\frac{1}{2}$　塩少々】　B【かたくり粉小さじ$\frac{1}{2}$　水小さじ1】　おろししょうが少々

〈作り方〉
1. 干ししいたけはもどして軸を切り落とし、里いも、大根、にんじんとともに、1cm角に切る。
2. さやいんげんは筋をとって1cm幅に切る。
3. 焼き豆腐も1cm角に切る。
4. 鍋にだし汁と①、②を入れて強火にかけ、煮立ったら弱火にして野菜がやわらかくなるまで煮る。
5. ④に③を加え、アクをすくいとる。
6. ⑤にAを加えて味つけし、まぜ合わせたBを回し入れてとろみをつけ、火を止める。
7. ⑥を椀に盛り、おろししょうがをのせる。

油揚げと白菜の煮びたし／なます

合計エネルギー量 90kcal　合計塩分量 1.6g　合計脂質量 3.4g

材料（1人分）

油揚げと白菜の煮びたし
油揚げ$\frac{1}{2}$枚　白菜の葉の部分$\frac{1}{2}$枚分　A【だし汁$\frac{3}{4}$カップ　しょうゆ、日本酒各小さじ1　みりん小さじ$\frac{1}{2}$】

なます
大根30g　にんじん20g　塩少々　A【酢小さじ1　砂糖小さじ$\frac{2}{3}$】

20kcal　0.5g　0g

〈作り方〉

油揚げと白菜の煮びたし
1. 油揚げは熱湯を回しかけて油抜きし、細切りにする。
2. 白菜の葉の部分はざく切りにする。
3. 鍋にAを入れて強火にかけ、煮立ったら①と②を入れて、白菜がやわらかくなるまで弱火で煮る。

なます
1. 大根とにんじんは太さや長さを合わせて細めのせん切りにする。
2. ①をボウルに入れて塩を振り、しんなりさせて、軽く水けをしぼる。
3. 別のボウルにAを合わせてよくまぜ、②を入れてあえ、しばらくそのままおいて味をなじませる。

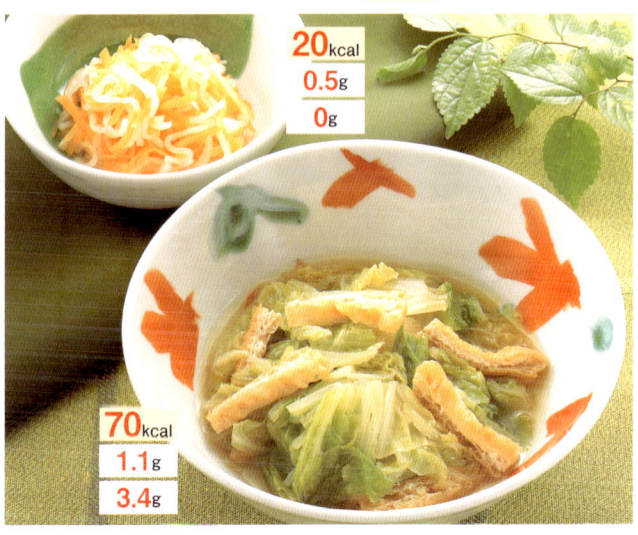

70kcal　1.1g　3.4g

アドバイス
油揚げは、少量でもけっこうエネルギーがある高エネルギー食品です。食事が思うようにとれないときは、このような食品をじょうずに使って、エネルギー確保に役立てましょう。
下痢を起こしやすい人は、油揚げは熱湯で軽くゆでて、油抜きをしっかり行って使ってください。

122

副菜 後期

かぶと厚揚げの煮物

120 kcal　塩分量 1.6g　脂質量 5.8g

材料（1人分）
かぶ（葉つき）1個　厚揚げ50g　A【だし汁$\frac{1}{2}$カップ　しょうゆ大さじ$\frac{1}{2}$　日本酒、みりん各小さじ1　塩少々】

〈作り方〉
1. かぶは茎を2cmほど残して皮をむき、四つ〜六つ割りにする。
2. 葉は2〜3cm長さに切り、塩少々を加えた熱湯でしんなりするまでゆで、水にとって冷まし、水けをしぼっておく。
3. 厚揚げは2cm角に切り、鍋に沸かした熱湯に軽く通して、油抜きする。
4. 鍋にAを入れて強火にかけ、煮立ったら1と3を入れて落としぶたをし、煮汁が少なくなるまで弱火で煮る。最後に2を加えて中火で一煮し、火を止める。

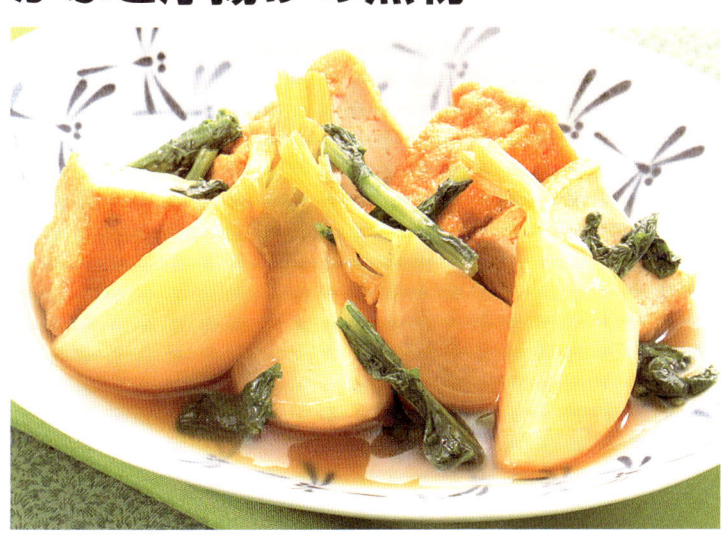

アドバイス　厚揚げは油揚げ同様、少量でもけっこうエネルギーがある高エネルギー食品です。じょうずに使って、エネルギー確保に役立てましょう。下痢を起こしやすい人は、厚揚げは熱湯で少し長めにゆでて、油抜きをしっかり行って使ってください。

かぼちゃの含め煮

120 kcal　塩分量 1.4g　脂質量 0.3g

材料（1人分）
かぼちゃ100g　A【だし汁$\frac{1}{2}$カップ　しょうゆ小さじ1$\frac{1}{2}$　砂糖小さじ1　みりん小さじ$\frac{1}{2}$】

〈作り方〉
1. かぼちゃは種とわたを除いて一口大に切り、皮をところどころむいて、面取り（切り口の角を薄くむきとる）をする。
2. 鍋にAを入れて強火にかけ、煮立ったら1を皮を下にして重ならないように並べ入れる。落としぶたをし、かぼちゃが踊らない程度の弱火にして、竹串がすっと通るようになるまで煮る。

アドバイス　かぼちゃは煮くずれたくらいのほうがやわらかくて食べやすいので、面取りはしなくてもかまいません。

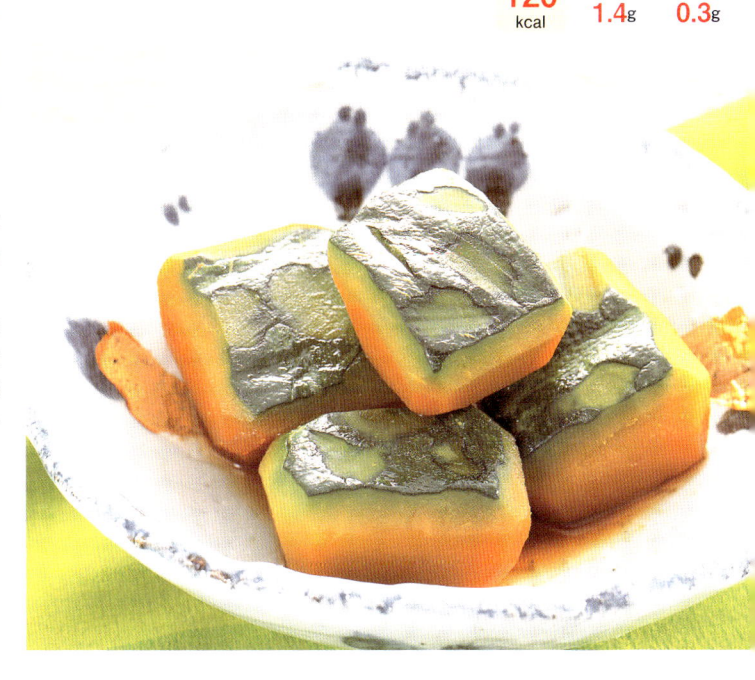

キャベツのいり煮

140 kcal　塩分量 1.2g　脂質量 7.5g

材料(1人分)
キャベツ2枚　油揚げ$\frac{1}{2}$枚　絹さや2枚　A【だし汁$\frac{1}{3}$カップ　しょうゆ、日本酒、みりん、砂糖各小さじ1　塩少々】　植物油小さじ1

〈作り方〉
1. キャベツはかたい軸の部分を三角に切り落とし、ざく切りにする。
2. 油揚げは熱湯を回しかけて油抜きし、1cm幅に切る。
3. 絹さやは筋をとり、塩少々を加えた熱湯でしんなりするまでゆで、せん切りにする。
4. 鍋に植物油を入れて熱し、1と2を中火で炒める。キャベツがしんなりしてきたらAを加え、弱火で2～3分煮る。
5. 4を器に盛り、3を散らす。

アドバイス　キャベツには、胃腸の粘膜組織の修復に役立つビタミンUが含まれています。

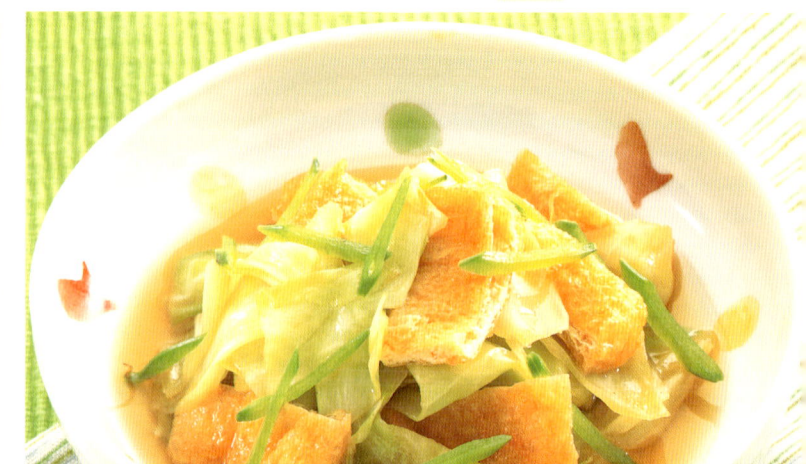

大根とあさりの煮物

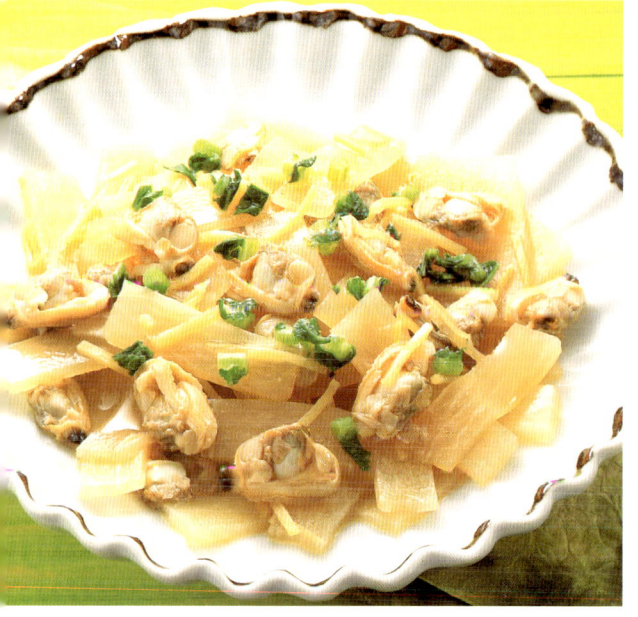

70 kcal　塩分量 2.3g　脂質量 0.3g

材料(1人分)
大根100g　大根の葉5g　あさり(むき身)80g　しょうが少々　A【だし汁$\frac{1}{4}$カップ　しょうゆ小さじ$\frac{1}{2}$　日本酒、みりん各小さじ1】

〈作り方〉
1. 大根は3cm長さの薄い短冊状に切る。
2. あさりはざるに入れて薄い塩水で洗い、水けをきる。
3. しょうがはせん切りにし、大根の葉は熱湯でしんなりするまでゆでてざく切りにする。
4. 鍋にAを入れて強火にかけ、煮立ったら火を弱めて2と3のしょうがを煮る。あさりの色が変わったら火を止め、あさりをとり出す。
5. 4の鍋に1を入れ、大根がかぶるくらいの水を足して、アクをとりながら弱火で5～6分煮る。
6. 5にあさりを戻し入れ、一煮立ちさせて火を止める。
7. 6を器に盛り、大根の葉を散らす。

副菜 後期

鶏レバーのしょうが煮／キャベツとにんじんの甘酢漬け

合計エネルギー量 **120**kcal　合計塩分量 **1.7**g　合計脂質量 **2.0**g

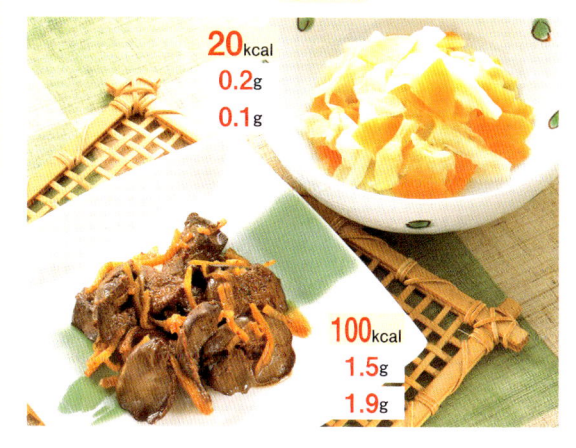

材料(1人分)

鶏レバーのしょうが煮
鶏レバー60g　しょうが少々　長ねぎ10g　A【だし汁$\frac{1}{2}$カップ　しょうゆ小さじ$1\frac{1}{2}$　みりん、日本酒各小さじ1】

キャベツとにんじんの甘酢漬け
キャベツ$\frac{1}{2}$枚　にんじん20g　A【酢小さじ2　砂糖小さじ$\frac{2}{3}$　塩少々】

20kcal　0.2g　0.1g

100kcal　1.5g　1.9g

〈作り方〉

鶏レバーのしょうが煮
1. 鶏レバーは何度か水をかえながら10〜15分ほど水にさらして血抜きをする。
2. 1の水けをきってそぎ切りにし、もう一度水洗いして切り口から出た血を流し、ざるに上げて水けをきる。これをペーパータオルの上に並べ、上からもペーパータオルをかけて押さえ、水分をよくとる。
3. しょうがはせん切りに、長ねぎはぶつ切りにする。
4. 鍋にAと3を入れて煮立て、2を強火で煮る。浮いてきたアクをすくいとって弱火にし、汁けがなくなるまで煮る。
5. 香りづけのために加えた長ねぎをとり除いて、4を器に盛る。

キャベツとにんじんの甘酢漬け
1. キャベツはざく切りにし、にんじんは薄いいちょう切りにする。
2. 1を鍋に沸かした熱湯でしんなりするまでゆで、ざるに上げて水けをきり、ボウルに入れる。
3. 鍋にAを入れて煮立て、2にかけてまぜ合わせ、しばらくおいて味をなじませる。

なまりとわかめのやわらか煮

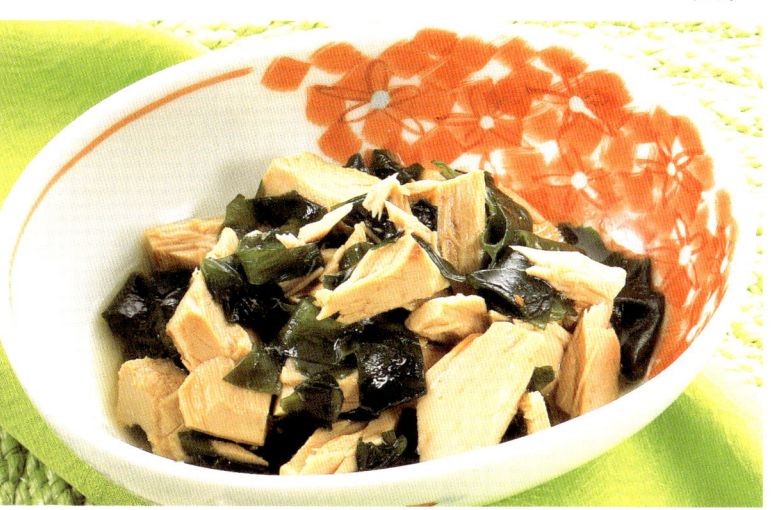

60kcal　塩分量 **1.3**g　脂質量 **0.3**g

材料(1人分)

かつおのなまり30g　カットわかめ（乾燥）2g
A【だし汁$\frac{1}{2}$カップ　しょうゆ小さじ$\frac{2}{3}$　みりん小さじ$\frac{1}{2}$】

〈作り方〉

1. なまりはざるにのせ、熱湯を回しかけて、小さくほぐす。
2. カットわかめは水につけてもどす。
3. 鍋にAを入れて強火にかけ、煮立ったら1と2を入れて、わかめがくたっとやわらかくなるまで弱火で煮る。

アドバイス　海藻の中では、とろろ昆布に次いでのり、わかめが比較的消化がよいので、はじめはこれらから食べて様子を見ましょう。やわらかく煮込んだものをよくかんで食べることがポイントです。

にんじんのたらこ炒め

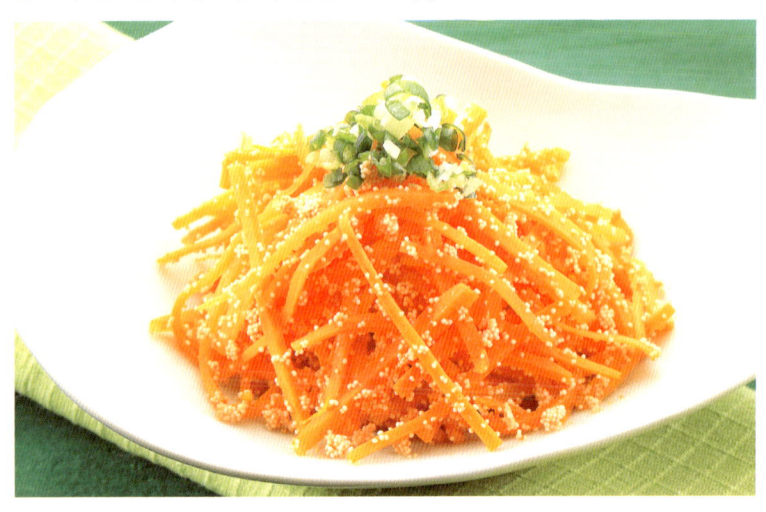

80 kcal　塩分量 1.0g　脂質量 4.8g

材料(1人分)
にんじん50g　たらこ15g　日本酒小さじ1　しょうゆ小さじ$\frac{1}{4}$　植物油小さじ1　あさつき(みじん切り)少々

〈作り方〉
1. にんじんはせん切りにする。
2. たらこは薄皮に切り目を入れ、中身を包丁の背でこそぎ出し、小さなボウルに入れて日本酒をまぜておく。
3. フライパンに植物油を入れて熱し、1をしんなりするまで中火で炒める。2を加えて汁けがなくなるまで弱火でいりつけ、しょうゆを加えてまぜる。
4. 3を器に盛り、あさつきをのせる。

アドバイス　たらこの塩分を利用して、味つけのしょうゆは量を控えてあります。たらこによって含まれる塩分量が異なるので、味をみて、しょうゆを省いてもかまいません。

しめじのゆず蒸し／豆腐のみそ汁

合計エネルギー量 50kcal　合計塩分量 2.0g　合計脂質量 2.1g

40kcal　1.4g　1.9g

10kcal　0.6g　0.2g

材料(1人分)
しめじのゆず蒸し
しめじ$\frac{1}{4}$パック　塩、ゆずの果汁各少々　しょうゆ小さじ$\frac{1}{3}$
豆腐のみそ汁
木綿豆腐30g　長ねぎ少々　だし汁$\frac{3}{4}$カップ　みそ小さじ2弱

〈作り方〉
しめじのゆず蒸し
1. しめじは根元を切り落として小分けにし、耐熱皿にのせて塩とゆずの果汁をかけ、ラップをかけて電子レンジで2分ほど加熱する。
2. 1を器に盛り、しょうゆをかける。

豆腐のみそ汁
1. 豆腐はさいの目に切る。
2. 長ねぎは小口切りにする。
3. 鍋にだし汁を煮立て、2を入れて弱めの中火でやわらかく煮る。
4. 3にみそをとき入れ、1を加えて一煮し、火を止める。

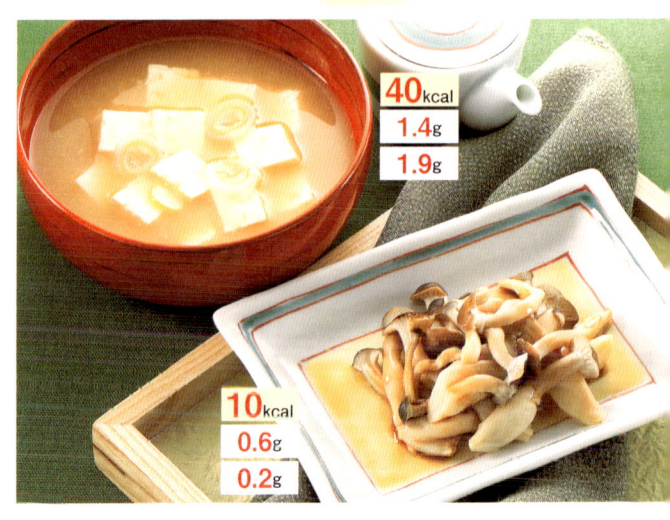

アドバイス　きのこや海藻は繊維が多くて消化が悪く、エネルギーもほとんどとれません。きのこにはビタミン、海藻にはミネラルも多いのですが、ほかの食品からもとれるので、手術後しばらくは量を控えめにします。
　使う量は1日に、しいたけなら1枚、マッシュルームで2個、しめじは$\frac{1}{3}$パック程度にしましょう。また、たとえ少量ずつでも1日に何種類も食べることは避けて、1日1〜2種類にします。

食事の回数をふやして、
無理なく栄養を補給する

間　食

　3食ではとりきれない栄養を補給するための軽食です。午前10時、午後3時など、自分の生活リズムに合わせてとってください。200kcalと300kcal前後のものにグルーピングして紹介してありますので、自分の体調や症状、食欲などと相談しながら選びましょう。切りかえのタイミングについての決まりは特にありません。あくまで「体と相談しながら」ということにつきます。

- 料理ごとに表示してあるエネルギー量、塩分量、脂質量などの栄養データはすべて1人分です。
- 材料の分量は1人分です。特に指定のないものは原則として、使用量は正味量（果物なら、へたや皮、種などを除いた、純粋に食べられる量）で表示してあります。
- 材料は、特に指定のないものは原則として、水洗いをすませ、果物などは皮をむいて種をとるなどの下ごしらえをしたものを使います。

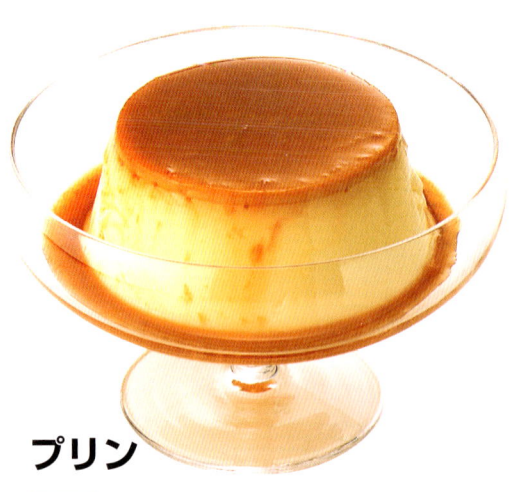

200kcal 前後の間食

初期〜中期

好みのものをいずれか1点選びます

栄養補給をするための、口当たりがやわらかな間食メニューが中心です。ここに紹介してあるのはとってほしい理想の量ですので、食べきれないときは無理をせずに残してかまいません。

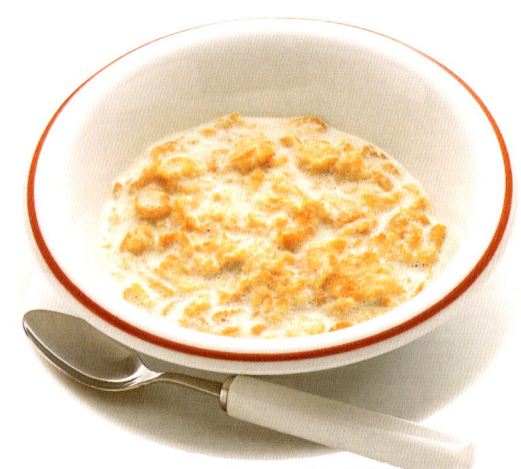

プリン

190 kcal　塩分量 0.3g　脂質量 7.5g

材料　カスタードプリン（市販品）150g

アドバイス　プリンは大きめのカップに入ったものが150gです。ここでは市販品を紹介しましたが、もちろん手作りしたものでもかまいません。

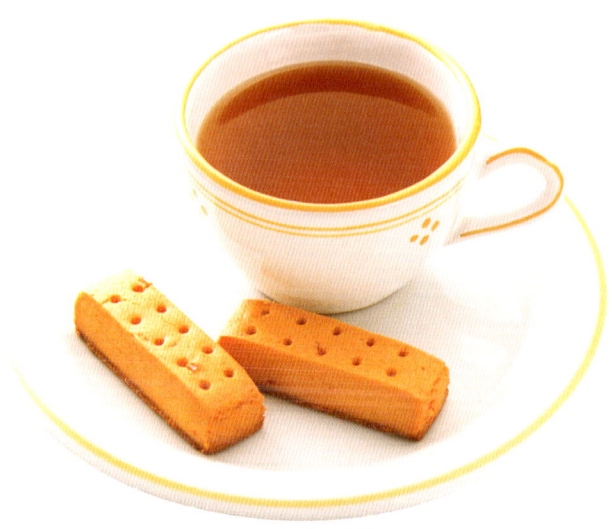

カロリーメイトと紅茶

210 kcal　塩分量 0.5g　脂質量 11.1g

材料　カロリーメイト（クッキータイプ・市販品）2本　紅茶液 $\frac{3}{4}$ カップ　砂糖小さじ1

アドバイス　紅茶に加える砂糖は、好みで増減してください。

コーンフレークがゆ

200 kcal　塩分量 0.6g　脂質量 6.3g

材料　コーンフレーク20g　牛乳 $\frac{3}{4}$ カップ　砂糖小さじ $1\frac{1}{2}$

作り方　鍋にコーンフレークと牛乳、砂糖を入れ、コーンフレークがやわらかくなるまで弱火で煮る。

アドバイス　牛乳を口にできない人は、コーンフレークを牛乳で煮ないでそのまま食べてもかまいません。その場合、エネルギーを落とさないために、ヨーグルトを $\frac{3}{4}$ カップか三角チーズ1個を添えるようにします。

間食 200kcal前後

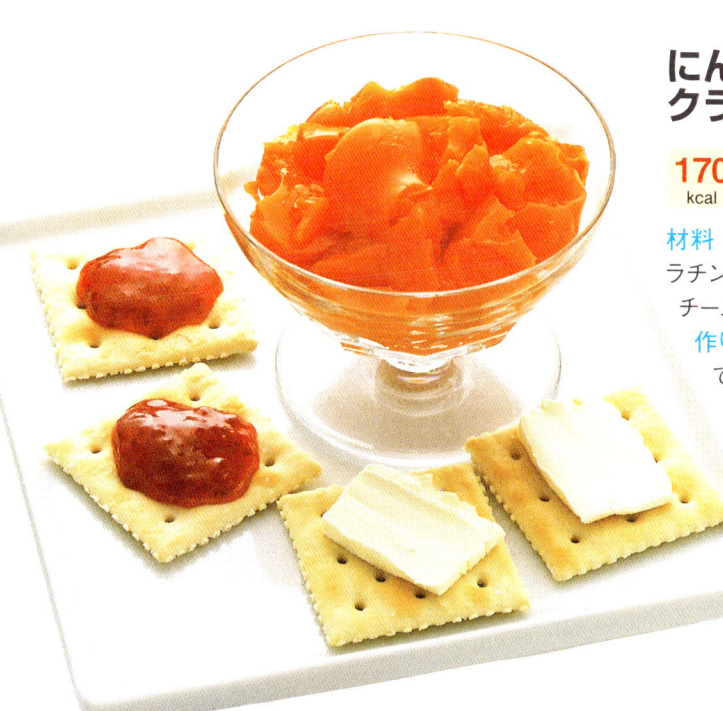

にんじんジュースのゼリーとクラッカー

170 kcal 　塩分量 0.3g 　脂質量 4.7g

材料 にんじんジュース(市販品)$\frac{3}{4}$カップ 　粉ゼラチン小さじ$\frac{2}{3}$ 　ソーダクラッカー4枚 　クリームチーズ10g 　いちごジャム小さじ2

作り方 ①鍋ににんじんジュースを入れて弱火で温め、粉ゼラチンを振り入れてとかす。これをグラスに入れ、冷蔵庫で冷やし固める。
②ソーダクラッカーには2枚ずつ、クリームチーズといちごジャムをのせる。

アドバイス
ゼリーには、にんじんジュースのほかに野菜ジュースやトマトジュースなどを使ってもよいでしょう。甘みが少ないときは砂糖を適量加えます。また、クラッカーに塗るいちごジャムは、ブルーベリージャムやりんごジャム、ピーナッツバターなどにかえてもかまいません。

ミニサンドとコンソメスープ

170 kcal 　塩分量 1.6g 　脂質量 6.9g

材料 サンドイッチ用食パン40g 　クリームチーズ15g 　きゅうり10g 　玉ねぎ10g 　A[コンソメスープの素(固形)$\frac{1}{3}$個 　水$\frac{3}{4}$カップ] 　塩少々 　パセリのみじん切り少々

作り方 ①サンドイッチ用食パンの片面に室温でやわらかくもどしたクリームチーズを塗り、その面に薄切りにしたきゅうり(食べにくい場合は皮をむいて使用)をはさんで、食べやすい大きさに切る。
②Aを鍋に入れて煮立て、薄切りにした玉ねぎを弱火でやわらかくなるまで煮る。塩で味をととのえ、器に盛ってパセリを振る。

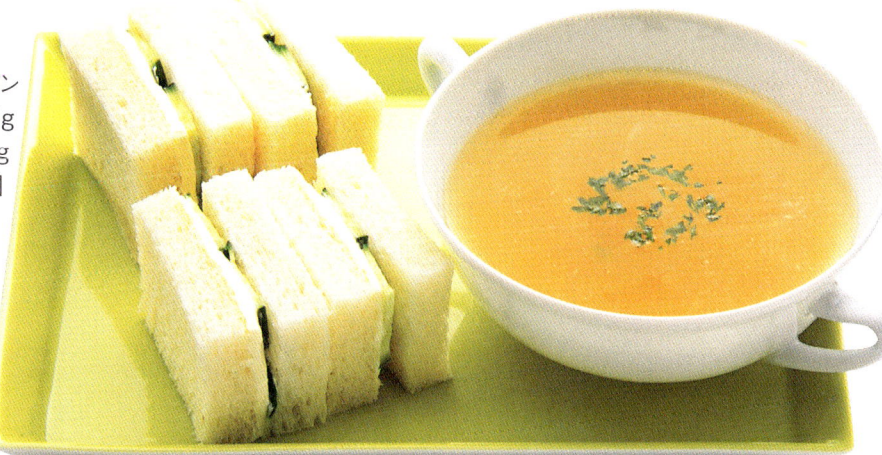

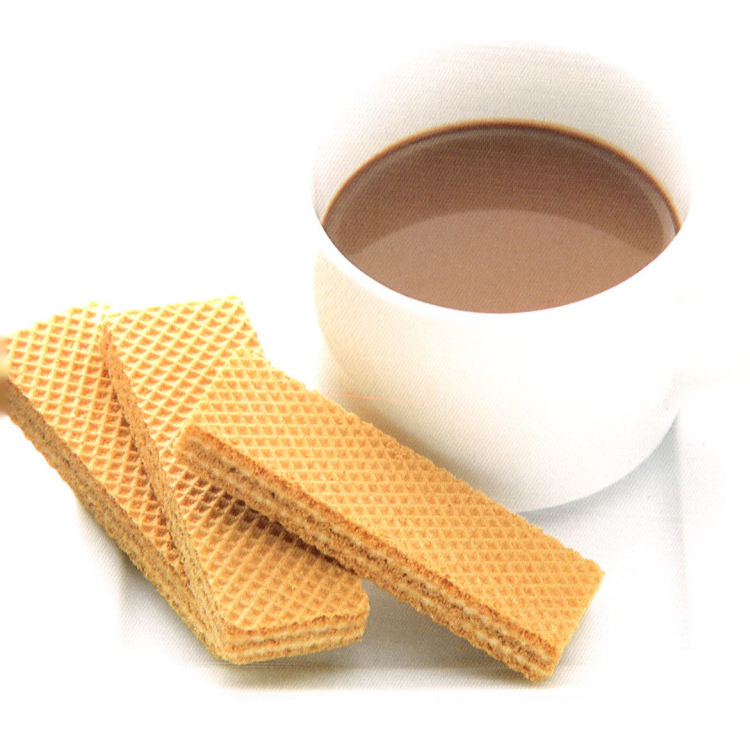

ウエハースとココア

190 kcal　塩分量 **0.2**g　脂質量 **8.0**g

材料　ウエハース3枚　ピュアココア小さじ山盛り2　牛乳$\frac{2}{3}$カップ　砂糖小さじ2

ココアの作り方　鍋に牛乳を入れて中火で温め、ピュアココアと砂糖を加えて火を弱め、まぜながらとかす。

アドバイス

牛乳を飲めない人はココアをやめて、ウエハース5枚と三角チーズ1個にするとほぼ同じエネルギーをとることができます。

カステラとミルクティー

210 kcal　塩分量 **0.2**g　脂質量 **4.3**g

材料　カステラ1切れ（50g）　紅茶液$\frac{2}{3}$カップ　牛乳$\frac{1}{4}$カップ　砂糖小さじ1

ミルクティーの作り方　鍋に紅茶液と牛乳、砂糖を入れて弱火で温める。

アドバイス

牛乳を飲めない人は、紅茶液を1カップにかえてもかまいません。その場合、総エネルギー量は170kcalになります。

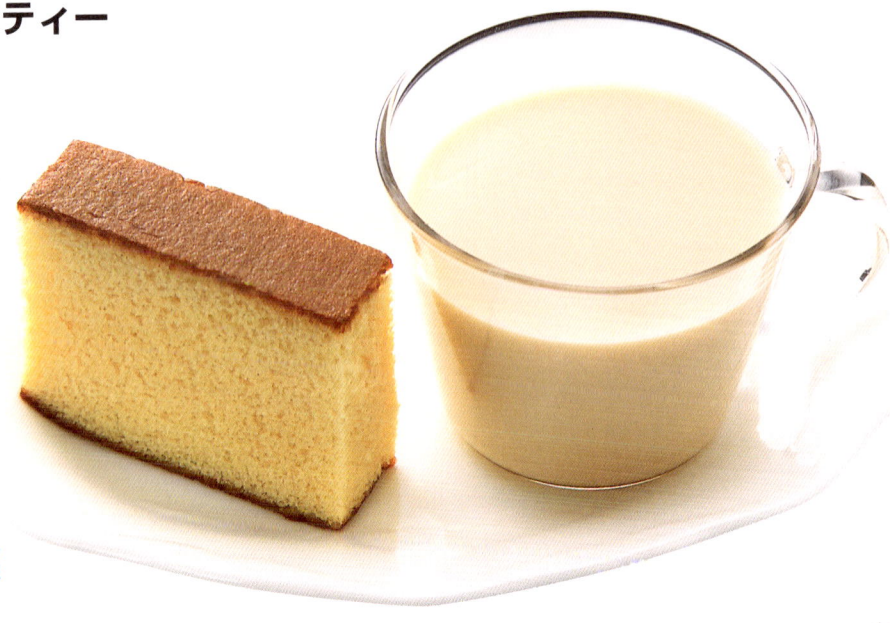

間食 200kcal前後

スイートポテトと紅茶

200 kcal　塩分量 0.1g　脂質量 4.0g

材料　さつまいも80g　A[バター小さじ1　牛乳、砂糖各大さじ1]　紅茶液$\frac{3}{4}$カップ　砂糖小さじ1

スイートポテトの作り方　さつまいもはラップに包んで電子レンジで2〜3分加熱し、皮をむいてよくつぶす。これにAを加えてまぜ、食べやすい形にまとめてオーブントースターで焼き色がつくまで焼く。

アドバイス

のどにつまりやすい人は、Aの牛乳の量を倍くらいにふやして生地をゆるくしましょう。紅茶に加える砂糖は、好みで増減してかまいません。

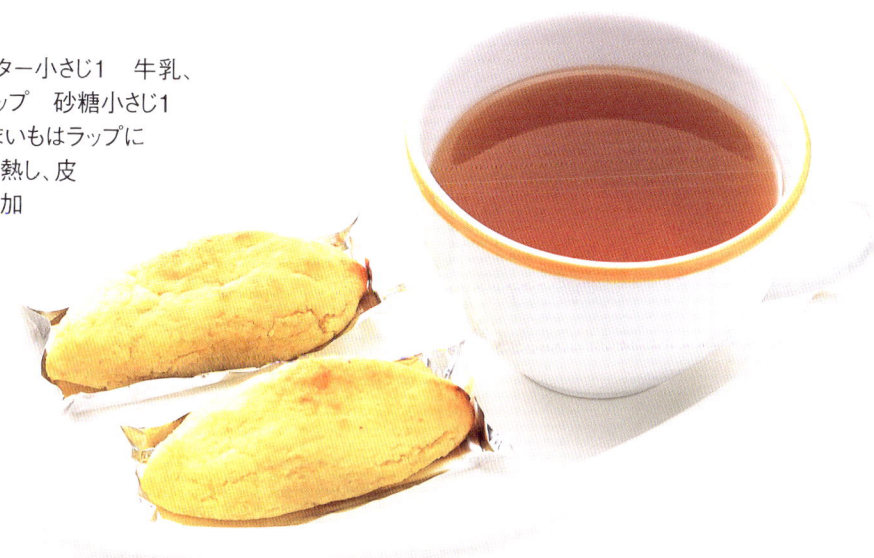

せん切りポテトのバター焼きとホットミルク

220 kcal　塩分量 0.8g　脂質量 9.3g

材料　じゃがいも100g　塩少々　バター小さじ1　トマトケチャップ小さじ1　牛乳$\frac{3}{4}$カップ

作り方　フライパンにバターをとかして、せん切りにしたじゃがいもを広げて入れ、フライ返しなどで押さえつけながら弱めの中火で両面をこんがりと焼く。器に盛って塩を振り、トマトケチャップをかける。

アドバイス

じゃがいもは焼くので、口当たりはややかたくなります。やわらかくしたいときは、焼かずにゆでて、バターを加えてマッシュポテトにしてもよいでしょう。牛乳を飲めない人は、かわりに紅茶と三角チーズ1個を添えます。

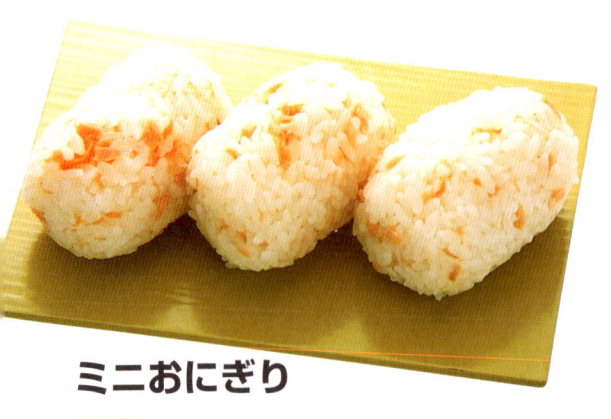

300kcal 前後の間食

中期〜後期

好みのものをいずれか1点選びます

軽い1食分程度のエネルギーがとれる間食です。仕事を持っている人にもとりやすいように、持ち歩きできる間食も紹介してあります。ここに紹介してあるのはとってほしい理想の量ですので、食べきれないときは無理をせずに残してかまいません。

ミニおにぎり

310 kcal　塩分量 1.0g　脂質量 3.8g

材料　ご飯150g　塩鮭30g　塩少々
作り方　塩鮭は焼いて食べやすくほぐす。これをご飯にまぜ、手に塩をつけて小さな俵形のおにぎりを3個にぎる。

アドバイス　塩鮭のかわりに、しらす干しをご飯にまぜてにぎってもよいでしょう。

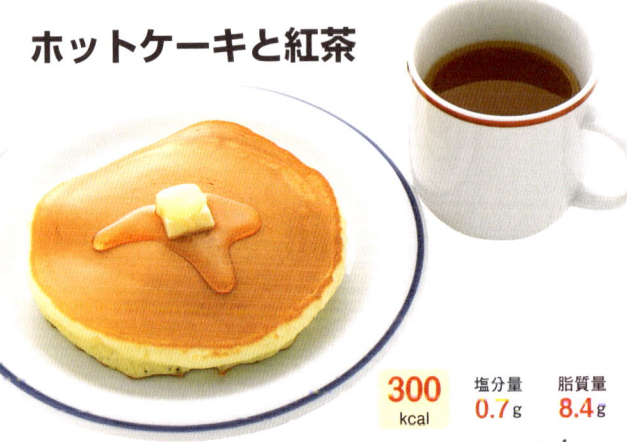

ホットケーキと紅茶

300 kcal　塩分量 0.7g　脂質量 8.4g

材料　ホットケーキ用ミックス粉（市販品）50g　とき卵$\frac{1}{4}$個分　牛乳大さじ3　バター、はちみつ各小さじ1　紅茶液$\frac{3}{4}$カップ　砂糖小さじ1
ホットケーキの作り方　ホットケーキ用ミックス粉にとき卵と牛乳を加えてまぜる。これを、火にかけて温めたフッ素樹脂加工のフライパンに流し入れ、両面とも色よくふっくらと焼く。器に盛ってバターをのせ、はちみつをかける。

あんパンとバナナヨーグルト

330 kcal　塩分量 0.8g　脂質量 6.5g

材料　あんパン1個　バナナ$\frac{1}{5}$本　プレーンヨーグルト$\frac{1}{4}$カップ　砂糖小さじ1
バナナヨーグルトの作り方　プレーンヨーグルトを器に盛り、輪切りにしたバナナと砂糖を加えてまぜる。

間食 300kcal前後

かぼちゃスープとレバーペーストのせクラッカー

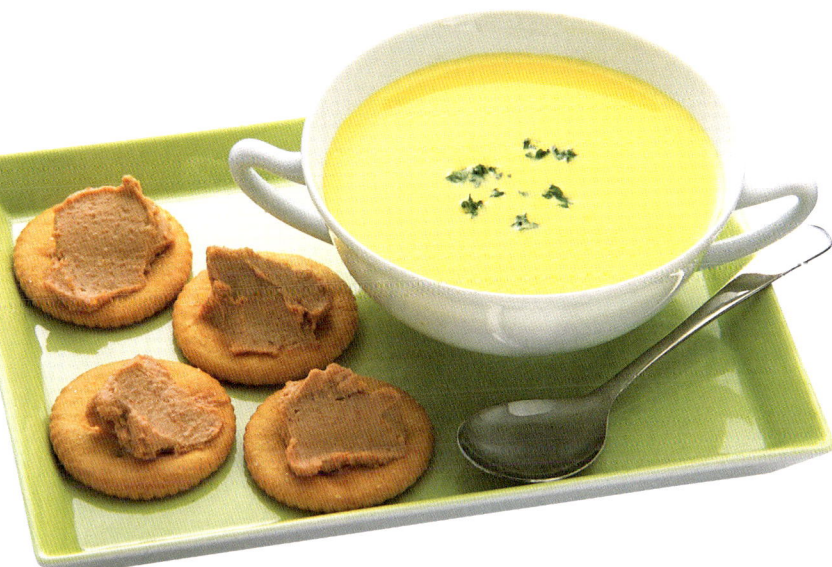

280 kcal　塩分量 1.5g　脂質量 18.4g

材料　かぼちゃスープ（市販品・レトルトパックタイプ）150g　牛乳大さじ2　パセリのみじん切り少々　クラッカー（リッツタイプ）4枚　レバーペースト小さじ4

作り方　❶鍋にかぼちゃスープと牛乳を入れて中火で温め、器に盛ってパセリを散らす。❷クラッカーにレバーペーストを塗って❶に添える。

アドバイス
かぼちゃスープは、同量のコーンスープにかえてもかまいません。

白玉だんごと抹茶ミルク

300 kcal　塩分量 0.3g　脂質量 8.6g

材料　白玉粉25g　ゆで小豆缶詰30g　生クリーム小さじ1　牛乳3/4カップ　抹茶（粉末）2g　砂糖小さじ1

作り方　❶白玉粉に適量の水を加えて耳たぶ程度のかたさに練り、小さめのだんご状に丸めてつぶし、鍋に沸かした熱湯に入れて浮き上がってくるまでゆでる。これを水にとって冷まし、器に盛って、ゆで小豆と生クリームをかける。❷牛乳に抹茶と砂糖を加えてまぜ、抹茶ミルクを作る。

アドバイス
白玉だんごは、まず飲み物でのどを湿らせてから食べるようにしましょう。つるりとした食感が特徴の白玉だんごですが、よくかむことを忘れないでください。

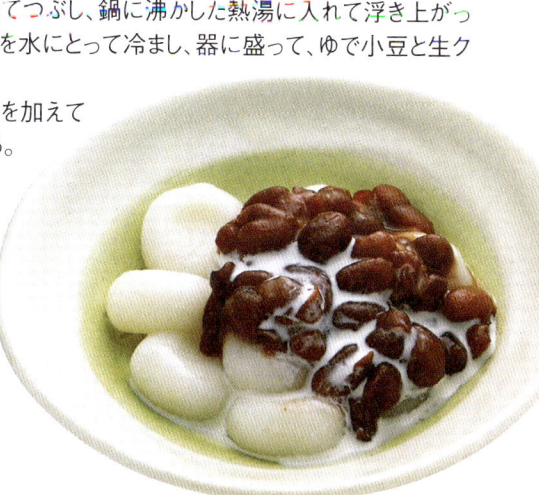

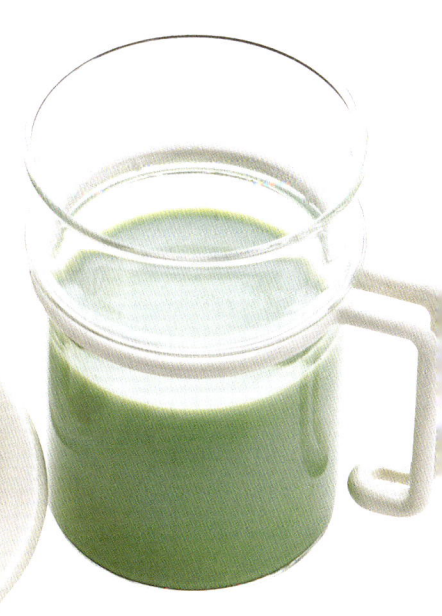

ツナサンドと紅茶

310 kcal　塩分量 **1.4**g　脂質量 **13.3**g

材料　ロールパン小2個　ツナ缶詰（フレーク・ノンオイルタイプ）40g　キャベツ½枚　マヨネーズ小さじ2　塩少々　紅茶液¾カップ　砂糖小さじ1

ツナサンドの作り方　せん切りにしてゆでたキャベツとツナをマヨネーズであえ、塩で味をととのえる。これを、縦半分に切り目を入れたロールパンにはさむ。

アドバイス　食パンを使ったスタンダードな、市販のツナサンドを利用してもかまいません。

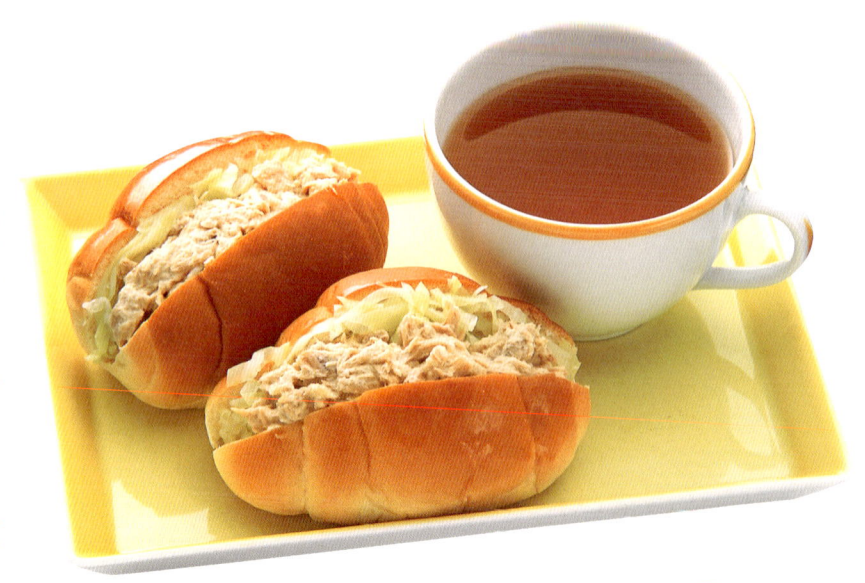

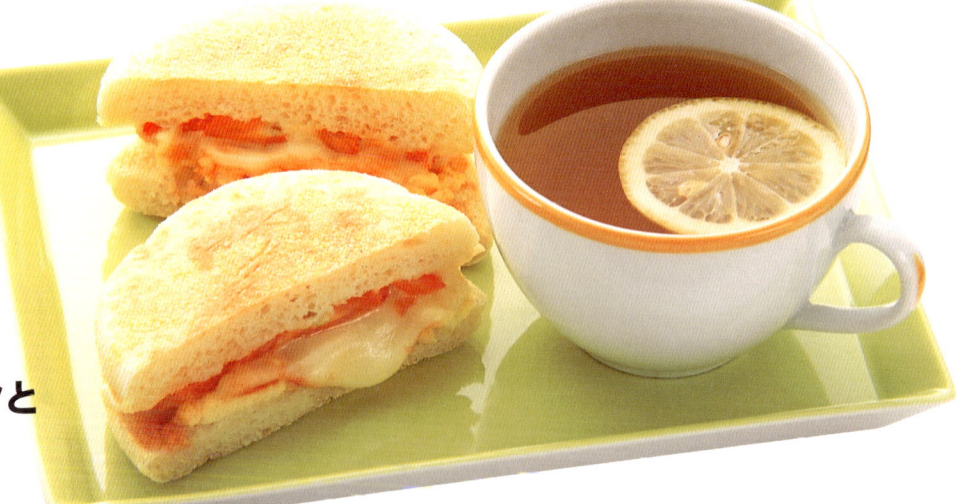

エッグマフィンとレモンティー

310 kcal　塩分量 **1.9**g　脂質量 **13.0**g

材料　イングリッシュマフィン1個　スライスチーズ1枚　とき卵½個分　トマト20g　牛乳小さじ1　塩少々　バター小さじ1　トマトケチャップ小さじ1　紅茶液¾カップ　砂糖小さじ1　レモンスライス1枚

エッグマフィンの作り方　❶イングリッシュマフィンは横2つに切り、2切れそれぞれの切り口にバターの半量を等分して塗る。
❷フライパンに残りのバターをとかし、弱めの中火にして牛乳と塩を加えたとき卵を流し入れ、大きくかきまぜて、スクランブルエッグを作る。
❸❶の1切れに❷とスライスチーズ、皮と種をとって薄い輪切りにしたトマトをのせてサッとトーストし、トマトケチャップをかけて❶のもう1切れでサンドし、食べやすく切る。

アドバイス　ハンバーガー風にリンドしたエッグマフィンが食べにくいときは、横2つに切ったマフィンに具をのせて、そのままオープンスタイルで食べてもかまいません。

間食 300kcal前後

クロワッサンサンドと乳酸菌飲料

350 kcal　塩分量 **1.0**g　脂質量 **20.0**g

材料　クロワッサン小2個　カマンベールチーズ20g　レタス$\frac{1}{2}$枚　きゅうり少々　バター小さじ$\frac{1}{2}$　乳酸菌飲料（ヤクルト）1本

クロワッサンサンドの作り方　クロワッサンは横に切り目を入れ、切り口にバターを塗って、カマンベールチーズ、ちぎったレタス、薄切りにしたきゅうりをはさむ。

アドバイス　クロワッサンサンドは、クロワッサンとシーフードサラダ（またはハムや卵、チーズなどが入ったサラダ）にかえてもかまいません。

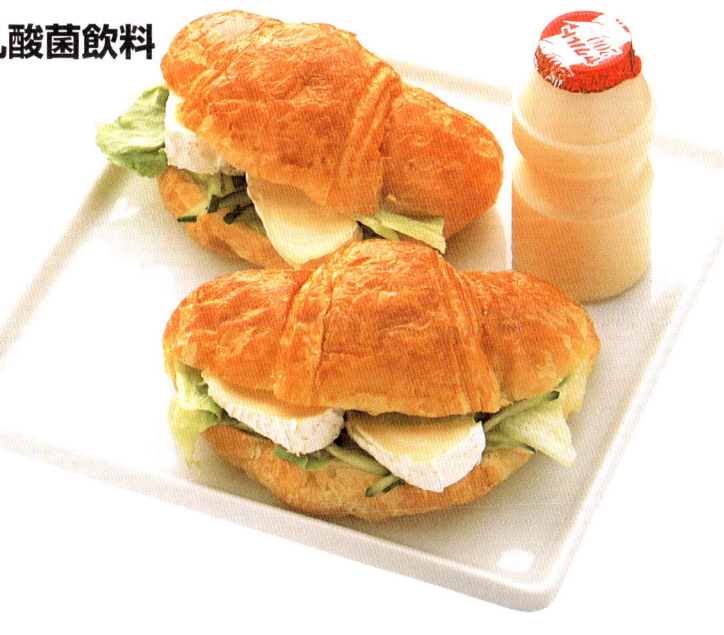

卵サンドと紅茶

360 kcal　塩分量 **1.6**g　脂質量 **14.0**g

材料　サンドイッチ用食パン4枚　ゆで卵$\frac{1}{2}$個　マヨネーズ小さじ2　塩少々　きゅうり$\frac{1}{4}$本　紅茶液$\frac{3}{4}$カップ　砂糖小さじ1

卵サンドの作り方　ゆで卵はみじん切りにし、塩とマヨネーズであえる。これを、ごく薄切りにしたきゅうりとともにサンドイッチ用食パンにはさみ、食べやすい大きさに切る。

アドバイス　卵サンドは市販のものを利用してもかまいません。

果物

初期、中期、後期のいずれの場合も、毎日、50〜100kcal分を食べるようにします。

手術後初期〜中期の時期は、間食のひとつとしてとってもよいでしょう。ある程度食事量をとれるようになってきたら、食後のデザートとしてとるのも一法です。果物だけで100kcal分をとりにくい場合は、牛乳・乳製品と合わせて1日に200kcalとることを目安にしてください。内容は好みでかまいません。

栄養のバランスをとるため、果物は、牛乳・乳製品とともに毎日欠かさずとることがたいせつです。

■おおよそ100kcal分の果物の目安量

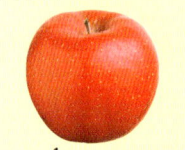

りんご
目安量 1/2個
総重量 210g（正味量180g）

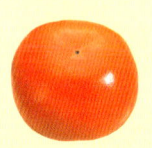

柿
目安量 1個
総重量 180g（正味量160g）

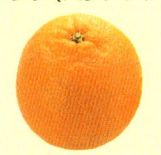

オレンジ（バレンシア）
目安量 1個
総重量 420g（正味量250g）

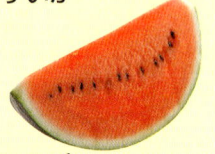

すいか
目安量 1/8切れ
総重量 450g（正味量270g）

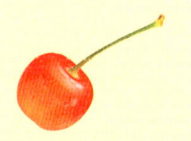

さくらんぼ（国産品）
目安量 小30粒
総重量 180g（正味量160g）

アメリカンチェリー
目安量 13粒
総重量 160g（正味量145g）

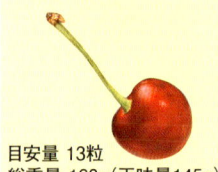

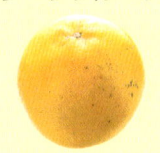

グレープフルーツ
目安量 1個
総重量 360g（正味量250g）

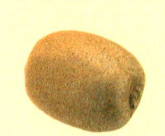

キウイフルーツ
目安量 2個
総重量 210g（正味量180g）

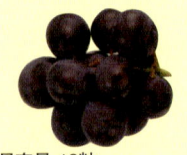

ぶどう（巨峰）
目安量 13粒
総重量 210g（正味量170g）

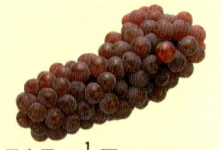

ぶどう（デラウェア）
目安量 1 1/4房
総重量 200g（正味量160g）

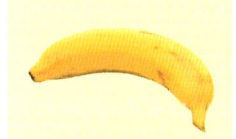

バナナ
目安量 1本
総重量 180g（正味量110g）

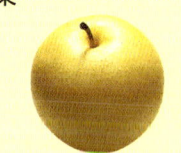

梨
目安量 1/2個
総重量 260g（正味量220g）

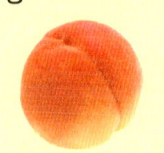

もも
目安量 1個
総重量 270g（正味量230g）

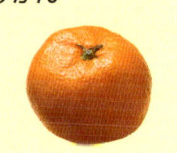

みかん
目安量 2個
総重量 280g（正味量210g）

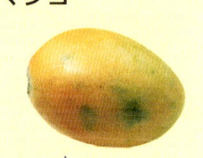

マンゴー
目安量 1/2個
総重量 230g（正味量150g）

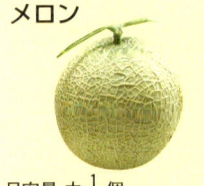

メロン
目安量 中1/3個
総重量 400g（正味量200g）

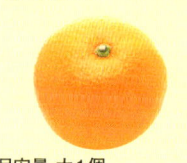

はっさく
目安量 大1個
総重量 300g（正味量200g）

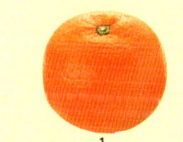

いよかん
目安量 中1 1/2個
総重量 330g（正味量200g）

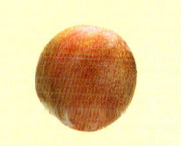

プラム（すもも）
目安量 中2個
総重量 200g（正味量190g）

※写真は必ずしも表示の分量を示したものではありません。
※すいかとメロンは大きさに差があるので、目安によらず、きちんと計量しましょう。

「五訂日本食品標準成分表」のデータから概算

果物

■手術後初期におすすめの果物

正味量とは、皮や薄皮、種などを除いた、純粋に食べられる量のことです。
切り方に決まりはありません、口にしやすいようにすりおろしたり、小さく切って食べてください。

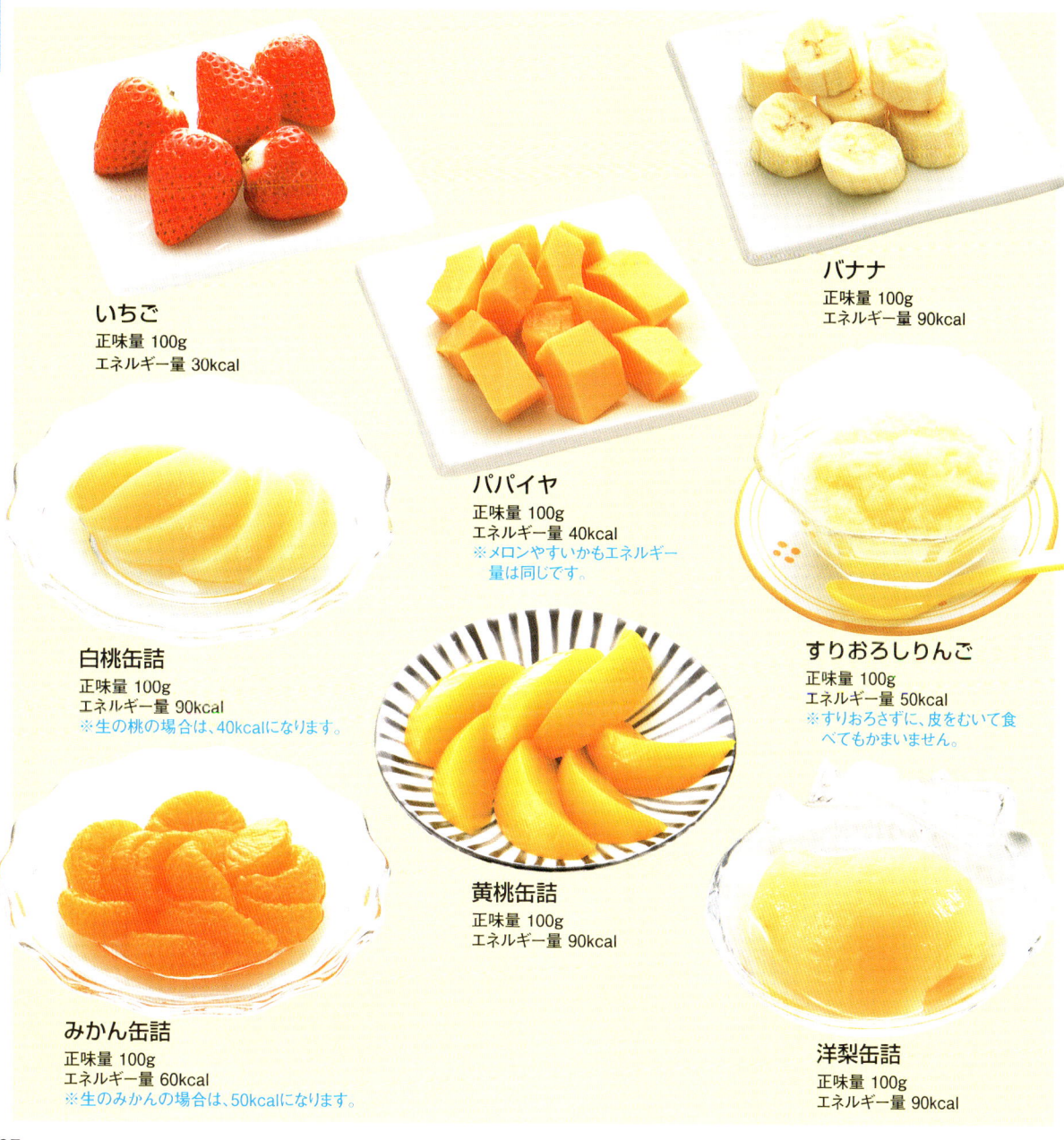

いちご
正味量 100g
エネルギー量 30kcal

バナナ
正味量 100g
エネルギー量 90kcal

パパイヤ
正味量 100g
エネルギー量 40kcal
※メロンやすいかもエネルギー量は同じです。

白桃缶詰
正味量 100g
エネルギー量 90kcal
※生の桃の場合は、40kcalになります。

すりおろしりんご
正味量 100g
エネルギー量 50kcal
※すりおろさずに、皮をむいて食べてもかまいません。

みかん缶詰
正味量 100g
エネルギー量 60kcal
※生のみかんの場合は、50kcalになります。

黄桃缶詰
正味量 100g
エネルギー量 90kcal

洋梨缶詰
正味量 100g
エネルギー量 90kcal

果物を使ったアレンジメニュー

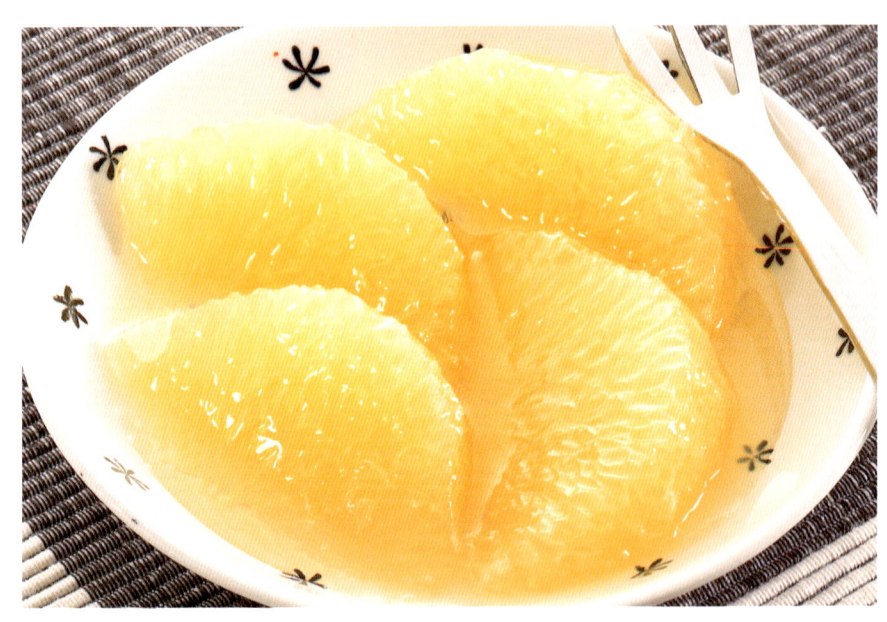

グレープフルーツのはちみつがけ

30 kcal 　塩分量 0g 　脂質量 0.1g

材料 　グレープフルーツ60g（約4房分）　はちみつ小さじ$\frac{1}{2}$

作り方 　グレープフルーツは薄皮と種をとり除いて皿に盛り、はちみつを回しかける。

アドバイス
果物の酸味が気になる場合は、はちみつなどを利用して甘みを添えると食べやすくなります。また、量を食べられない時期のエネルギーアップ法としてもおすすめです。

みかんゼリー

40 kcal 　塩分量 0g 　脂質量 0g

材料 　みかんの缶詰20g
A[粉ゼラチン1.5g　水小さじ2]
B[水80mℓ　砂糖小さじ1]

作り方
1. Aの水を小さなボウルに入れ、ここに粉ゼラチンを振り入れてまぜ、ふやかしておく。
2. 鍋にBを入れて中火にかけ、砂糖がとけたら火を止め、1を加えてまぜながらとかす。
3. 2を冷ましてみかんを加え、水でぬらした型に流し入れ、冷蔵庫で1時間ほど冷やし固める。

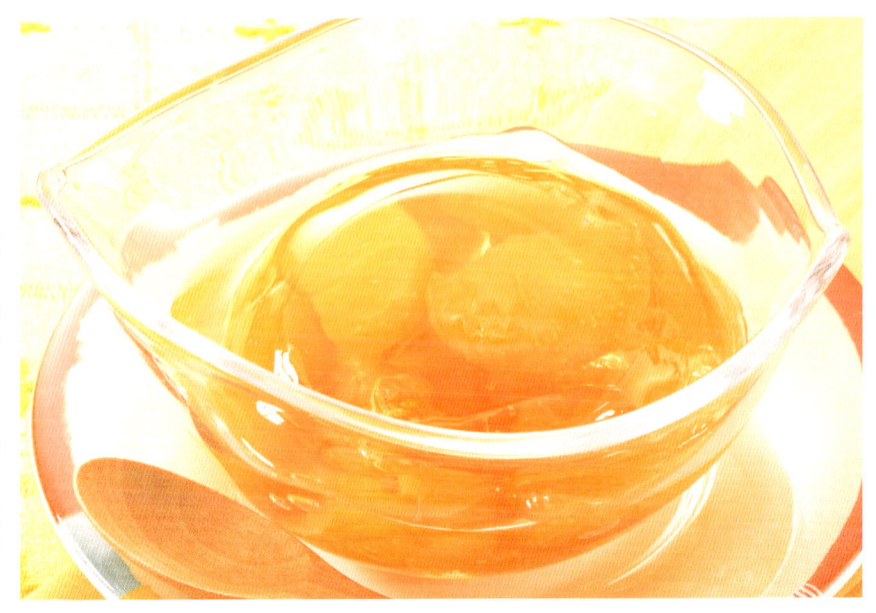

果物

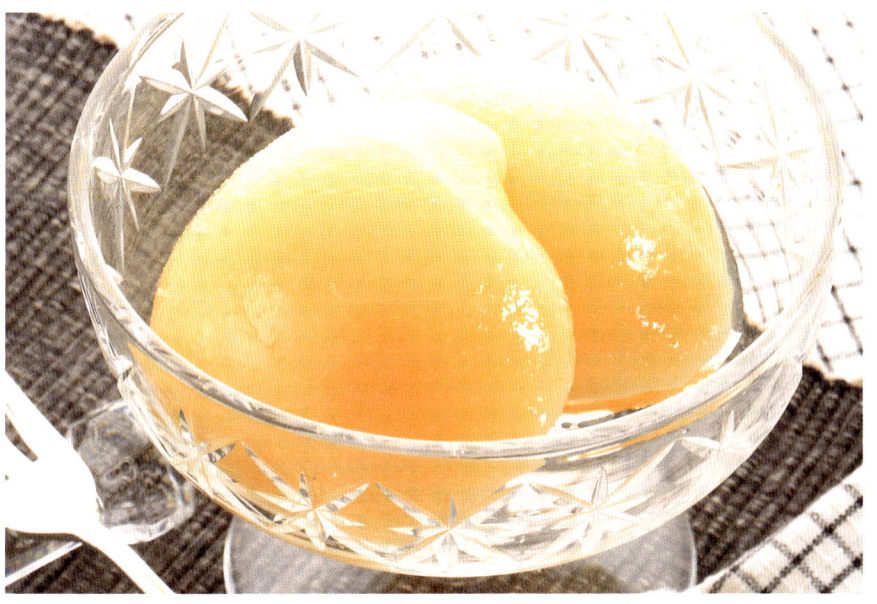

桃のコンポート

80 kcal　塩分量 0g　脂質量 0.1g

材料　桃80g　A[砂糖小さじ2　はちみつ小さじ1　レモン汁小さじ$\frac{1}{2}$]

作り方　①桃は皮をむいて種をとり除き、縦半分に切る。
②①を鍋に入れ、ひたひたの水とAを加えて落としぶたをし、弱火でアクをとりながら15分煮る。
③②をそのままおいてあら熱をとり、ボウルに移して冷蔵庫で冷やす。

りんごのコンポート

90 kcal　塩分量 0g　脂質量 0.1g

材料　りんご100g　A[水$\frac{2}{3}$カップ　砂糖大さじ1］　レモン汁少々

作り方　①りんごは皮をむいて芯ごと種をとり除き、3等分のくし形に切る。
②鍋に①とAを入れて弱めの中火にかけ、汁けがなくなるまで煮て、レモン汁を加える。
③②を器に盛り、あればミントの葉少々を飾る。

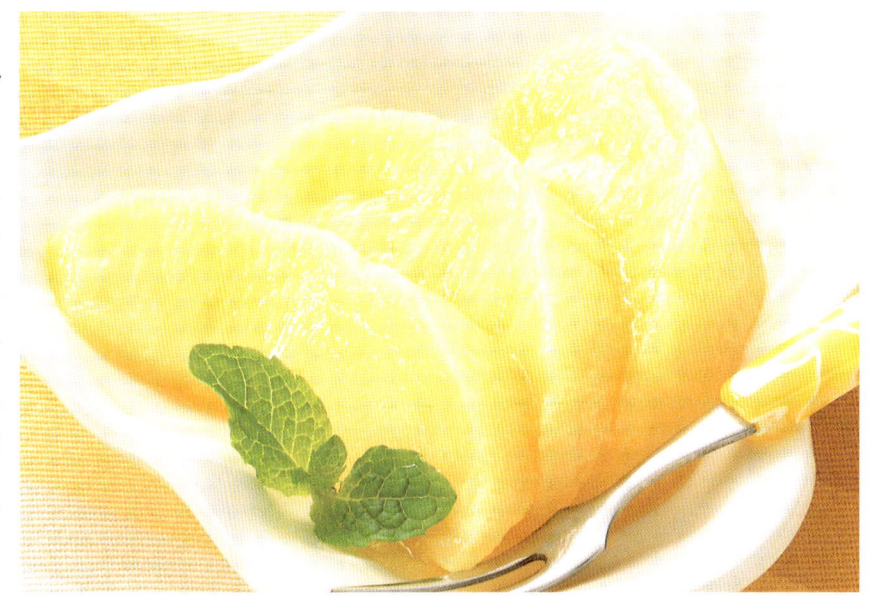

牛乳・乳製品

初期、中期、後期のいずれの場合も、毎日、100kcal分をとるようにします。

手術後は牛乳を飲むと下痢をしやすくなる人もいますが、カルシウムを補給するうえで、なるべくとりたいものです。温めてとるとか、特殊な牛乳（アカディーなど）を利用すると下痢をしにくくなります。牛乳のかわりにヨーグルトやチーズをとるのでもかまいません。

牛乳・乳製品だけで100kcal分をとりにくい場合は、果物と合わせて1日に200kcalとることを目安にしてください。内容は好みでかまいません。

牛乳　150mℓ
110 kcal　脂質量 6.0g

※濃厚牛乳の場合は120kcal、低脂肪（ローファット）牛乳の場合は70kcal、無脂肪（ノーファット）牛乳の場合は50kcalになります。

飲むヨーグルト　150mℓ
100 kcal　脂質量 0.8g

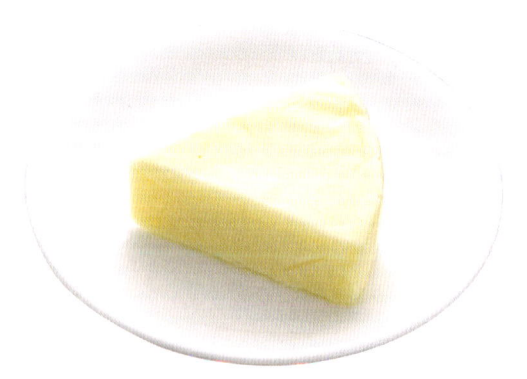

プロセスチーズ 1切れ（25g）
90 kcal　脂質量 6.5g

※カマンベールチーズの場合は80kcalになります。

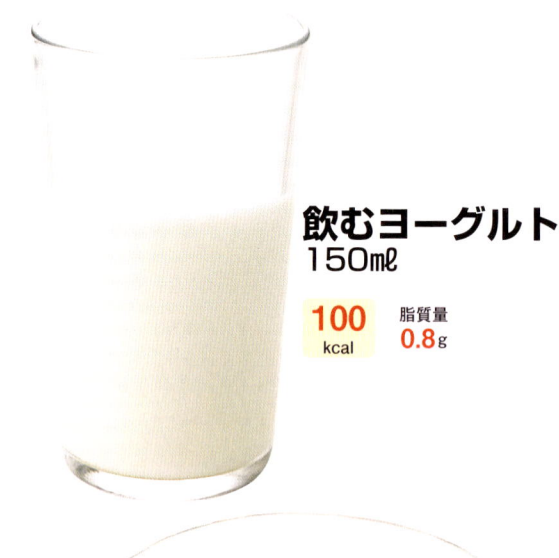

ジャム入りヨーグルト
120 kcal　脂質量 4.5g

材料　プレーンヨーグルト150g　いちごジャム小さじ1
※ いちごジャムを大さじ1使う場合は、エネルギー量は150kcalになります。

牛乳・乳製品を使ったアレンジメニュー

牛乳・乳製品

バナナシェーク

160 kcal　塩分量 **0.2**g　脂質量 **6.1**g

材料　バナナ50g　牛乳150mℓ　砂糖小さじ1
作り方　バナナと牛乳、砂糖をミキサーに入れて、撹拌する。

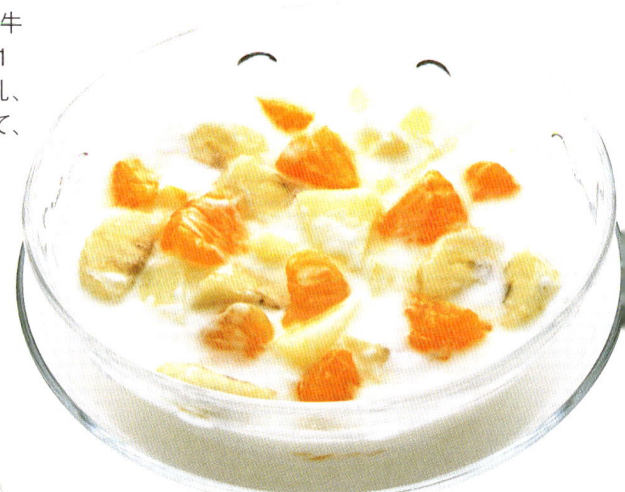

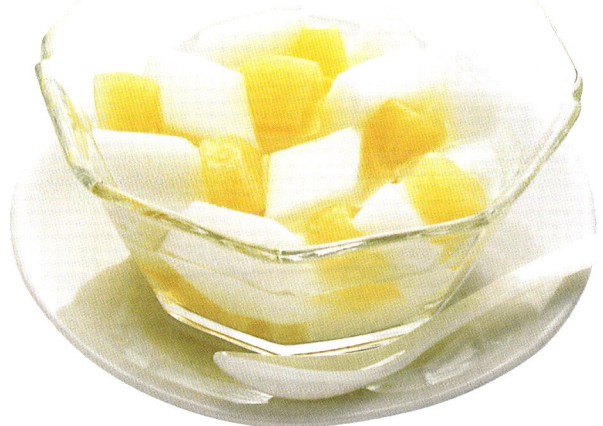

フルーツヨーグルト

140 kcal　塩分量 **0.1**g　脂質量 **3.1**g

材料　バナナ30g　りんご20g　みかん缶詰30g　プレーンヨーグルト100g　はちみつ小さじ1
作り方　プレーンヨーグルトを器に入れ、皮をむいて小さく切ったバナナとりんご、みかん缶詰、はちみつを加えてよくまぜ合わせる。

杏仁豆腐（アンニン）

150 kcal　塩分量 **0**g　脂質量 **1.5**g

材料　杏仁豆腐（市販品）180g

アドバイス　市販の杏仁豆腐には、みかん缶詰や黄桃、さくらんぼなどがよく使われています。これらは食べてかまいませんが、パイナップルだけは消化がよくないので避けましょう。

初＝初期　中＝中期　後＝後期

たたききゅうりの梅あえ………… 111 中
●コーン
コーンスープ ……………………… 98 初
●小松菜
小松菜とはんぺんのすまし汁 …… 104 初
小松菜のおひたし ………………… 106 初
●さつまいも
さつまいものオレンジ煮 ………… 101 初
●里いも
里いもの煮ころがし ……………… 101 初
ずんだ里いも ……………………… 108 中
●さやいんげん
さやいんげんの当座煮 …………… 102 初
さやいんげんのピーナッツあえ … 107 中
●じゃがいも
じゃがいものマッシュ …………… 102 初
●春菊
春菊としらすのあえ物 …………… 107 中
春菊のごまあえ ……………………… 96 初
●そら豆
そら豆のサラダ …………………… 119 後
そら豆のすり流し ………………… 98 初
●大根
大根サラダ ………………………… 120 後
大根とあさりの煮物 ……………… 124 後
なます ……………………………… 122 後
ふろふき大根 ……………………… 104 初
●卵
温泉卵 ……………………………… 118 中
かき玉汁 …………………………… 111 中
卵豆腐 ……………………………… 104 初
茶わん蒸し ………………………… 105 初
●玉ねぎ
オニオンスープ …………………… 114 中
●青梗菜
青梗菜と豆腐の中華煮 …………… 115 中
青梗菜と鶏のごまあえ …………… 108 中
青梗菜とハムの中華スープ ……… 117 中
●豆腐
高野豆腐と野菜の煮物 …………… 115 中
月見豆腐 …………………………… 106 初
豆腐と青菜の梅煮 ………………… 116 中
豆腐のみそ汁 ……………………… 126 後
煮やっこ …………………………… 102 初

●トマト
トマトとモッツァレラチーズのサラダ ……… 110 中
トマトのコンソメスープ ………… 110 中
ミモザサラダ ……………………… 120 後
●鶏肉
ささ身のお吸い物 ………………… 107 中
●長いも
とろろ汁 …………………………… 99 初
長いもの梅肉あえ ………………… 96 初
●なす
焼きなすのごまだれかけ ………… 117 中
●菜の花
菜の花のからしマヨネーズあえ … 109 中
●にんじん
にんじんのグラッセ ……………… 103 初
にんじんのくるみあえ …………… 109 中
にんじんのたらこ炒め …………… 126 後
●麩
麩の煮物 …………………………… 103 初
●ブロッコリー
ブロッコリーとツナのからしじょうゆあえ …… 110 中
ブロッコリーのコンソメ煮 ……… 105 初
●ほうれんそう
ほうれんそうとツナの煮びたし … 117 中
ほうれんそうとにんじんの白あえ … 97 初
ほうれんそうともやしのナムル … 118 中
●モロヘイヤ
モロヘイヤと長いものあえ物 …… 97 初
モロヘイヤのおひたし …………… 100 初
●その他
油揚げと白菜の煮びたし ………… 122 後
具だくさんのみそ汁風 …………… 121 後
三平汁 ……………………………… 111 中
しらすのおろしあえ ……………… 100 初
でんぶ ……………………………… 113 中
鶏レバーのしょうが煮 …………… 125 後
とん汁 ……………………………… 121 後
なまりとわかめのやわらか煮 …… 125 後
のっぺい汁 ………………………… 122 後
のりのつくだ煮 …………………… 114 中
ほうとう風汁 ………………………… 99 初
ミネストローネ …………………… 112 中
野菜スープ ………………………… 100 初
野菜とひき肉の炒め物 …………… 119 後

間　食

杏仁豆腐 …………………… 141（150kcal）
グレープフルーツの
　はちみつがけ …………… 138（30kcal）
にんじんジュースの
　ゼリーとクラッカー …… 129（170kcal）
バナナシェーク …………… 141（160kcal）
プリン ……………………… 128（190kcal）
フルーツヨーグルト ……… 141（140kcal）
みかんゼリー ……………… 138（40kcal）
桃のコンポート …………… 139（80kcal）
りんごのコンポート ……… 139（90kcal）
❖
ウエハースとココア ……… 130（190kcal）
カステラとミルクティー … 130（200kcal）
かぼちゃスープとレバーペーストのせ
クラッカー ………………… 133（280kcal）
カロリーメイトと紅茶 …… 128（210kcal）
コーンフレークがゆ ……… 128（200kcal）
スイートポテトと紅茶 …… 131（200kcal）
せん切りポテトのバター焼きと
ホットミルク ……………… 131（220kcal）
ホットケーキと紅茶 ……… 132（300kcal）
❖
あんぱんと
　バナナヨーグルト ……… 132（330kcal）
エッグマフィンと
　レモンティー …………… 134（310kcal）
クロワッサンサンドと
　乳酸菌飲料 ……………… 135（350kcal）
卵サンドと紅茶 …………… 135（360kcal）
ツナサンドと紅茶 ………… 134（310kcal）
ミニサンドと
　コンソメスープ ………… 129（170kcal）
❖
白玉だんごと抹茶ミルク … 133（300kcal）
ミニおにぎり ……………… 132（310kcal）

主食と主菜がいっしょになったメニュー
すいとん …………………………… 38 初
卵がゆ ……………………………… 39 初
煮込みうどん ……………………… 40 初
フレンチトースト ………………… 41 初

料理索引

主菜

<卵料理>

■炒め物
- スクランブルエッグ……………24 初
- 和風いり卵………………………45 中

■煮物
- 親子煮……………………………71 後
- 高野豆腐の卵とじ………………43 中

■蒸し物
- 中華茶わん蒸し…………………72 後

■焼き物
- 巣ごもり卵………………………25 初
- スパニッシュオムレツ…………44 中
- だし巻き卵………………………26 初
- トマト入りオムレツ……………27 初

■その他
- 落とし卵の野菜あん……………42 中

<豆腐・大豆製品料理>

■炒め物
- いり豆腐…………………………46 中
- もやしチャンプルー……………76 後

■煮物
- おでん……………………………47 中
- 高野豆腐のはさみ煮……………48 中
- 豆腐とえびのうま煮……………28 初
- 豆腐の西京みそ煮………………29 初

■冷ややっこ
- 中華風冷ややっこ………………49 中

■蒸し物
- 豆腐のえびだんご蒸し…………74 後

■焼き物
- 豆腐とかぼちゃのチーズ焼き…73 後

■ゆで物
- 豆腐の野菜あんかけ……………75 後
- 湯豆腐……………………………30 初

<魚介料理>

■鍋物
- いわしのつみれ鍋………………78 後

■なま物
- あじのたたき……………………51 中
- かつおのたたき…………………54 中
- まぐろの山かけ…………………62 中

■煮物
- カキと青梗菜の豆乳煮…………53 中
- カキのみそ煮……………………52 中
- かれいのおろし煮………………31 初
- きんめの煮こごり………………32 初
- さばのおろし煮…………………80 後
- たらのトマト煮…………………34 初
- ツナとキャベツのトマト煮……60 中
- ぶり大根…………………………82 後
- ほたてのクリーム煮……………83 後

■蒸し物
- あじの酢じょうゆ蒸し…………50 中
- 銀だらの洋風野菜蒸し…………79 後
- 鮭のムース………………………33 初
- 鮭のワイン蒸しヨーグルトソースがけ…56 中

■焼き物
- あじのオーブン焼き……………77 後
- 鮭と野菜の蒸し焼き……………55 中
- さばの塩焼き……………………81 後
- さわらのみそ焼き………………57 中
- さんが焼き………………………58 中
- たらのホイル焼き………………59 中
- はんぺんのチーズはさみ焼き…35 初
- ほたてのプロバンス風…………84 後
- まぐろのピカタ…………………61 中

<肉料理>

■炒め物
- 牛肉と青梗菜のオイスター炒め…91 後
- レバーと野菜の炒め物…………94 後

■サラダ
- 冷ししゃぶしゃぶサラダ………69 中

■鍋物
- 鶏の水炊き………………………87 後

■煮物
- 牛肉と野菜のスープ煮…………92 後
- 牛肉のハヤシ風煮込み…………70 中
- クリームシチュー………………67 中
- 鶏だんごの中華スープ煮………37 初
- 鶏肉の治部煮……………………68 中
- 肉豆腐風…………………………93 後
- ロールキャベツ…………………65 中

■蒸し物
- 花シューマイ……………………64 中

■焼き物
- グラタン…………………………66 中
- 木の葉焼き………………………36 初
- ささ身の梅しそ巻き……………85 後
- 豆腐入り照り焼きハンバーグ…63 中
- 鶏肉の照り焼き…………………86 後
- とんカツ風………………………88 後
- 豚肉のしょうが焼き……………89 後

■ゆで物
- ゆで豚のごまだれかけ…………90 後

副菜

●アスパラガス
- アスパラと玉ねぎのコンソメスープ…110 中
- ホワイトアスパラのかにあんかけ……118 中

●えび
- えびしんじょう…………………100 初
- えびととうがんのくず煮………116 中

●カキ
- カキと白菜の煮物………………113 中

●かに
- かにときゅうりの酢の物………112 中

●かぶ
- かぶと厚揚げの煮物……………123 後
- かぶのクリーム煮………………113 中
- かぶの煮びたし…………………96 初
- かぶのみそ汁……………………97 初

●かぼちゃ
- かぼちゃのチーズ焼き…………105 初
- かぼちゃの含め煮………………123 後
- かぼちゃのみそ汁………………112 中

●カリフラワー
- カリフラワーとブロッコリーのミニグラタン…106 初
- カリフラワーの甘酢煮…………114 中

●きのこ
- しめじのゆず蒸し………………126 後

●キャベツ
- キャベツとにんじんの甘酢漬け…125 後
- キャベツのいり煮………………124 後
- キャベツのコンソメ煮…………114 中
- キャベツのゆかりあえ…………105 初

●きゅうり

143

■監修者紹介
吉田美香（よしだ みか）
管理栄養士。糖尿病療養指導士。1996年服部栄養専門学校卒業後、食材の宅配会社に勤務し、メニュー開発や糖尿病食の献立作成に従事。その後、医療・健康情報の提供や医療施設での栄養指導に携わるなど多方面で活躍中。

料理／赤堀永子　田川朝恵　増井洋子　三浦孝子
栄養計算／吉田美香
撮影／赤坂光雄　山田洋二（主婦の友社写真室）
スタイリスト／塩畑美由喜　吉澤輝枝
デザイン／HBスタジオ
イラスト／荒井孝昌
編集／金野しづえ
編集デスク／南條耕介（主婦の友社）

胃・腸を切った人のおいしい特効メニュー

編　者　主婦の友社
発行者　荻野善之
発行所　株式会社主婦の友社
　　　　〒101-8911　東京都千代田区神田駿河台2-9
　　　　電話03-5280-7537（編集）
　　　　　　03-5280-7551（販売）
印刷所　図書印刷株式会社

©SHUFUNOTOMO CO.,LTD. 2008 Printed in Japan
ISBN978-4-07-260920-0

R 本書を無断で複写複製（電子化を含む）することは、著作権法上の例外を除き、禁じられています。本書をコピーされる場合は、事前に日本複写権センター（JRRC）の許諾を受けてください。
また本書を代行業者等の第三者に依頼してスキャンやデジタル化することは、たとえ個人や家庭内での利用であっても一切認められておりません。
JRRC〈http://www.jrrc.or.jp　eメール：info@jrrc.or.jp　電話：03-3401-2382〉
●乱丁本、落丁本はおとりかえします。お買い求めの書店か、主婦の友社資材刊行課（電話03-5280-7590）にご連絡ください。
●記事内容に関するお問い合わせは、出版部（電話03-5280-7537）まで。
●主婦の友社発行の書籍・ムックのご注文、雑誌の定期購読のお申し込みは、お近くの書店か主婦の友社コールセンター（電話049-259-1236）まで。
＊お問い合わせ受付時間　土・日・祝日を除く　月～金　9:30～17:30
●主婦の友社ホームページ　http://www.shufunotomo.co.jp/